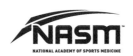

NASM-CES

美国国家运动医学学会
纠正性训练指南

美国国家运动医学学会（National Academy of Sports Medicine）

[美] 迈克尔·A. 克拉克　斯科特·C. 卢塞特　布赖恩·G. 萨顿　主编
（Micheal A. Clark）　（Scott C. Lucett）　（Brian G. Sutton）

王雄　JUZPLAY® 运动表现训练　译　肖月　朱筱漪　审校

修订版

人 民 邮 电 出 版 社

北 京

图书在版编目（CIP）数据

NASM-CES美国国家运动医学学会纠正性训练指南：修订版 / 美国国家运动医学学会等主编；王雄，JUZPLAY运动表现训练译. — 北京：人民邮电出版社，2019.7
ISBN 978-7-115-49727-7

Ⅰ. ①N… Ⅱ. ①美… ②王… ③J… Ⅲ. ①康复训练—指南 Ⅳ. ①R493-62

中国版本图书馆CIP数据核字(2018)第238574号

版权声明

免责声明

内 容 提 要

本书系统地介绍了美国国家运动医学学会的纠正性训练连续体，该训练系统应用纠正性训练策略帮助人们改善肌肉不平衡和动作效率问题，从而帮助人们降低受伤的风险。全书共分为4个部分，分别讲解了纠正性训练的基本原理、人体动作功能障碍的评估方法、纠正性训练连续体的相关技术以及不同部位损伤的纠正策略。书中包含了抑制技术、拉长技术、激活技术与整合技术4大类100余种纠正性训练技术。对于任何想要学习和应用美国国家运动医学学会纠正性训练系统的健康和健身专业人士来说，本书都不容错过。

◆ 主　　编　[美]美国国家运动医学学会
（National Academy of Sports Medicine）
迈克尔·A.克拉克（Micheal A.Clark）
斯科特·C.卢塞特（Scott C.Lucett）
布赖恩·G.萨顿（Brian G.Sutton）
译　　　　王　雄　JUZPLAY®运动表现训练
责任编辑　刘　蕊
责任印制　周昇亮

◆ 人民邮电出版社出版发行　　北京市丰台区成寿寺路 11 号
邮编　100164　电子邮件　315@ptpress.com.cn
网址　http://www.ptpress.com.cn
北京捷迅佳彩印刷有限公司印刷

◆ 开本：700×1000　1/16
印张：28.25　　　　　　2019 年 7 月第 1 版
字数：683 千字　　　　2024 年 12 月北京第 18 次印刷
著作权合同登记号　图字：01-2017-3129 号

定价：328.00 元
读者服务热线：(010)81055296　印装质量热线：(010)81055316
反盗版热线：(010)81055315
广告经营许可证：京东市监广字 20170147 号

NASM-CES 美国国家运动医学学会纠正性训练指南

为健康和健身专业人员提供基于实证研究的
最佳运动伤病预防教育、体系和解决方案

扫描右方二维码添加企业微信。

1. 首次添加企业微信，即刻领取免费电子资源。

2. 加入体育爱好者交流群。

3. 不定期获取更多图书、课程、讲座等知识服务产品信息，以及参与直播互动、在线答疑和与专业导师直接对话的机会。

目录

第1部分	纠正性训练简介　1	

第2部分	人体动作功能障碍评估　84	

美国国家运动医学学会职业行为准则

下面的职业行为准则旨在帮助美国国家运动医学学会（NASM，National Academy of Sports Medicine）的认证成员和非认证成员（个人和行业）坚持最高水平的专业和道德行为。本职业行为准则体现了确保所有NASM成员提供最高水平的服务和尊重所有同行、相关专业人士及公众所必需的承诺和诚信水平。

专业性

每位认证成员或非认证成员都必须提供最佳的专业服务，并在其实践中表现出良好的客户关怀。每位成员应做到以下几点。

1. 完全遵守《NASM职业行为准则》。
2. 以值得公众、其他同行和NASM尊重的方式约束自己。
3. 带着最大的尊重和尊严对待每一位同行和客户。
4. 不要对同行和客户的做法做出虚假或贬损的假设。
5. 在所有口头、非口头和书面交易中使用适当的专业的沟通方式。
6. 提供并维护一个确保客户安全的环境，至少要求认证成员或非认证成员：
   a. 不得诊断或治疗疾病或损伤（基本急救除外），除非认证成员或非认证成员依法获得此类许可且当时以该身份工作；
   b. 不应对已确诊患有疾病的客户进行训练，除非认证成员或非认证成员接受过专门的相关培训，并遵循规定的程序且由持有效执照的医疗专业人员监督，或者依法获得执照且当时以该身份工作；
   c. 在收到和审查客户签署的最新健康史问卷之前，不得开始对客户进行训练；
   d. 无论任何时候均应持有心肺复苏（CPR）和自动体外除颤器（AED）证书。
7. 认证成员或非认证成员至少在出现下列情况时，应将客户转介给适当的医生：
   a. 了解到客户的健康状况或用药情况的任何变化；
   b. 意识到未确诊的疾病、损伤或风险因素；
   c. 注意到客户在训练课过程中出现的任何异常的疼痛或不适，在课程停止并进行评估后，进行专业护理。
8. 当需要营养和补剂方面的建议时，请将客户转介给其他医疗保健专业人士，除非认证成员或非认证成员接受过专门的相关培训，或者持有相关证书且当时以该身份工作。

9. 保持适合健康和健身环境的个人卫生水平。

10. 衣着应干净、得体和专业。

11. 通过达到所有必要的继续教育要求来保持良好的信誉及有效的认证状态〔参阅《NASM–CPT考生认证手册》(*NASM CPT Certification Candidate Handbook*)〕。

保密性

每位认证成员和非认证成员都应遵守所有客户信息的保密性。认证成员或非认证成员在其职业角色中,应做到以下几点。

1. 在对话、广告和其他方面确保客户信息的保密性,除非客户另行书面同意或基于医疗或法律程序的要求。

2. 通过获得适当的第三方或监护人的法定许可,依法保护未成年客户或者不具备自愿同意能力的客户的利益。

3. 以安全的方式存储和处理客户信息。

法律和道德

每位认证成员和非认证成员必须遵守适用管辖范围内的所有法律要求。认证成员或非认证成员在其职业角色中,必须做到以下几点。

1. 遵守相关法律。

2. 对其行为承担全部责任。

3. 保持准确和真实的记录。

4. 遵守和维护所有关于出版和版权的现有法规。

商业实践

每位认证成员和非认证成员在执业过程中必须诚实、正直、合法。认证成员或非认证成员在其职业角色中,应做到以下几点。

1. 具备极强的责任意识。

2. 为每位客户保持充分和真实的进度记录。

3. 准确、如实地告知公众所提供的服务。

4. 诚实和真实地代表所有专业资格和隶属关系。

5. 以诚实、庄重和具有代表性的服务方式做广告,不使用具有挑衅性或性暗示的语言或图片。

6. 保持准确的财务、合同、预约和税务记录,包括原始收据,至少保存四年的记录。

7. 遵守相关法律。

NASM希望每位成员都能坚持《NASM职业行为准则》的全部内容。不遵守《NASM职业行为准则》可能导致纪律处分,包括但不限于取消或终止会员资格及认证。所有成员都有义务举报其他NASM成员的任何不道德的或违反《NASM职业行为准则》的行为。

前言

NASM纠正性训练连续体在健身和运动训练领域存在已久，并且让众多职业运动员和顶级运动员受益匪浅。从顶级的培训师、运动机构负责人和专业管理团队到运动员自己，纠正性训练连续体被广泛应用，从以下NASM的朋友们的赞誉中可见一斑，这些人使用纠正性训练连续体获得了最好的运动表现，并且在相关领域成功应用了损伤预防训练系统。

"NASM的最佳训练模型体系（OPT）让我受益匪浅。它会在你身体里产生累积性的效果。如果你的身体每晚都能受益，那么长此以往，它会对你帮助颇多。"

——史蒂夫·纳什（Steve Nash），前菲尼克斯太阳队球员，
美国男子职业篮球联赛（NBA）两届最有价值球员（MVP）

"NASM的纠正性训练（CES）课程是我见到的最好的继续教育课程。系统性的训练课程、重新定义的预防护理措施以及对实践的关注让我更出色地完成了我的工作。"

——弗雷德·泰德斯基（Fred Tedeschi），芝加哥公牛队首席运动防护师

"我曾感觉在个人训练领域，我可能没有什么持续的影响力。所以我想方设法了解其他训练师在做什么以及我没有做什么。最终我发现NASM独有而其他大多数认证都没有提供的，就是纠正性训练以及最佳运动表现训练。始终利用NASM的出色工作成果，就能持续走在健身行业前列，并在随后的数年中对很多人的生活产生影响。"

——拉尔夫·阿瑞兰司（Ralph Arellanes），
NASM-CPT，CES，PT，美国新墨西哥州

"职业运动员的健康具有无形的价值——疾病或伤病可以毁灭一个组织、团队和运动员。作为医疗专业人士，我理解保持每个运动员身体健康的重要性，并且我依靠最好的科学和技术来实现这一目标。NASM独特的计划模型以及综合的训练技巧使其能够提供最尖端的运动表现训练方法。很多时候我们将大量资源用在如何让运动员恢复方面，忽视了伤病预防工作，但NASM的计划将最新的科学研究成果和临床应用知识融合在一起，帮助运动员减少伤病并发挥其运动潜能。通过各种预防措施和工作打下稳固的基础，确保运动员在其整个职业生涯中身体状态良

好，NASM基于实证的方法系统性地让运动员不断进步。"

——托马斯·卡特（Thomas Carter），博士，菲尼克斯太阳队队医，
美国亚利桑那州立大学运动矫形外科主管

"我感觉我还能打。我感觉我能够一直打球……感觉就像发现了青春之泉。"

——格兰特·希尔（Grant Hill），菲尼克斯太阳队球员

"作为芝加哥小熊队的运动防护师，我通过使用NASM的运动表现和纠正性训练方案的信息和原理获得了出色的成果。这些课程让我成为更好的运动防护师，并且获得了球员更多的尊重。"

——埃斯特班·梅伦德斯（Esteban Melendez），
MS，ATC，LAT，NASM-PES，CES，美国佛罗里达州

"NASM让我有更多的手段去探索球员的未来。观察球员的动作，看看哪些方面有所欠缺，然后评估并弥补球员不足的方面。工具箱中的工具越多，你就越能更好地提供专业服务，也能更好地为球员服务。"

——本·波坦扎诺（Ben Potenziano），ATC，CES，旧金山巨人队体能教练

"对我自己和我的同事而言，NASM是一个无与伦比的教育服务提供商。它帮助我们为运动员提供最佳的训练和纠正性策略，保证他们在场上生龙活虎。"

——亚伦·尼尔森（Aaron Nelson），菲尼克斯太阳队首席运动防护师

"我是一名教练并且从事该行业13年了，获得了相关领域的三个证书……这些认证很有用，但我知道我需要其他的东西来丰富和增长我的知识……而NASM提供了这些。得益于NASM提供的教育机会，作为教练，我的执教能力得到了显著提高，因为NASM提供的计划非常有效并且具有针对性。"

——丹·科德尔（Dan Cordell），NASM-CPT，PES，CES，美国佐治亚州

"我从很多国家认可的机构中获得了很多认证，但NASM是最棒的。NASM给了我科学的、渐进式的知识，我完全能将这些知识应用到我所有的客户项目中。"

——帕特里克·墨菲（Patrick Murphy），NASM-CPT，CES，PES

译者序

无论从事大众健身还是专业训练方面的工作，你的客户都会碰到运动伤病的问题；无论你是健身房私教还是职业体能教练，懂一点康复的教练永远是最受欢迎的教练。我在国家队体能训练一线经历了十年的行业快速发展期，看到了运动表现训练科学在国内的快速发展和全领域普及。体能和康复相辅相成，联系紧密，但是从专业性和操作性来讲，体能总是更容易上手一些，是名副其实的万金油，而体能教练日常工作的尽头和掣肘，常常就是康复。

体能和康复，必然术业有专攻。体能是入门容易提升难，要成为高水平的体能教练，必须付出过人的努力。你翻开的这本书，不仅适合运动医学或康复理疗领域的专业人员，可用的人群应该还有体能教练和健身教练。此外，本书不仅是一本极具体系特色的运动康复专业书，同时也是NASM–CES的官方培训教材。

NASM成立于1987年，是一家大众健身和运动员专业训练领域的培训、教育和认证机构，为其会员提供课程培训、学校教育和考试认证等业务。NASM在全球健身行业中颇具影响力，自成立以来，为大量的健身专业人士提供了培训和认证，主要强调大众健身的健康功效以及运动员训练的最优方法，是运动健身领域公认的四大认证之一。其授予的主要证书包括认证私人教练（CPT）、矫正训练专家（CES）、运动表现提升专家（PES）、减重专家（WLS）、青少年运动专家（YES）和年长者健身专家（SFS）等证书。

本书的第一作者——迈克尔·A.克拉克（Micheal A. Clark）博士是体能康复领域内公认的资深物理治疗专家和理论先驱，在美国物理治疗协会、整骨治疗协会等业内权威组织担任高层顾问，服务客户包括美国四大职业联盟的全明星运动员和奥林匹克运动员。此外，他还曾是两届奥运会的美国奥运会代表团的特聘物理治疗师。迈克尔·A.克拉克通过几十年的专业实践和理论研究，通晓身体训练和康复治疗。2000年加入NASM之后，他出任了NASM的主席和运营总监，创建了独一无二的OPT（Optimum Performance Training）模型——最优运动表现训练模型，带领一群专家倾心打造出了NASM训练体系，成功让NASM成为全球健身培训、体能训练和运动康复领域内的权威。

一个科学的训练体系的建立，需要有严密的逻辑思维和广泛的知识积累，将理念和操作手段严密结合，基于人体科学的最新发展，围绕一条主线，在很长一段时间进行实践验证和自我修正，并从内部实现自我更新和优化发展，才会有真正的跨越融合和吸收创新。现在的很多所谓的体系，大多是将有限的学习资料进行东拼西凑后得来的，主要是将现有测试手段和训练方法进行不同组合，没有真正的内核特色。而经过多年实践验证和优化发展的NASM纠正性训练体系，是本书质量的核心保证。

本书在系统阐述人体功能解剖学原理的基础上，提供了促进功能恢复的纠正性训练体系。第一部分介绍了纠正性训练的基本原理和人体动作科学的基本系统架构，并概述了人体动作损伤的系统性循证方法，帮助读者理解损伤及功能障碍在人体动作系统中发生的逻辑关系和循证诊断过程。第二部分介绍了健康风险、静态姿势、动作、关节活动度和力量的评估方法。没有评估就没有诊断，进行完整维度的评估分析后才能合理实施纠正性训练方案。第三部分是纠正性训练四个核心技术板块（抑制技术、拉长技术、激活技术和整合技术）的详细介绍。第四部分针对具体身体部位（足踝、膝、腰椎–骨盆–髋关节复合体、肩肘腕和颈椎），对于其常见运动损伤提供了详尽细致的纠正性训练策略。

信息时代行业的发展，从百废待兴到百花齐放，从百舸争流到百家争鸣，是一个比以往任何阶段都迅速的过程。每一个阶段，稍不注意，没有进步和提升，就可能落后于他人。但是，基础的、本质的、核心的、经典的知识永远不会过时。一蹴而就或一年半载就能成为伤病防治专家或者物理治疗大师是不切实际的。最经济便捷的路径，依然是潜下心来，不断认真学习，不断揣摩研究，不断重复实践，不断融会贯通，不断思索创新。

这本书的出版历时近两年，主要翻译和审校过程发生在2018年初，当时我跟随国家游泳队徐国义教练组在美国加州进行集训，得以最高效地指导训练和最安心地处理文字工作。那段日子变成了人生一段美好而充实的回忆。

感谢原书作者的倾力奉献，感谢人民邮电出版社有限公司的远见卓识，让最专业的知识体系在国内得以普及传播。此外，本书是在NASM在中国的培训认证服务机构Juzplay公司的吴俊纬先生提供的翻译学习稿的基础上，进行全面校对、遗漏补充和重新翻译后完成的。感谢吴俊纬先生的无偿付出，让本书可以更早地面世，大家也可以在深入学习本书的同时参加NASM的CES资格认证。此外，NASM–CPT和NASM–PES两本教材将陆续出版，敬请大家关注。

在运动健身日趋火热的过程中，很多准确的康复性知识需要更全面的普及。世界永远在发展变化，在大数据和人工智能登场的时代，未来人们会以什么样的智能化或自动化方式来替代锻炼和治疗？训练和康复还会有什么样的趋势走向？运动人体的奥秘如此之多，在科技时代我们更应该充满敬畏，敬畏知识，敬畏规律，敬畏科学。

真诚期待每位读者有所收获，能够给自己的客户、朋友和家人提供专业的纠正性练习指导，拥有更强健的体魄和更美好的生活。

来自编著者的信

感谢你在帮助他人更健康地生活方面的奉献精神和承诺，同时感谢你信任NASM为你提供的教育。通过遵循书中介绍的技术，你将获得作为健康和健身专业人员所需的信息、见解和灵感，去改变世界。

自1987年以来，NASM一直是健康和健身专业人士及运动表现和运动医疗专业人士认证、继续教育和职业发展领域的权威。作为业内的"黄金标准"，我们系统、科学的健身与运动表现方法在不断地提高行业标准。

纠正性训练连续体中的各种工具和解决方案是创新的、系统性的方法，全球无数的健康和健身以及运动表现专业人士都在使用这些方法，来帮助客户降低受伤风险并实现最佳的成果。NASM的出色工作，让很多训练计划及其成果都出现了显著的差别。

没有什么方法能快速改变人们的生活方式。但是，NASM的培训、解决方案和工具可以正面地影响人们的行为，让每个人都能参与实际的、个性化的、基于证据的训练。健身和运动专业人士的未来就在我们面前，并且还有很多事情需要我们去做。

我们期待着与您合作，欢迎加入NASM健康和健身专业人员大家庭！

布赖恩·萨顿（Brian Sutton），MS，MA，PES，CES，NASM-CPT
NASM内容开发总监

修订版新增内容

　　根据过去学生以及健康和专业人士的各种反馈，与以前的纠正性训练资料相比，本书加入了许多更新内容。

1. 纠正性训练连续体。应该针对有肌肉不平衡问题的或者有伤病的人应用纠正性训练。这些人可能会采用更为传统的训练形式。本书主要介绍了纠正性训练，并为健康和健身专业人士介绍了纠正性训练连续体，这种训练系统使用纠正性训练策略帮助人们改善肌肉不平衡和移动能力的问题，并帮助人们降低受伤的风险。

2. 其他内容。本书中还包括了以前的纠正性训练材料中所没有的几章内容。这些新增的章节可以帮助我们培训出更出色的健康和健身专业人员，从而让你的职业生涯具有更高的价值。这些新增的章节包括以下几点。

   ◆ 纠正性训练的基本原理

   ◆ 健康风险评估

   ◆ 静态姿势评估

   ◆ 关节活动度评估（角度评估）

   ◆ 力量测试（徒手肌力测试）

   ◆ 颈椎、肘部和腕部的损伤纠正策略

3. 有更新的章节内容。本书对所有章节的内容都进行了更新，囊括了各种新的信息以及最新的研究成果，这些信息和成果都是由业内资深专家提供和评审的。内容更新包括以下几点。

   a. 各种传统和动态动作评估。

   b. 更新了纠正性训练连续体所有部分的内容。

   ◆ 抑制技术

   ◆ 拉长技术

   ◆ 激活技术

   ◆ 整合技术

   c. 高级纠正性训练应用。

   ◆ 神经肌肉拉伸

   ◆ 定位等长训练

   d. 包括自我筋膜松解、静态拉伸、神经肌肉拉伸、分离强化训练、定位等长训练和动态动作整合训练等类别中的100多个纠正性训练技术。

　　　　　　e. 身体中每个部位常见运动损伤的逐步评估过程以及纠正性训练策略。

◆ 足部和踝部

◆ 膝

◆ 腰椎－骨盆－髋关节复合体

◆ 肩肘腕

◆ 颈椎

4. 术语表。本书提供了专业的术语表，介绍了大量重要的术语和定义。

5. 附录。本书提供了多个附录，介绍了身体各个部位常见损伤的纠正性训练计划示例，以及解决常见筋膜功能障碍问题的操作指南。

新的教学特色

本书提供了多个教学功能，包括以下几点。

◆ 新的插图

◆ 更新的表格

◆ 新的解剖图

◆ 强调关键术语和概念的侧栏内容

◆ 更新的照片

◆ 示例计划

读者指南

　　本书由美国国家运动医学学会组织编写，向健康和健身专业人士介绍NASM专有的纠正性训练连续体模型，这种训练系统使用纠正性训练策略帮助人们改善肌肉不平衡和动作效率问题，并帮助人们降低受伤的风险。请花一些时间仔细阅读读者指南，我们将向你介绍一些工具和专栏，它们将有助于完善你的学习体验。

本章目标　在每一章的开篇列出学习目标，帮助你关注并记住所讨论的关键主题。

本章目标

完成这一章的学习，你将能够做到以下几点。
- ✔ 明确静态姿势评估的作用。
- ✔ 描述动力链对静态姿势排列的意义。
- ✔ 讨论静态姿势排列可能随时间改变的途径。
- ✔ 讨论现有姿势变形的影响。
- ✔ 执行静态姿势评估。

边栏 位于书页边，强调本章中介绍的关键术语的定义。关键术语在全章中均使用粗体字显示，以便于查询。

动作评估的类型

动作评估分为两类：过渡动作评估（Transitional Assessments）和动态动作评估（Dynamic Movement Assessments）。过渡动作评估针对不改变支撑面的动作，包括下蹲、举、拉、推和平衡。动态动作评估针对改变人体固定支撑面的动作，包括行走和跳跃等动作。

因为姿势是动态的，所以在一个自然的动态状态下进行观察能够发现姿势变形和潜在的肌肉过度活跃和不活跃等问题。这两种评估对人体动作系统的要求不同，因此，同时进行过渡和动态评估可以帮助更好地观察个体的功能状态。

过渡动作评估 针对不改变支撑面动作的评估。

动态动作评估 针对改变支撑面动作的评估。

知识延伸 强调关键概念和最新研究发现。

知识延伸

重力及其对运动的影响

重力是一个恒定向下的、无时无刻不在影响我们的力。这增加了对肌肉离心收缩的要求，因此必须对肌肉进行相应的训练，离心动作的训练和向心动作的训练一样重要（有时会更重要）。

高质量的彩色照片　有助于通过视觉刺激和引人入胜的方式吸引读者对重要概念的关注。它们使文字描述得更清晰，对视觉型学习者特别有帮助。

动作评估　该部分介绍了纠正性训练中使用的各种技术的目的和使用过程。

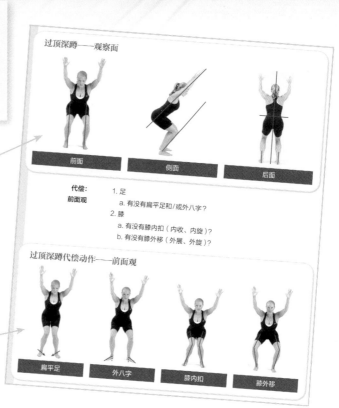

过顶深蹲——观察面

前面　　侧面　　后面

代偿：　　1. 足
前面观　　　　a. 有没有扁平足和/或外八字？
　　　　　　2. 膝
　　　　　　　a. 有没有膝内扣（内收、内旋）？
　　　　　　　b. 有没有膝外移（外展、外旋）？

过顶深蹲代偿动作——前面观

扁平足　　外八字　　膝内扣　　膝外移

贡献者

凯瑟琳·N. 布朗（Cathleen N. Brown），PhD，ATC
佐治亚大学运动机能系
佐治亚阿森斯

迈克尔·A. 克拉克（Micheal A. Clark），DPT，MS，
PES，CES
NASM−OPT™模型创始人

查克·西格彭（Chuck Thigpen），PhD，PT，ATC
北佛罗里达大学布鲁克斯健康学院运动训练和物理治疗
系副教授
佛罗里达州杰克逊维尔

玛乔丽·A. 金（Marjorie A. King），PhD，ATC，PT
普利茅斯州立大学运动防护学研究生部主任
新罕布什尔州普利茅斯

斯科特·C. 卢塞特（Scott C. Lucett），MS，PES，
CES，NASM−CPT
A. T. 斯蒂尔大学健康教育学博士研究生（DHEd）
亚利桑那州梅萨

威廉·普伦蒂斯（William Prentice），PhD，PT，ATC，
FNATA
北卡罗来纳大学查珀尔希尔分校运动和体育科学系副教
授、运动医疗计划协调人
北卡罗来纳州查珀尔希尔

金·D. 克里斯坦森（Kim D. Christensen），DC，
DACRB，CSCS，CES，PES
Peacehealth医疗集团整脊治疗医生
华盛顿州朗维尤

杰夫·塔克（Jeff rey Tucker），DC
美国脊椎康复委员会医师，脊椎创伤认证推拿师
康复学研究生讲师，NASM讲师
加利福尼亚州洛杉矶

拉塞尔·D. 菲奥里（Russell D. Fiore），MEd，ATC
布朗大学首席运动防护师
罗得岛州普罗维登斯

格雷戈里·D. 迈尔（Gregory D. Myer），PhD，CSCS
辛辛那提儿童医院医疗中心运动生物力学专家
俄亥俄州辛辛那提

梅拉妮·麦格拉思（Melanie McGrath），PhD，ATC
内布拉斯加大学奥马哈分校运动防护师教育项目主管、
健康、体育教育和休闲系副教授
内布拉斯加州奥马哈

林赛·J. 迪斯泰法诺（Lindsay J. DiStefano），PhD，
ATC，PES
康涅狄格大学副教授
康涅狄格州斯托斯

迈克尔·罗森伯格（Michael Rosenberg），MEd，PT，
ATC-L，PES，CES
Presbyterian康复中心首席物理治疗师
北卡罗来纳州夏洛特

审稿人

乔治·J. 戴维斯（George J. Davies），DPT，MEd，
PT，SCS，ATC，LAT，CSCS，FAPTA
阿姆斯壮亚特兰大州立大学物理治疗学教授，Coastal
Therapy机构（地址：佐治亚州萨凡纳）物理治疗师，威
斯康星大学荣誉教授，Gundersen Lutheran运动医疗机
构（地址：威斯康星州拉克罗斯）物理治疗师和咨询顾
问及物理治疗实习生计划负责人

达林·A. 帕杜阿（Darin A. Padua），PhD，ATC
北卡罗来纳大学查珀尔希尔分校运动和体育科学系副教
授、运动医学研究实验室主管北卡罗来纳州查珀尔希

致谢

摄影

摄影公司：同步工作室（In Sync Productions）

公司总裁：本·贝尔科维奇（Ben Bercovici）

摄影师：安东·波雷加洛夫（Anton Polygalov）

模特

乔伊·梅茨（Joey Metz）

莫妮卡·芒森（Monica Munson）

阿利·希瑞（Allie Shira）

卡梅伦·克利佩斯登（Cameron Klippsten）

扎克·米勒（Zack Miller）

保罗·特雷克（Paul Terek）

照片拍摄地

美国国家运动医学学会总部

地址：加利福尼亚州卡拉巴萨斯亚哥拉路26632号

邮编：91302

第1部分

纠正性训练简介

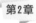

第 1 章

纠正性训练的基本原理

完成这一章的学习，你将能够做到以下几点。

✔ 了解现今典型客户的状况。

✔ 了解现今不同损伤的发生率和进行纠正性训练的必要性。

✔ 理解和描述纠正性训练连续体。

简介

20世纪80年代中期至今，在美国，科技和自动化所创造的财富已经给公众健康带来了巨大的伤害。工作和家庭环境已经被自动化设备、个人电脑、手机和其他科技产品淹没，且现如今这些产品比之前任何时候都流行。自动清洁设备、园艺机器、遥控和电子游戏现在成为家庭日常。人们活跃程度更低，并且不再花费大量的业余时间在体力活动上[1]。体育课和课后体育活动项目的经费正从学校预算中被削减，未来孩子生活中体力活动的总时间将继续减少。现在，大约有三分之一（33.8%）的成年人被评估为肥胖[2]。这种情况也延续到青少年人群中，有18%的青少年被认为是超重[3]。这种新的环境带来了更多越来越不活跃、不健康和功能性差的易损伤人群[4]。

纠正性训练的基本原理

研究表明，肌肉骨骼疼痛症状比40年前变得更加常见[5]。这也证明了体力活动减少可能导致肌肉功能障碍并最终导致损伤。

足部和踝部损伤

在普通人群中，足底筋膜炎每年导致了超过100万人次的非卧床护理（医生）就诊[6]。踝关节扭伤被报道为最常见的运动相关损伤[7]。有外侧踝关节扭伤史的患者存在患有慢性踝关节不稳的风险[8]。也有研究显示，个体在踝关节损伤后可能会出现髋关节无力[9]。

下腰背痛

下腰背痛是成年人群中肌肉骨骼退化的主要形式之一，影响了接近80%的成年人[10-11]。研究表明，下腰背痛主要存在于在封闭空间（例如办公室）工作的人群[12-13]，也存在于从事体力劳动（务农）的人群[14]、久坐达3小时以上的人群[13]以及有腰椎前凸（腰椎弯曲）改变的人群中[15]。所有与工作相关的损伤中有超过三分之一的损伤发生在躯干，在这其中，又有超过60%发生在腰部[16]。这些与工作相关的下腰背痛每次发作持续大约9天的时间，所有患者活动受到限制的时间累计超过3900万天。据估计，在美国每年由下腰背痛导致的花费超过260亿美元[16]。此外，每年有6%-15%的运动员受到下腰背痛的困扰[17-18]。

膝部损伤

膝部损伤的发生率同样受到关注。在美国普通人群中每年发生8万-10万例前交叉韧带（ACL）损伤。其中70%-75%是非接触性的[19-25]。此外，前交叉韧带损伤与患肢继发性关节炎高度相关[26]。前交叉韧带损伤最常发生在15-25岁[19]。考虑到这个年龄的群体是由于自动化科技的泛滥、学校必修体育课的缺乏而导致其活动缺乏和肥胖增加，出现这些情况就不足为怪了[4]。

肩部损伤

据报道，在美国，肩部疼痛在普通人群中的发生率已上升至21%[27-28]，其中40%的人疼痛至少持续1年[29]，估计每年花费390亿美元[30]。肩关节撞击疼痛是最普遍的，占已报道疼痛的40%-65%。肩痛的反复发作可能由肩部力学改变导致的肩关节囊韧带结构、关节软骨和肌腱退行性改变所致。

随着未受训练或缺乏训练个体数量的增加，确保他们身体的所有部位为应对来自健身房内外的压力做好充分的准备是极为重要的。不幸的是，许多改善肌肉骨骼系统的训练项目经常忽视合理的训练指导，并且不能解决静坐少动生活方式可能导致的潜在肌肉不平衡问题。这可能弱化和损伤身体结构。

简而言之，肌肉骨骼系统的健康程度直接影响到损伤风险。肌肉骨骼系统的健康程度越差，出现损伤的概率就越高[31]。因此，我们日常生活包含的体力活动越少，我们为参与文娱和休闲活动（如抗阻训练、周末运动或操场上的简单活动等）所做的准备就越不充分。

未来

如今，客户和运动员的需求普遍得不到满足。健康和健身行业最近才关注到功能性降低的生活趋势。健康和健身从业者如今已开始注意到他们的客户和运动员的身体功能性的降低，并且开始解决该问题。

现在有一种新的训练状态，在这种状态中，客户的身体形态受到家具、重力和活动减少的影响。可以看到人们每日活动持续的减少造成许多姿态的不正确[32]。现如今的客户还没有准备好进行与20年前普遍客户同等水平的练习。因此，现今的训练计划不能与过去的计划一样。

健身中的新思路应该是去创建新的计划，将解决功能能力问题作为为每个客户个性化定制的安全计划的一部分。换句话说，训练计划必须考虑每个个体的健康水平、他们的环境和将要执行的任务。处理任何潜在肌肉不平衡和动作不足问题也很重要，这样可以帮助存在这些问题的人提高身体机能和降低损伤风险。最好通过将一个整合训练引入计划设计中来实现它。这就是NASM提出的纠正性训练连续体的基本原理，将其整合到现在的训练计划中是很重要的。

纠正性训练连续体

纠正性训练 用来描述
可识别神经肌肉功能障
碍、开发一个运动计划
和执行某种整合纠正策
略的系统过程。

纠正性训练连续体 通
过抑制、拉长、激活和整
合技术来处理神经肌肉
功能障碍的系统过程。

抑制技术 对身体中过
度活跃神经筋膜组织进
行张力松解或活性降低
的纠正训练技术。

拉长技术 增加身体神
经筋膜组织延展性、长
度和关节活动度的纠正
性训练技术。

激活技术 对不够活跃
的组织进行再训练或激
活的纠正性训练技术。

纠正性训练用来描述可识别神经肌肉功能障碍、开发一个运动计划和执行某种整合纠正策略的系统过程。这个过程需要整合评估过程、纠正性训练计划设计及训练技术的知识和应用。整体来说，有以下三个步骤。

1. 确定问题（整合评估）
2. 解决问题（纠正性训练计划设计）
3. 实施解决方案（训练技术）

解决已识别的神经肌肉问题需要一个系统计划。这个计划就是图1.1所示的纠正性训练连续体，图中明确概括了正确地设计纠正性训练计划的必备步骤。

纠正性训练连续体包括4个主要阶段（图1.1）。第1阶段是使用抑制技术的抑制阶段。抑制技术用于对身体中过度活跃的神经筋膜组织进行张力松解或活性降低。这可以通过自我筋膜松解技术实现（例如泡沫轴训练）。这个阶段将在本书的第9章做更详尽的介绍。第2阶段是使用拉长技术的拉长阶段。拉长技术用于增加身体神经筋膜的组织延展性、长度和关节活动度（ROM）。这可以通过使用静态拉伸和神经肌肉拉伸实现。这个阶段将在本书的第10章做更详尽的介绍。第3阶段是使用激活技术的激活阶段。激活技术用于对不够活跃的组织进行再训练或激活。这可以通过分离强化训练和定位等长训练来实现。这个阶段将在本书的第11

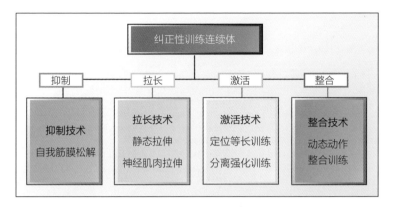

图1.1

纠正性训练连续体

章做更详尽的介绍。第4阶段是使用整合技术的整合阶段。整合技术通过使用动态动作整合训练的功能性进阶动作，对所有肌肉的共同协作功能进行再训练。这个阶段将在本书的第11章做更详尽的介绍。

　　在执行纠正性训练连续体之前，必须完成一个整合评估过程来确定功能障碍问题并最终设计纠正训练计划。这个评估过程应该包括（但不限于）动作评估、关节活动度评估和肌肉力量评估。这个整合评估过程将帮助确定需要通过纠正性训练连续体对哪些组织进行抑制和拉长、对哪些组织进行激活和强化。这些评估将在本书的评估部分做更详尽的介绍。

整合技术　通过功能性进阶动作，对所有肌肉的共同协作功能进行再训练的纠正性训练技术。

小结

　　较之以往，人们现在更常在办公室工作，工作时间更长，使用的科技和自动化产品更先进，日常所需活动也就更少。新的环境产生了更多不活跃和功能性较差的个体，并且会导致个体功能障碍，增加诸如下腰背痛、膝部损伤和其他肌肉骨骼系统损伤的发生风险。

　　在应对更容易存在肌肉不平衡的典型客户和运动员的身体问题时，健康和健身专业人员在设计计划时必须专门考虑某些方面。应该运用整合的方式，在考虑个体的功能能力的基础上制订安全的计划。他们必须考虑到很多因素，如柔韧性的正确形式，增加肌肉力量和神经肌肉控制，在不同类型的环境中训练（稳定到不稳定），以及在不同运动平面上训练。这些是使用纠正性训练和NASM纠正性训练连续体模型的基础。这个模型包括的所有阶段都是专门设计的，且遵循生物力学、生理学和人体动作系统功能性原则。它们将提供一个简单易学的系统性过程，以帮助人们改善肌肉不平衡问题、最大限度地减少损伤并提升效果。

参考文献

[1] Centers for Disease Control and Prevention. Prevalence of physical activity, including lifestyle activities among adults—United States, 2000–2001, *Morbid Mortal Wkly Rep*. 2003; 52: 764–769.

[2] Flegal KM, Carroll MD, Ogden CL, Curtin LR. Prevalence and trends in obesity among US adults, 1999–2008. *JAMA*. 2010; 303: 235–241.

[3] Ogden CL, Carroll MD, Curtin LR, Lamb MM, Flegal KM. Prevalence of high body mass index in US children and adoles−cents, 2007–2008. *JAMA*. 2010; 303: 242–249.

[4] Centers for Disease Control and Prevention. The burden of obesity in the United States: a problem of massive proportions. *Chronic Dis Notes Rep*. 2005; 17: 4–9.

[5] Harkness EF, Macfarlane GJ, Silman AJ, McBeth J. Is musculoskeletal pain more common now than 40 years ago?: two population−based cross−sectional studies. *Rheumatology (Oxford)*. 2005; 44: 890–895.

[6] Riddle DL, Schappert SM. Volume of ambulatory care visits and patterns of care for patients diagnosed with plantar fasciitis: a national study of medical doctors. *Foot Ankle Int*. 2004; 25: 303–310.

[7] McKay GD, Goldie PA, Payne WR, Oakes BW. Ankle injuries in basketball: injury rate and risk factors. *Br J Sports Med*. 2001; 35: 103–108.

[8] Garrick JG. The frequency of injury, mechanism of injury, and epidemiology of ankle sprains. *Am J Sports Med*. 1977; 5: 241–242.

[9] Hosea TM, Carrey CC, Harrer MF. The gender issue: epidemiology of knee and ankle injuries in high school and college players. *ClinOrthopRelat Res*. 2000; 372: 45–49.

[10] Walker BF, Muller R, Grant WD. Low back pain in Australian adults: prevalence and associated disability. *J Manipulative Physiol Ther*. 2004; 27: 238–244.

[11] Cassidy JD, Carroll LJ, Cote P. The Saskatchewan health and back pain survey. The prevalence of low back pain and related disability in Saskatchewan adults. *Spine*. 1998; 23: 1860–1866.

[12] Volinn E. The epidemiology of low back pain in the rest of the world. A review of surveys in lowand middle income countries. *Spine*. 1997; 22: 1747–1754.

[13] Omokhodion FO, Sanya AO. Risk factors for low back pain among office workers in Ibadan, Southwest Nigeria. *Occup Med (Lond)*. 2003; 53: 287–289.

[14] Omokhodion FO. Low back pain in a rural community in South West Nigeria. *West Afr J Med*. 2002; 21: 87–90.

[15] Tsuji T, Matsuyama Y, Sato K, Hasegawa Y, Yimin Y, Iwata H. Epidemiology of low back pain in the elderly: correlation with lumbar lordosis. *J Orthop Sci*. 2001; 6: 307–311.

[16] Luo X, Pietrobon R, Sun SX, Liu GG, Hey L. Estimates and patterns of direct health care expenditures among individuals with back pain in the United States. *Spine*. 2004; 29: 79–86.

[17] Nadler SF, Malanga GA, DePrince M, Stitik TP, Feinberg JH. The relationship between lower extremity injury, low back pain, and hip muscle strength in male and female collegiate athletes. *Clin J Sport Med*. 2000; 10: 89–97.

[18] Nadler SF, Malanga GA, Feinberg JH, Rubanni M, Moley P, Foye P. Functional performance deficits in athletes with previous lower extremity injury. *Clin J Sport Med*. 2002; 12: 73–78.

[19] Griffin LY, Agel J, Albohm MJ, et al. Noncontact anterior cruciate ligament injuries: risk factors and prevention strategies. *J Am AcadOrthop Surg*. 2000; 8: 141–150.

[20] Noyes FR, Mooar PA, Matthews DS, Butler DL. The symptomatic anterior cruciate deficient knee. Part I: the longterm functional disability in athletically active individuals. *J Bone Joint Surg Am*. 1983; 65: 154–162.

[21] Arendt E, Dick R. Knee injury patterns among men and women in collegiate basketball and soccer. NCAA data and review of literature. *Am J Sports Med*. 1995; 23: 694–701.

[22] Arendt EA, Agel J, Dick R. Anterior cruciate ligament injury patterns among collegiate men and women. *J Athl Train*. 1999; 34: 86–92.

[23] Boden BP, Dean GS, Feagin JA, Garrett WE. Mechanisms of anterior cruciate ligament injury. *Orthopedics*. 2000; 23: 573–578.

[24] Engstrom B, Johansson C, Tornkvist H. Soccer injuries among elite female players. *Am J Sports Med*. 1991; 19: 372–375.

[25] Ireland ML, Wall C. Epidemiology and comparison of knee injuries in elite male and female United States basketball athletes. *Med Sci Sports Exerc*. 1990; 22: S82.

[26] Hill CL, Seo GS, Gale D, Totterman S, Gale ME, Felson DT. Cruciate ligament integrity in osteoarthritis of the knee. *Arthritis Rheum*. 2005; 52: 3: 794–799.

[27] Bongers PM. The cost of shoulder pain at work. *BMJ*. 2001; 322: 64–65.

[28] Urwin M, Symmons D, Allison T, et al. Estimating the burden of musculoskeletal disorders in the community: the comparative prevalence of symptoms at different anatomical sites, and the relation to social deprivation. *Ann Rheum Dis*. 1998; 57: 649–655.

[29] Van der Heijden G. Shoulder disorders: a state of the art review. *Baillieres Best Pract Res Clin Rheumatol*. 1999; 13: 287–309.

[30] Johnson M, Crosley K, O'Neil M, Al Zakwani I. Estimates of direct health care expenditures among individuals with shoulder dysfunction in the United States. *J Orthop Sports Phys Ther*. 2005; 35: A4–PL8.

[31] Barr KP, Griggs M, Cadby T. Lumbar stabilization: core concepts and current literature, part 1. *Am J Phys Med Rehabil*. 2005; 84: 473–480.

[32] Hammer WI. Chapter 12. Muscle Imbalance and Postfacilitation Stretch. In: Hammer WI, ed. *Functional Soft Tissue Examination and Treatment by Manual Methods*. 2nd ed. Gaithersburg, MD: Aspen Publishers; 1999. 415–446.

第2章

人体动作科学简介

完成这一章的学习，你将能够做到以下几点。

✓ 解释与纠正性训练相关的功能解剖学知识。

✓ 解释功能性多平面生物力学的概念。

✓ 解释纠正性训练相关的动作学习和动作控制概念。

简介

人体动作科学是一门研究人体动作系统（HMS，Human Movement System）在相互依存、相互关联的机制中如何发挥功能的科学。人体动作系统由肌肉系统（功能解剖学）、骨骼系统（功能性生物力学）和神经系统（动作行为）组成[1-3]。虽然它们各自独立，但每个系统及其组成部分必须相互协作、相互依存。这整个相互依存的系统在收集必要的信息以产生相应的运动模式时必须注意内部和外部环境。这个过程可以保证人体动作系统实现最优的功能和最优的人体动作。本章将回顾人体动作系统功能和人体动作相关的各个方面（图2.1）。

生物力学

生物力学是应用物理原理对生物体中的力学问题进行定量研究的科学[4-7]。本章将着重强调人体动作系统产生的动作（运动学）和作用于人体上的力（动力学），包括解剖术语的基本理解、运动平面、关节运动、肌肉动作、力偶、杠杆和基础肌肉力学。

生物力学　应用物理原理对生物体中的力学问题进行定量研究的科学。

图2.1

人体动作系统的组成部分

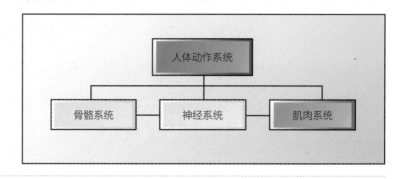

解剖术语

所有职业都有特定的术语，这是职业的需要。健康与健身专业人员需要了解基本的解剖学术语才能进行有效的沟通。

运动平面、运动轴和联合关节运动

人体运动是三维的，通常在面和轴的系统中来讨论（图2.2）。三个解剖平面分别为矢状面、额状面和水平面。当运动沿着或平行于一个平面发生时，可以说运动主要发生在一个具体的平面上。尽管动作可以以一个平面为主导，但没有一个运动可以严格地只发生在一个平面内。发生在一个平面内的运动围绕垂直于该平面的轴运动，就像一个车轮围绕轮轴转动，这被称为关节运动。关节运动是以关节在三个平面上的运动来命名的（表2.1）。

矢状面

矢状面将身体分成左右两半。矢状面的运动围绕着额状轴发生[4-5, 8]。矢状面的运动包括屈和伸（图2.3）。屈即相邻节段夹角减小[5, 9]，伸即相邻节段夹角增大[5, 9]（表2.1）。屈和伸在身体的许多关节处发生，包括脊柱、肩、肘、腕、髋、膝、足、手。唯独脚踝的叫法是特殊的，在矢状面上运动的命名也是特殊的。"伸"更准确的说法为背屈，"屈"叫作跖屈[4-5, 9]。矢状面的运动有肱二头肌弯举、肱三头肌下压、深蹲、前弓步、提踵、行走、跑步和爬楼梯等（表2.1）。

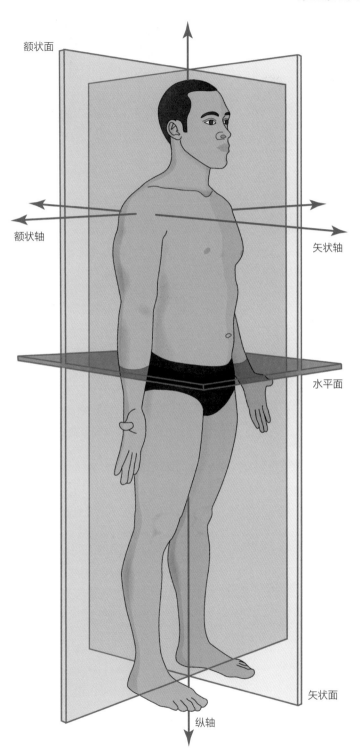

图2.2

运动平面

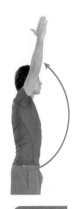

图2.3A

肩屈曲

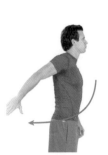

图2.3B

肩伸展

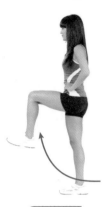

图2.3C

髋前屈

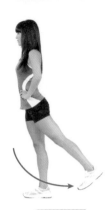

图2.3D

髋后伸

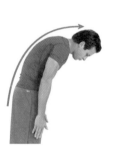

图2.3E

脊柱屈曲

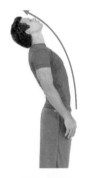

图2.3F

脊柱伸展

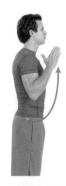

图2.3G

肘屈

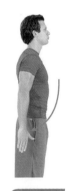

图2.3H

肘伸

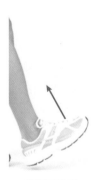

图2.3I

踝背屈

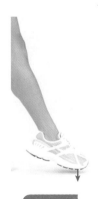

图2.3J

踝跖屈

表2.1	运动平面、动作和轴示例		
平面	**运动**	**轴**	**例子**
矢状面	屈/伸	额状轴	• 肱二头肌弯举
			• 肱三头肌下压
			• 深蹲
			• 前弓步
			• 提踵
			• 步行
			• 跑步
			• 纵跳
			• 爬楼梯
额状面（冠状面）	内收/外展 侧屈 内翻/外翻	矢状轴	• 肩外展
			• 侧弓步
			• 侧向滑步
水平面（横截面）	内/外旋转 左/右脊柱旋转 水平内收/外展	纵轴	• 绳索（抗阻）旋转
			• 头部向一侧扭转
			• 打高尔夫
			• 挥拍

额状面

　　额状面又叫冠状面，将身体分为前后两部分，额状面的运动围绕着矢状轴发生[4, 5, 9]。发生在额状面的运动有四肢的内收和外展（相对于躯干）、脊柱的侧屈、足和踝的内翻和外翻[4, 5, 8, 9]（图2.4）。外展是在额状面上远离身体中线，类似伸展动作，相邻两节段角度增大[4, 5, 8, 9]。内收是在额状面上朝向身体中线移动的动作，或者像屈曲一样相邻节段角度减小的动作[4, 5, 8, 9]。侧屈是脊椎（颈、胸、腰椎）从一侧到另一侧弯曲或单纯侧弯[4, 5]。内翻与外翻与功能性的旋前和旋后运动中跟骨和跖骨在额状面上的运动相关[4, 5, 8, 9]。额状面的运动有肩外展、侧弓步和侧向滑步等（表2.1）。

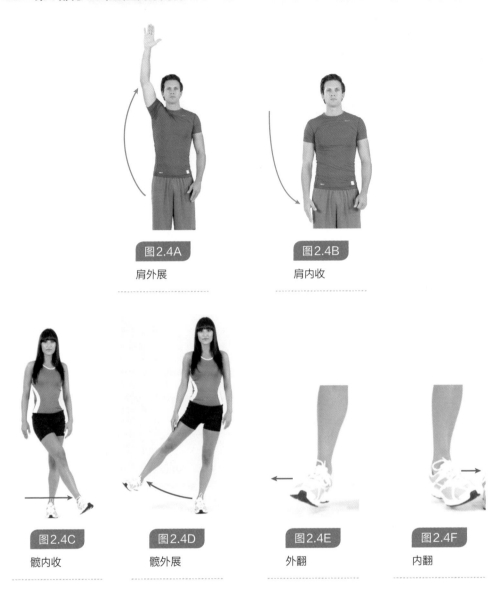

图2.4A

肩外展

图2.4B

肩内收

图2.4C

髋内收

图2.4D

髋外展

图2.4E

外翻

图2.4F

内翻

水平面

　　水平面又叫横截面，分把人体分为上下两部分。水平面的动作围绕着纵轴或者说垂直轴发生[4-5, 8]。水平面的运动包括四肢的内旋和外旋、头和躯干的左右旋转、桡尺关节的旋前和旋后[4-5, 8]（图2.5）。足在水平面上的运动称为外展（脚尖向外，向外旋转）和内收（脚尖向内，向内旋转）[5]。水平面的运动有绳索（抗阻）旋转、头部向一侧扭转、打高尔夫和挥拍等（表2.1）。

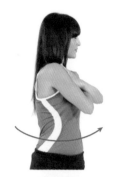

图2.5A

脊柱旋转

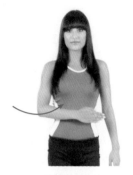

图2.5B

肩内旋

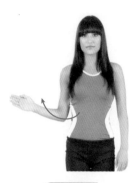

图2.5C

肩外旋

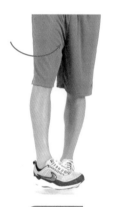

图2.5D

髋内旋

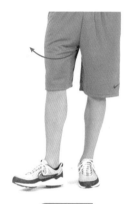

图2.5E

髋外旋

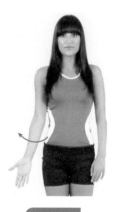

图2.5F

桡尺关节旋后

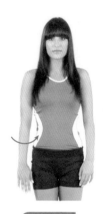

图2.5G

桡尺关节旋前

联合关节运动

运动过程中，人体的重心始终保持在一条直线上。如果一个关节的排列发生变化，其他关节的排列也会发生变化。例如，一个人站立，如果将其髌骨先转向内再转向外，那么从距下关节到骨盆都会受到影响。髌骨转向内（胫骨和股骨内旋）时，距下关节会旋前；髌骨转向外（胫骨和股骨外旋）时，距下关节会旋后（图2.6）。

尽管一个关节有一个主要的运动平面，但是所有的自由活动关节都是可以在所有三个平面中发生运动的。多平面的距下关节的生物力学功能可以简化为旋前和旋后[10]。实际上，距下关节旋前是一个伴随胫骨、股骨内旋的多关节同步运动，同时伴随肌肉离心功能。距下关节旋后是一个伴随胫骨、股骨外旋的多关节同步运动，同时伴随肌肉向心功能（表2.2）。

可以用步态周期来简单描述功能性生物力学，展示关节和肌肉动作的相互影响[11-12]。在步态的初始接触阶段，距下关节旋前造成胫骨、股骨和骨盆的强制性内旋。在支撑中期，距下关节旋后造成胫骨、股骨和骨盆的外旋（图2.7）。健康和健身专业人员应记住，这些联系是双向的：骨盆运动可以导致下肢运动，下肢运动可以导致骨盆运动（图2.8）[10, 13]。

距下关节旋前控制不良与胫骨和股骨内旋控制不良会降低离心控制能力，导致肌肉不平衡、关节功能紊乱和损伤。距下关节旋后与胫骨和股骨外旋控制不良会导致人体动作系统向心能力下降，无法产生正确的推动力，进一步导致协同肌主导（见第3章）。在功能运动模式中，几乎每一块肌肉都具有相同的协同作用：离心减速旋前或向心加速旋后。当一个关节结构排列不齐时，关节面就会产生不正常的扭曲的力。关节排列不齐也会改变肌肉的功能和关节周围所有肌肉的力偶关系，从而导致运动模式改变、交互抑制改变和协同主导，最终会降低神经肌肉的效率。

表2.2	功能性生物力学
旋前过程中	
足部	背屈，外翻，外展
踝关节	背屈，外翻，外展
膝关节	屈，内收，内旋
髋关节	屈，内收，内旋
旋后过程中	
足部	跖屈，内翻，内收
踝关节	跖屈，内翻，内收
膝关节	伸，外展，外旋
髋关节	伸，外展，外旋

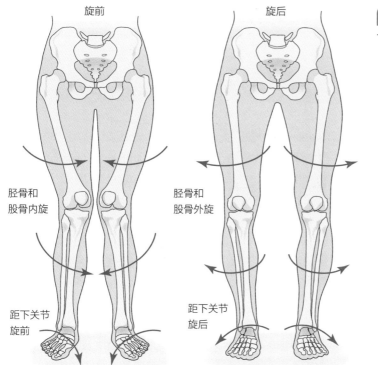

旋前

旋后

胫骨和
股骨内旋

胫骨和
股骨外旋

距下关节
旋前

距下关节
旋后

图2.6

下肢旋前和旋后

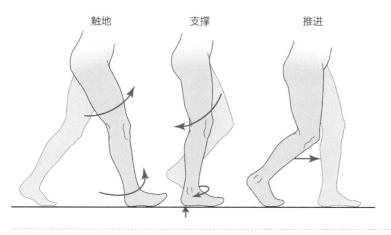

触地

支撑

推进

图2.7

步态周期中的旋前和
旋后

图2.8

旋前对整个动力链的
影响

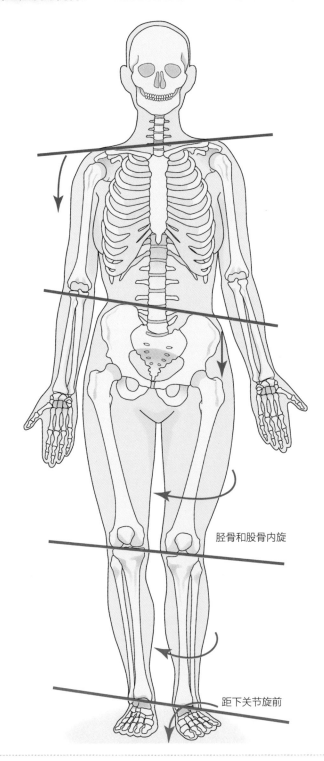

胫骨和股骨内旋

距下关节旋前

肌肉动作机制

　　肌肉产生的张力通过各种手段有效地应对重力、地面反作用力、惯性力和外部阻力。有三种不同的肌肉运动形式：离心、等长和向心（表2.3）。

离心收缩

　　当肌肉产生张力而长度变长时，一个离心动作机制发生；肌肉拉长是因为收缩力小于阻力。肌肉总体的张力小于试图拉长肌肉的外部力量。众所周知，在抗阻训练中，离心肌肉收缩动作是"负向的"。这发生在任何抗阻运动的放下阶段。在整合抗阻训练中，肌肉产生的离心动作用来防止重物/阻力器械由重力引起的不可控的加速下落。

　　在所有的活动中，肌肉离心工作与向心收缩或等长收缩一样多[14-15]。离心收缩时，肌肉必须使作用在人体上的力减小或者减小其速度。这是所有形式运动的一个重要方面，因为在运动过程中，身体的重量必须先减速到稳定才能加速。

等长收缩

　　等长收缩动作发生时，肌肉的收缩力与外力相等，导致肌肉的长度没有肉眼可见的变化[5, 9]。由于肌肉缩短，肌肉弹性成分延长，但是关节动作没有变化。

知识延伸

重力及其对运动的影响

重力是一个恒定向下的、无时无刻不在影响我们的力。这增加了对肌肉离心收缩的要求，因此必须对肌肉进行相应的训练，离心动作的训练和向心动作的训练一样重要（有时会更重要）。

表2.3	肌肉收缩形式
向心收缩	肌肉克服阻力收缩时，肌肉长度变短。
离心收缩	肌肉克服阻力收缩时，肌肉长度变长。
等长收缩	肌肉收缩的力等于外力，肌肉长度不变。

在所有活动中，肌肉的等长收缩动态地稳定着身体。这在等长收缩限制肢体朝不想要的方向移动时可以看到。例如，人在走路时，髋关节的内收和外展将动态地稳定下肢和骨盆，避免其在额状面和水平面上过度移动（图2.9）[4, 9, 15]。

向心收缩

肌肉产生的力大于阻力时，产生向心收缩的动作，表现为肌肉缩短和明显的关节活动。在整合抗阻训练中，这被认为是"正向的"[5, 11]。所有的动作都要求肌肉向心收缩。

肌肉力量

力 两个物体间的交互作用，使其中一个物体发生加速或减速。

力是两个实体或身体间的相互作用，是导致一个物体加速或减速的原因[1, 4, 5, 7]。力有大小（有多强壮）和方向（移动方向）[1, 5]。人体动作系统巧妙地应对着来自各个方向的力来产生运动。因此，健康和健身专业人士必须理解那些影响着力量发展的、人体肌肉系统必须去处理的力学因素，并理解力是如何影响人体运动的。

图2.9

动态稳定

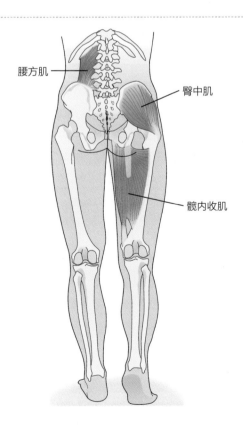

腰方肌

臀中肌

髋内收肌

长度-张力的关系

　　长度-张力的关系是指肌肉在静息状态下的长度和肌肉在静息长度下能产生的张力[1, 6, 16, 17]。当肌动蛋白和肌球蛋白在肌小节最大限度地结合时，最优长度产生（图2.10）。粗肌球蛋白肌丝与细肌动蛋白肌丝上的活性位置产生最大量的连接，肌肉产生最大的力。当肌肉受到刺激时，肌肉长度比最优长度短或者比最优长度长，肌球蛋白的横桥和肌动蛋白的活性位点的相互作用就会减少，导致肌肉张力变小[1, 5, 6, 16–18]。

> 长度-张力的关系　肌肉在静息状态下的长度和肌肉在静息长度下可以产生的张力。

知识延伸

力及力对人体动作系统的影响

　　人每走一步，重力和惯性都使身体有一个向下作用于地面的力，然后地面又通过作用于脚面给身体一个大小相等的相反的力，这就是地面反作用力[1]。地面反作用力通过人体肌肉系统释放更多的压力。我们不但受到使我们向下的重力，也受到由下往上的地面反作用力。当运动的速度和频率增加时，地面反作用力也增大[2]。走路时，地面反作用力可以为体重的1~1.5倍[3]，跑步时为2~2.5倍[3]，而跳跃时可达到4~11倍[4]。健康和健身专业人士在设计一个合适的运动计划时应重视这一点。一个150磅（约68千克）的人，在慢跑或者上下楼梯时，在这样一个不稳定、不可预测的环境中，每条腿必须承受相当于300~600磅（136~272千克）产生的重力。因此，在训练计划的设计中，要注意让训练者能够控制自己对抗这些力（减速和动态平衡），降低损伤风险。

[1] Hamill J, Knutzen JM. *Biomechanical Basis of Human Movement*, 2nd ed. Philadelphia, PA: Williams & Wilkins; 2003.

[2] Voloshin A. The influence of walking speed on dynamic loading on the human musculoskeletal system. *Med Sci Sports Exerc*. 2000; 32: 1156–1159.

[3] Brett GA, Whalen RT. Prediction of human gait parameters from temporal measures of foot-ground contact. *Med Sci Sports Exerc*. 1997; 29: 540–547.

[4] Witzke KA, Snow CM. Effects of plyometric jumping on bone mass in adolescent girls. *Med Sci Sports Exerc*. 2000; 32: 1051–1057.

　　对于健康和健身从业人员来讲，这个概念和之前讨论过的关节排列一致的概念相关联是很重要的。反应或修正一个运动姿势，以及受到刺激时肌肉能否产生肌肉张力的能力都会受到肌肉长度的影响。一个关节的位置变化能彻底影响其他关节，一个关节的角度变化会影响关节周围肌肉张力的产生。因为关节紊乱（即较差的姿势）改变了肌肉的长度，那么肌肉产生张力的能力就会下降，肌肉也不能产生合适的力来高效地运动。无论是关节的协同作用还是运动时其他关节的准备作用，动力链上任何一个功能障碍都会直接影响到其他部分[2, 10]。

力-速度曲线和力偶关系

力-速度曲线　不同收缩速度与肌肉产生张力的能力之间的关系。

力-速度曲线是指不同收缩速度与肌肉产生张力的能力之间的关系。如图2.11所示,当向心收缩的速度增大时,肌肉能产生的张力减小(图2.11)。肌肉收缩的速度似乎与横桥的最大募集率有关,也受外部负荷的影响[17]。相反地,离心收缩的速度增大时,肌肉产生的力量越大。这是因为动用了肌肉周围和肌肉内的弹性组织[1, 4-6, 16-18]。

肌肉产生的力通过弹性组织和肌腱传递给骨结构。肌肉是成组募集的,成组的肌肉把力传递给所附着的骨结构,来产生关节活动[1, 5, 8]。肌肉协同动作在关节周围产生运动叫作力偶[1, 5, 8]。在一个力偶中的肌肉会对其附着的骨结构产生扩张力。因为每一块肌肉有不同的附着位置且在不同的杠杆体系中,所以不同角度的肌肉张力在关节上会产生不同的力。一个动作的完成取决于关节的结构、内部纤维的特性和参与肌肉的集体发力情况(图2.12)。

力偶　肌肉在关节周围产生运动的协同机制。

然而,在现实中,每一个动作都会涉及所有肌肉动作(向心、等长、离心)和肌肉收缩功能(原动肌、协同肌、稳定肌和拮抗肌)来保证合适的关节动作,同时减少不必要的动作。因此,一个力偶里的所有

图2.10

长度-张力关系

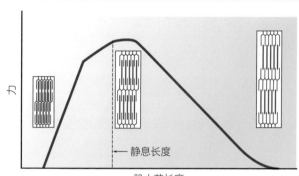

图2.11

力量-速度曲线

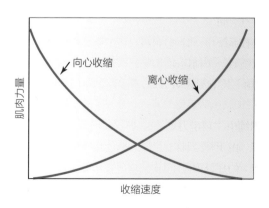

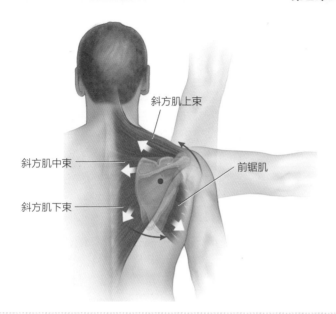

图2.12

力偶关系

斜方肌上束

斜方肌中束

前锯肌

斜方肌下束

肌肉一起工作才能产生正确的动作[1, 5, 8]。人体动作系统需要正确的力偶关系才能以想要的方式运行。只有肌肉处于最优的长度－张力关系，正确的关节运动才能实现这一目标。总的来说，最优的长度－张力关系、力偶关系和正确的关节运动这三个条件同时具备才会产生理想感觉的动作整合，最后产生正确高效的动作[2-3]（图2.13）。

肌肉杠杆和关节运动学

　　人体动作系统所能产生的力的量，不仅取决于运动单位的募集和肌肉的大小，也取决于关节的杠杆系统[1, 4]。杠杆系统是由力（肌肉）、阻力（要移动的负荷）、杠杆（骨）和支点（枢轴点）组成的。人体中有三种杠杆（图2.14）：第一种杠杆是支点在作用力和负荷之间；第二种杠杆是负荷在作用力和支点之间；第三种是身体上最常见的一种，作用力在负荷和支点之间。

　　在人体动作系统中，骨通过杠杆作用在肌肉产生的力的驱动下移动负荷。这种围绕着一个轴运动的叫作旋转运动，这也意味着这里的杠杆（骨）围绕着轴（关节）转动[4, 5, 9]。这种"转向"的关节效应通常称为力矩[10, 19]。

　　在力量训练中，利用力矩（负荷到旋转轴中心的距离乘以作用力）可以移动关节。由于神经肌肉系统是产生力的基础，因此，人体动作系统（任何动作）的杠杆取决于肌肉杠杆与阻力之间的关系。负荷到关节中心的距离与负荷到肌肉附着点和拉力作用线（肌腱上张力的作用方

旋转运动　骨围绕关节的运动。

力矩　力使物体绕着转动轴或支点转动的趋向。常见的力矩单位是牛·米（N·m）。

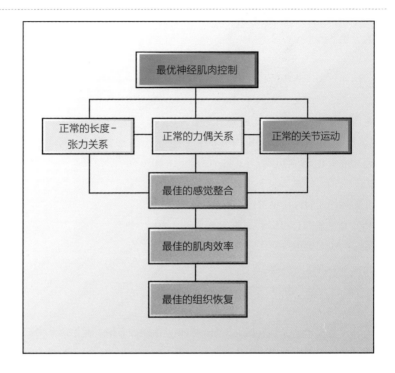

图2.13

高效的人体动作

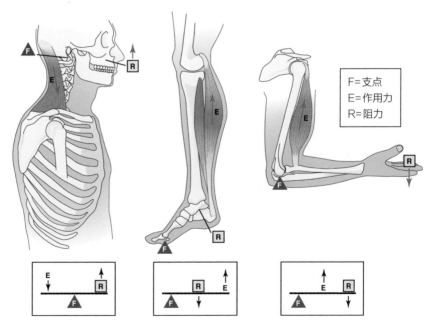

图2.14

杠杆

F=支点
E=作用力
R=阻力

向）的距离不同，将会使肌肉产生运动的效率不同[1, 4, 5, 9]。因为我们不能改变附着点或肌肉肌腱上的拉力线，所以改变关节产生的总力矩的最简单方法就是移动阻力。换句话说，重量离旋转中心（关节）越近，产生的力矩就越小（图2.15），重量离旋转中心（关节）越远，产生的力矩就越大。

例如，为了将哑铃以手臂长度放于体侧（肩关节外展），重物离肩关节中心的距离大概是24英寸（1英寸=2.54厘米）。肩关节外展的原动肌是三角肌，它的附着点到关节中心大约有2英寸，距离差有22英寸（或大概12倍差距）。如果重物更靠近关节中心，大约在肘的位置，阻力距离关节中心大约有12英寸，此时差距大概有10英寸或大约5倍，需要保持重量的力矩减少了一半。许多人完成哑铃侧平举（侧向举起哑铃）时会无意识屈肘，让重量更靠近肩关节，有效地减少了需要的力矩。健康和健身专业人员可以利用减少置于人体动作系统上的力矩这一原理，将较难的练习做退阶变化，也可以通过增加力矩来创造对人体动作系统有更高需求的进阶练习。

功能解剖学

传统意义上，人们会孤立地、零碎地教授解剖学。传统的方式是绘制出人体，提供对结构和组成分类极为简单的答案。将肌肉孤立来看不能回答复杂的问题，例如"人体动作系统是怎样作为一个整合系统实现功能的呢"或者"我们运动的时候，肌肉是怎么运动的"，人体动作是一个整合和多维的系统，不是一系列孤立和独立的碎片。在过去的25

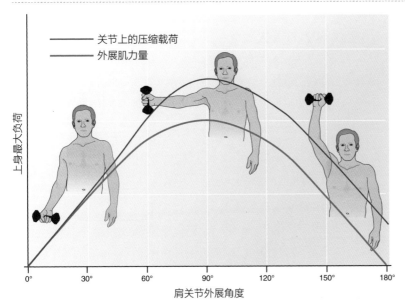

图2.15

负荷与力矩的关系

图例：
—— 关节上的压缩载荷
—— 外展肌力量

纵轴：上身最大负荷

横轴：肩关节外展角度（0° 30° 60° 90° 120° 150° 180°）

年里，传统训练专注于训练身体特定部位，这些训练通常是单一的、固定的运动平面。新的典范是从功能的、整合的角度学习解剖学。对功能解剖学有彻底理解的健康和健身专业人员将会更好地选择练习动作和设计训练计划。

虽然肌肉有支配特定运动平面的能力，但是中枢神经系统会优化肌肉协同的选择[1, 20-25]，不是简单地选择单一肌肉。中枢神经系统让人体动作系统三个运动平面的所有关节的减速、稳定和加速变得协调。肌肉必须同样对重力、动量、地面反作用力和其他肌肉产生的力做出本体感受性的反应。根据负荷、阻力方向、体位和表现动作的不同，肌肉将以原动肌、拮抗肌、协同肌和固定肌的形式参与。虽然它们可能有不同的特征，但是所有肌肉工作时都会与其他肌肉相呼应从而产生有效的动作[1, 23, 24, 26, 27]。原动肌是担当主要动力来源的肌肉。例如，臀大肌是髋关节伸展的主要动力来源。拮抗肌是担当直接对抗主要动力来源的肌肉。例如，腰肌（屈髋肌）是臀大肌的拮抗肌。协同肌是在功能动作模式下辅助主要动力来源的肌肉。例如，在伸髋动作中，腘绳肌和竖脊肌是臀大肌的协同肌。固定肌也叫稳定肌，是在主要动力来源和协同肌完成动作模式时，支持或稳定身体的肌肉。例如，在功能运动中，当原动肌和协同肌完成功能活动时，腹横肌、腹内斜肌、多裂肌和深部竖脊肌稳定腰椎－骨盆－髋关节复合体（LPHC）。

原动肌　担当主要动力来源的肌肉。

拮抗肌　担当直接对抗主要动力来源的肌肉。

协同肌　在功能动作模式下辅助主要动力来源的肌肉。

固定肌　在主要动力来源和协同肌完成动作模式时，支持或稳定身体的肌肉。

传统训练几乎只专注于单一平面与离心力量的产生。但是，单纯认为力偶中肌肉协同工作以产生力、减少力及动态稳定整个人体动作系统是有局限的[5, 8, 9, 28]。应该以肌肉运动（离心、向心、等长）的全局观从所有运动平面来看待肌肉功能。

功能解剖学的现代概念

目前认为有两种不同且相互独立的，可以让身体保持稳定并确保运动中产生的力能够有效分布的肌肉系统[28-30]。这两种肌肉系统中，一种是局部的、更靠近脊柱，提供节段内稳定（支持椎体和椎体之间的稳定）；另一种则是靠外侧支持整个脊柱[30]。贝里马克（Bergmark）[28]依据肌肉与躯干的关系将这些系统分为局部和整体的肌肉系统。

关节支持系统

局部肌肉系统（稳定系统）

局部肌肉系统　由主要参与关节支持或稳定的肌肉组成。

局部肌肉系统由主要参与关节支持或稳定的肌肉组成[3, 28-31]（图2.16）。值得注意的是，关节支持系统不限于脊柱和外周关节中明显的结构。关节支持系统由非运动专门肌肉组成，它们提供稳定性，从而让关节运动。它们通常靠近关节以有效附着在关节被动成分中，能够增加关节刚性和稳定[3, 31]。关节周围支持系统的一个常见例子是肩袖，它们为肱骨头相对于关节盂提供了动态稳定[32-35]。另一个关节支持系统是臀中肌后束和髋外旋肌，它们保证了髋关节稳定[1, 36-39]，还有股内侧肌保证了膝关节髌骨的稳定性[1, 40-41]。

核心或骨盆-腰椎-髋关节复合体的关节支持系统包括起于或止于（或二者都有）腰椎的肌肉[28, 31]，主要有腹横肌、多裂肌、腹内斜肌、膈肌和盆底肌[13, 28, 30-31]。

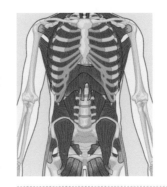

整体肌肉系统（运动系统）

整体肌肉系统主要负责运动，并且由起于骨盆，止于肋骨或下肢，或两者都有的肌肉组成[1, 23-24, 28, 30-31, 42]（图2.17）。这些主要肌肉包括腹直肌、腹外斜肌、竖脊肌、腘绳肌、臀大肌、背阔肌、股四头肌和腓肠肌等。运动系统肌肉主要为较大的，且与躯干和肢体在力的作用下运动相关的肌肉。这些肌肉对于传递和吸收上下肢到骨盆的力是十分重要的。运动系统肌肉被分成4个独立的子系统[1, 29, 43-44]：深层纵向子系统、背侧斜向子系统、前侧斜向子系统和侧向子系统。这种区分使描述和回顾基础解剖学更加简单。健康与健身专业人员须将子系统看作互相配合的基础连接。谨记中枢神经系统能够优化肌肉协同的选择，而不是孤立肌肉[23-24, 45-46]。

整体肌肉系统　主要负责运动，由起于骨盆，止于肋骨或下肢，或两者都有的更表浅的肌肉组成。

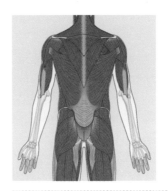

深层纵向子系统（DLS：Deep Longitudinal Subsystem）

构成深层纵向子系统的主要软组织有竖脊肌、胸腰筋膜、骶结节韧带、股二头肌以及腓骨长肌（图2.18）。一些学者认为DLS提供从躯干到地面之间双向的纵向力量[13, 23-24, 43-44]。如图2.18所示，股二头肌长头在坐骨与骶结节韧带相接，骶结节韧带联结坐骨和骶骨，竖脊肌下起于骶骨和髂嵴后部，止于颈椎。因此，股二头肌紧张可增加骶结节韧带张力并传递力，在骶髂关节稳定的情况下，最终向上传递至竖脊肌[43, 44]（图2.18）。

如图2.18所示，这种力的传递能够在步态中显现出来。在足跟着地之前，股二头肌离心减速，使髋关节伸和膝关节屈。足跟着地时，股二

图2.18

深层纵向子系统

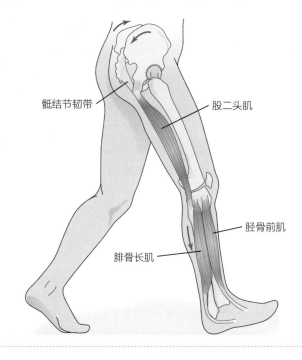

骶结节韧带

股二头肌

胫骨前肌

腓骨长肌

头肌通过下肢腓骨的向后运动而进一步承重。这种张力从下肢向上经过股二头肌，进入骶结节韧带，然后继续向上到竖脊肌，形成了一个可以稳定骶髂关节（SIJ）的力[12]。

在这个子系统中还有一个不常被提及的力偶，它包括竖脊肌浅层、腰大肌以及它们的深层核心稳定肌（腹横肌、多裂肌）。尽管竖脊肌和腰大肌合作可以使腰椎伸展并且在L4和S1之间有前剪切力，但是在功能性运动中，人体自身的肌肉系统会提供一个后剪切力，使腰椎环节间稳定[29, 31, 43–44, 47–48]。在这些结构中，任何一个出现功能障碍都会导致骶髂关节不稳定以及下腰背痛（LBP）[44]。

背侧斜向子系统（POS: Posterior Oblique Subsystem）

背侧斜向子系统与DLS具有协同作用。如图2.19所示，臀大肌和背阔肌联结到止于骶骨的腰背筋膜，它们的肌纤维走向垂直于骶髂关节。因此，当对侧的臀大肌和背阔肌协同作用时，会有一个稳定力通过骶髂关节传递下来（力锁合）[44]。在足跟着地之前，背阔肌和对侧的臀大肌是离心负重。足跟着地时，每块肌肉各自通过向心收缩使肢体加速，通过胸腰筋膜产生张力。这一张力也协助稳定骶髂关节。同理，当人体行走或跑步时，POS将肌肉水平面上叠加的力在矢状面上向推进系统传递。

POS对于旋转运动也同样重要，比如高尔夫球的挥杆和棒球的扔球

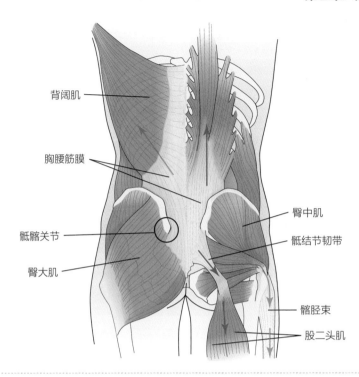

图 2.19

背侧斜向子系统

背阔肌

胸腰筋膜

骶髂关节

臀大肌

臀中肌

骶结节韧带

髂胫束

股二头肌

动作[29, 43, 47]。POS中任意一个结构的功能障碍，都可以导致骶髂关节不稳定或腰痛。臀大肌和背阔肌的薄弱会导致腘绳肌的变紧，由此再次引起腘绳肌拉伤[42, 44, 47]。孤立的训练，如单纯通过蹲起训练臀大肌，通过下拉/引体向上训练背阔肌，这些都不能帮助POS为功能性活动中的最佳动作做好准备。

前侧斜向子系统（AOS: Anterior Oblique Subsystem）

前侧斜向子系统（图2.20）和POS相似，它也是在水平方向，多数在身体前侧发挥功能。它主要由腹内斜肌、腹外斜肌、髋内收肌、髋外旋肌构成。AOS的肌电图显示它们协助骨盆保持稳定和旋转，以及腿的摇摆[11-12, 14]。AOS也是构成骶髂关节稳定性的一个因素[48]。

当人行走时，骨盆在水平面旋转为腿部创造一个摆动的趋势[43]。POS（后部）和AOS（前部）帮助产生这个旋转。要理解这一点需要知

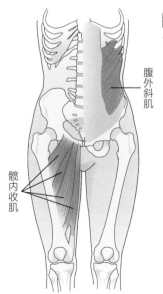

图 2.20

前侧斜向子系统

腹外斜肌

髋内收肌

道肌纤维的走向（背阔肌、臀大肌、腹内斜肌、腹外斜肌、髋内收肌以及髋旋转肌群）。AOS对于躯干、上下肢的功能性活动也是很重要的。腹斜肌与髋内收肌一起不仅能产生旋转和屈曲运动，同时有助于稳定腰椎–骨盆–髋关节复合体[29, 48]。

侧向子系统（LS: Lateral Subsystem）

侧向子系统由臀中肌、阔筋膜张肌、髋内收肌、腰方肌组成，并共同作用，使额状面[13]与骨盆、股骨稳定[10, 49]。图2.21表明，同侧臀中肌、阔筋膜张肌以及髋内收肌与对侧腰方肌在单腿功能性运动中控制骨盆–股骨，如步态、弓步或爬楼梯[42]。功能性活动中，距下关节旋前、胫骨和股骨内收和内旋增加时，LS的功能紊乱很明显[10]。LS的力量下降与神经肌肉控制下降会导致额状面的不正常运动[10, 49–51]。

有关这4种子系统的描述已简单介绍，从中可以得知这些子系统在人体活动中自动协调发挥作用。每个系统独立又有关联，使人体高效地

图2.21

侧向子系统

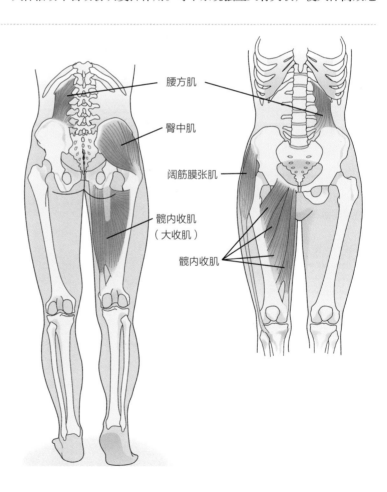

腰方肌

臀中肌

阔筋膜张肌

髋内收肌
（大收肌）

髋内收肌

加速、减速，并在运动中保持人体动作系统动态稳定。

人体主要肌肉的功能解剖学

有关骨骼肌，传统的简单解释是它们主要在同一平面内做向心运动。然而，通过肌肉动作图谱可以得知，应该从运动的所有平面去考虑肌肉功能。以下列举了肌肉附着点及其神经支配，以及人体动作系统中主要肌肉的独立和整体功能[1, 6, 52]。

在学习这部分有关骨骼肌肉的知识之前，首先要清楚肌肉的功能都是通过在三个平面（矢状面、额状面和水平面）内的运动实现的，并且用了全部的肌肉收缩方式（向心收缩、等长收缩和离心收缩）。前面的部分已经说明哪些肌肉互相协同工作来产生力量、稳定身体、减小力量，或者同时发挥这三个功能。

腿部肌群

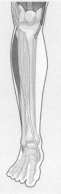

胫骨前肌

起点
- 外侧髁及胫骨近端侧面的三分之二

止点
- 内侧楔骨内侧面和第一跖骨底

独立功能
向心收缩
- 踝关节背屈和足内翻

整体功能
离心收缩
- 踝关节跖屈和足外翻

等长收缩
- 稳定足弓

神经支配
- 腓深神经

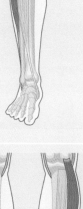

胫骨后肌

起点
- 腓骨和胫骨近端后面的三分之二

止点
- 舟骨粗隆，楔骨

独立功能
向心收缩
- 踝关节跖屈和足内翻

整体功能
离心收缩
- 踝关节背屈和外翻

等长收缩
- 稳定足弓

神经支配
- 胫神经

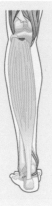

比目鱼肌

起点
- 腓骨和胫骨的后表面上部

止点
- 跟骨跟腱

独立功能

向心收缩
- 加速踝关节跖屈

整体功能

离心收缩
- 减缓踝关节背屈

等长收缩
- 稳定足部和踝部肌群

神经支配
- 胫神经

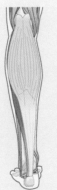

腓肠肌

起点
- 股骨内上髁和外上髁的后面

止点
- 跟骨跟腱

独立功能

向心收缩
- 加速踝关节跖屈

整体功能

离心收缩
- 减缓踝关节背屈

等长收缩
- 稳定足部和踝部肌群

神经支配
- 胫神经

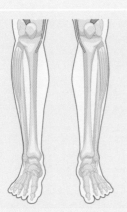

腓骨长肌

起点
- 腓骨近端外侧表面的三分之二

止点
- 楔骨内侧和第一跖骨侧面

独立功能

向心收缩
- 足跖屈、外翻

整体功能

离心收缩
- 减缓踝关节背屈且使足内翻

等长收缩
- 稳定足部和踝部肌群

神经支配
- 腓浅神经

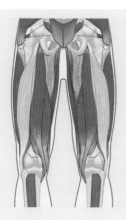

股二头肌长头

起点

- 坐骨结节，部分骶结节韧带

止点

- 腓骨头

独立功能

向心收缩

- 加速屈膝、伸髋和小腿外旋

整体功能

离心收缩

- 减缓伸膝、屈髋和小腿内旋

等长收缩

- 稳定腰椎－骨盆－髋关节复合体和膝关节

神经支配

- 胫神经

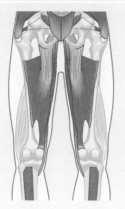

股二头肌短头

起点

- 股骨后部的上三分之一处

止点

- 腓骨头

独立功能

向心收缩

- 加速屈膝和小腿外旋

整体功能

离心收缩

- 减缓伸膝和小腿内旋

等长收缩

- 稳定膝关节

神经支配

- 腓总神经

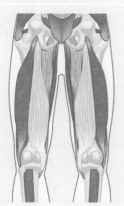

半膜肌

起点

- 坐骨结节

止点

- 胫骨内侧髁后面

独立功能

向心收缩

- 加速屈膝、伸髋和小腿内旋

整体功能

离心收缩

- 减缓伸膝、屈髋和小腿外旋

等长收缩

- 稳定腰椎－骨盆－髋关节复合体和膝关节

神经支配

- 胫神经

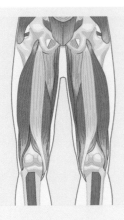

半腱肌

起点
- 骨盆的坐骨结节和骶结节韧带的一部分

止点
- 胫骨内侧髁上面（鹅足肌腱位置）

独立功能

向心收缩
- 加速屈膝、伸髋和小腿内旋

整体功能

离心收缩
- 减缓伸膝、屈髋和小腿外旋

等长收缩
- 稳定腰椎－骨盆－髋关节复合体和膝关节

神经支配
- 胫神经

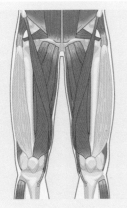

股外侧肌

起点
- 股骨大转子前侧和下方边缘，臀肌粗隆的外侧面区域，股骨粗线外侧唇

止点
- 髌骨底部和胫骨粗隆

独立功能

向心收缩
- 加速伸膝

整体功能

离心收缩
- 减缓屈膝

等长收缩
- 保持膝关节稳定

神经支配
- 股神经

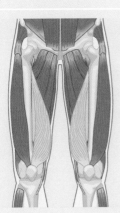

股内侧肌

起点
- 股骨粗线内侧唇

止点
- 髌骨底部，胫骨粗隆

独立功能

向心收缩
- 加速伸膝

整体功能

离心收缩
- 减缓屈膝

等长收缩
- 保持膝关节稳定

神经支配
- 股神经

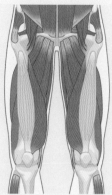

股中肌

起点
- 股骨体前外侧上面三分之二区域

止点
- 髌骨底部，胫骨粗隆

独立功能

向心收缩
- 加速伸膝

整体功能

离心收缩
- 减缓屈膝

等长收缩
- 保持膝关节稳定

神经支配
- 股神经

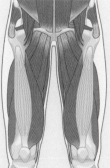

股直肌

起点
- 髂前下棘，髋臼下缘

止点
- 髌骨底部，胫骨粗隆

独立功能

向心收缩
- 加速伸膝、屈髋

整体功能

离心收缩
- 减缓屈膝、伸髋

等长收缩
- 稳定腰椎－骨盆－髋关节复合体和膝关节

神经支配
- 股神经

髋部肌群

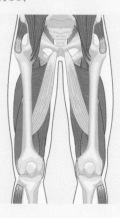

长收肌

起点
- 耻骨下支前面

止点
- 股骨粗线中部

独立功能

向心收缩
- 加速髋关节内收、屈曲

整体功能

离心收缩
- 减缓髋关节外展、伸展

等长收缩
- 稳定腰椎－骨盆－髋关节复合体

神经支配
- 闭孔神经

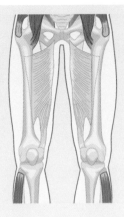

大收肌（上束）

起点

- 骨盆的坐骨支

止点

- 股骨粗线

独立功能

向心收缩

- 加速髋关节内收、屈曲

整体功能

离心收缩

- 减缓髋关节外展、伸展

等长收缩

- 稳定腰椎－骨盆－髋关节复合体

神经支配

- 闭孔神经

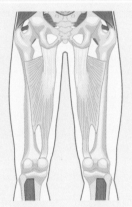

大收肌（下束）

起点

- 坐骨结节

止点

- 股骨内上髁

独立功能

向心收缩

- 加速髋关节内收、伸展

整体功能

离心收缩

- 减缓髋关节外展、屈曲

等长收缩

- 稳定腰椎－骨盆－髋关节复合体

神经支配

- 坐骨神经

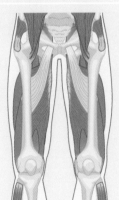

短收肌

起点

- 耻骨下支前面

止点

- 股骨粗线近端的三分之一

独立功能

向心收缩

- 加速髋关节内收、屈曲

整体功能

离心收缩

- 减缓髋关节外展、伸展

等长收缩

- 稳定腰椎－骨盆－髋关节复合体

神经支配

- 闭孔神经

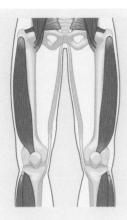

股薄肌

起点
- 耻骨体下方前面

止点
- 胫骨近端内侧面（鹅足）

独立功能

向心收缩
- 加速髋关节内收、屈曲，并辅助胫骨内旋

整体功能

离心收缩
- 减缓髋关节外展、伸展

等长收缩
- 稳定腰椎－骨盆－髋关节复合体和膝关节

神经支配
- 闭孔神经

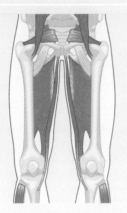

耻骨肌

起点
- 耻骨上支处

止点
- 股骨上部后面

独立功能

向心收缩
- 加速髋关节内收、屈曲

整体功能

离心收缩
- 减缓髋关节外展、伸展

等长收缩
- 稳定腰椎－骨盆－髋关节复合体

神经支配
- 闭孔神经

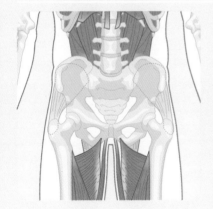

臀中肌（前部）

起点
- 髂骨翼外面

止点
- 股骨大转子外面

独立功能

向心收缩
- 加速髋关节外展

整体功能

离心收缩
- 减缓髋关节内收

等长收缩
- 动态稳定腰椎－骨盆－髋关节复合体

神经支配
- 臀上神经

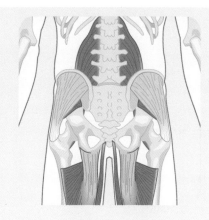

臀中肌（后部）

起点
- 髂骨翼外面

止点
- 股骨大转子外面

独立功能

向心收缩
- 加速髋关节外展

整体功能

离心收缩
- 减缓髋关节内收

等长收缩
- 稳定腰椎－骨盆－髋关节复合体

神经支配
- 臀上神经

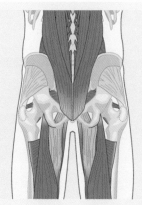

臀小肌

起点
- 臀前线与臀下线之间的髂骨处

止点
- 股骨大转子

独立功能

向心收缩
- 加速髋关节外展

整体功能

离心收缩
- 减缓髋关节内收

等长收缩
- 稳定腰椎－骨盆－髋关节复合体

神经支配
- 臀上神经

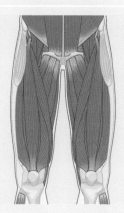

阔筋膜张肌

起点
- 髂嵴外面，紧靠髂前上棘后侧

止点
- 髂胫束近端的三分之一处

独立功能

向心收缩
- 加速髋关节屈曲、外展和内旋

整体功能

离心收缩
- 减缓髋关节伸展、内收和外旋

等长收缩
- 稳定腰椎－骨盆－髋关节复合体

神经支配
- 臀上神经

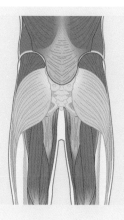

臀大肌

起点

- 髂骨外侧，骶骨和尾骨后侧，骶结节韧带和骶髂后韧带的一部分

止点

- 臀肌粗隆及髂胫束

独立功能

向心收缩

- 加速髋关节伸展和外旋

整体功能

离心收缩

- 减缓髋关节屈曲和内旋，并通过髂胫束减缓胫骨内旋

等长收缩

- 稳定腰椎 - 骨盆 - 髋关节复合体

神经支配

- 臀下神经

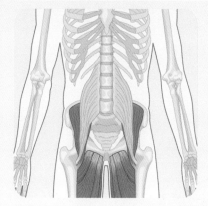

腰大肌

起点

- 胸椎最后一块椎骨和腰椎椎骨体（和椎间盘）外侧和横突

止点

- 股骨小转子

独立功能

向心收缩

- 加速髋关节屈曲和外旋，屈曲和旋转腰椎

整体功能

离心收缩

- 减缓髋关节伸展和内旋

等长收缩

- 稳定腰椎 - 骨盆 - 髋关节复合体

神经支配

- 脊神经（L2~L4）

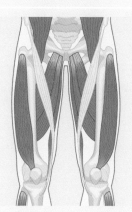

缝匠肌

起点

- 髂前上棘

止点

- 胫骨上端内侧面

独立功能

向心收缩

- 加速髋关节屈曲、外旋，加速膝关节屈曲、内旋

整体功能

离心收缩

- 减缓髋关节伸展、内旋，减缓膝关节伸展、外旋

等长收缩

- 稳定腰椎 - 骨盆 - 髋关节复合体和膝关节

神经支配

- 股神经

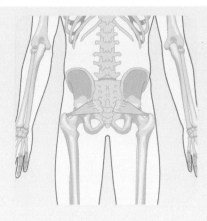

梨状肌

起点

- 骶骨前面

止点

- 股骨大转子

独立功能

向心收缩

- 加速髋关节外旋、外展和伸展

整体功能

离心收缩

- 减缓髋关节内旋、内收和屈曲

等长收缩

- 稳定髋部和骶髂关节

神经支配

- 坐骨神经

腹部肌群

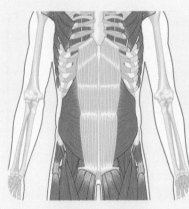

腹直肌

起点

- 耻骨联合

止点

- 第5~7肋骨

独立功能

向心收缩

- 脊柱屈曲、侧屈

整体功能

离心收缩

- 脊柱伸展、侧屈

等长收缩

- 稳定腰椎－骨盆－髋关节复合体

神经支配

- 肋间神经（T7~T12）

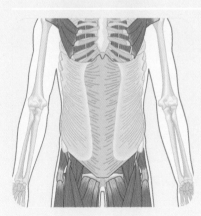

腹外斜肌

起点

- 第5~12肋骨外表面

止点

- 髂嵴前部，白线，对侧腹直肌鞘

独立功能

向心收缩

- 脊柱屈曲、侧屈和对侧旋转

整体功能

离心收缩

- 脊柱伸展、侧屈和旋转

等长收缩

- 稳定腰椎－骨盆－髋关节复合体

神经支配

- 肋间神经（T8~T12），髂腹下神经（L1），髂腹股沟神经（L1）

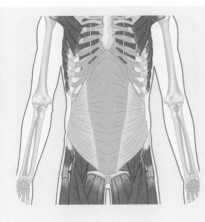

腹内斜肌

起点
- 髂嵴前三分之二处和胸腰筋膜

止点
- 第10~12肋骨，白线，对侧腹直肌鞘

独立功能

向心收缩
- 脊柱屈曲，侧屈，同侧旋转

整体功能

离心收缩
- 脊柱伸展、侧屈和旋转

等长收缩
- 稳定腰椎－骨盆－髋关节复合体

神经支配
- 肋间神经（T8~T12），髂腹下神经（L1），髂腹股沟神经（L1）

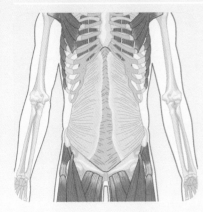

腹横肌

起点
- 第7~12肋骨，髂嵴的前三分之二处和胸腰筋膜

止点
- 白线和对侧腹直肌鞘

独立功能

向心收缩
- 增加腹内压，保护腹部内脏

整体功能

等长收缩
- 与腹内斜肌、多裂肌和深层竖脊肌协同作用来稳定腰椎－骨盆－髋关节复合体

神经支配
- 肋间神经（T7~T12），髂腹下神经（L1），髂腹股沟神经（L1）

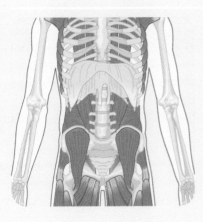

膈肌

起点
- 肋部：第6~12肋内侧软骨表面及其相邻的骨质区域。胸骨部：剑突的后侧。腰部：（1）覆盖了腰方肌和腰大肌外层表面的两个腱膜弓；（2）起于L1~L3（包含椎间盘）椎体的左右膈脚

止点
- 中心腱

独立功能

向心收缩
- 膈穹隆下降，胸腔容积扩大

整体功能

等长收缩
- 稳定腰椎－骨盆－髋关节复合体

神经支配
- 膈神经（C3~C5）

背部肌肉

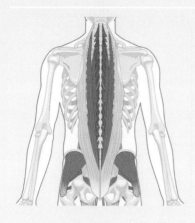

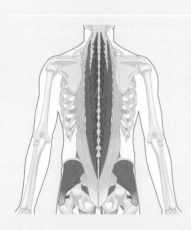

浅竖脊肌

起点

- 共同起点：骨盆的髂嵴、骶骨，T1~L5横突与棘突

髂肋肌：腰部

起点

- 共同起点

止点

- 第7~12肋骨下边界

独立功能

向心收缩

- 脊柱伸展、旋转和侧屈

整体功能

离心收缩

- 脊柱屈曲、旋转和侧屈

等长收缩

- 功能性运动中保持脊柱稳定

神经支配

- 胸神经和腰神经后支

髂肋肌：胸部

起点

- 共同起点

止点

- 第1~6肋骨上边界

独立功能

向心收缩

- 脊柱的伸展、旋转和侧屈

整体功能

离心收缩

- 脊柱的屈曲、旋转和侧屈

等长收缩

- 功能性运动中保持脊柱稳定

神经支配

- 胸神经后支

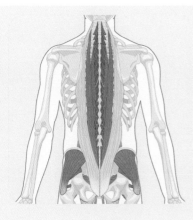

髂肋肌：颈部

起点

- 共同起点

止点

- C4~C6横突

独立功能

向心收缩

- 脊柱的伸展、旋转和侧屈

整体功能

离心收缩

- 脊柱的屈曲、旋转和侧屈

等长收缩

- 功能性运动中保持脊柱稳定

神经支配

- 胸神经后支

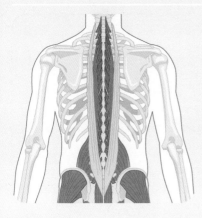

最长肌：胸部

起点

- 共同起点

止点

- T1~T12横突，第2~12肋骨

独立功能

向心收缩

- 脊柱的伸展、旋转和侧屈

整体功能

离心收缩

- 脊柱的屈曲、旋转和侧屈

等长收缩

- 功能性运动中保持脊柱稳定

神经支配

- 胸神经后支和腰神经后支

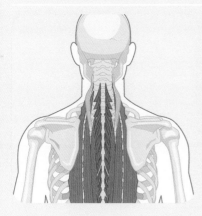

最长肌：颈部

起点

- 共同起点

止点

- C2~C6横突

独立功能

向心收缩

- 脊柱的伸展、旋转和侧屈

整体功能

离心收缩

- 脊柱的屈曲、旋转和侧屈

等长收缩

- 功能性运动中保持脊柱稳定

神经支配

- 颈神经后支

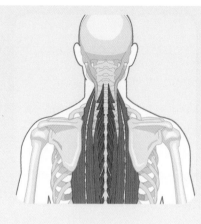

最长肌：头部

起点
- 共同起点

止点
- 颅乳突

独立功能

向心收缩
- 脊柱的伸展、旋转和侧屈

整体功能

离心收缩
- 脊柱的屈曲、旋转和侧屈

等长收缩
- 功能性运动中保持脊柱稳定

神经支配
- 颈神经后支

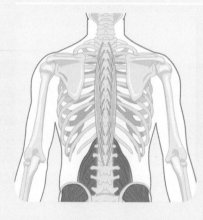

棘肌：胸部

起点
- 共同起点

止点
- T4~T7棘突

独立功能

向心收缩
- 脊柱的伸展、旋转和侧屈

整体功能

离心收缩
- 脊柱的屈曲、旋转和侧屈

等长收缩
- 功能性运动中保持脊柱稳定

神经支配
- 胸神经后支

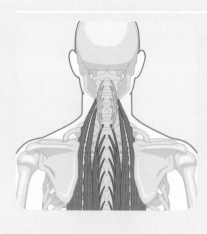

棘肌：颈部

起点
- 共同起点

止点
- C2~C3的棘突

独立功能

向心收缩
- 脊柱的伸展、旋转和侧屈

整体功能

离心收缩
- 脊柱的屈曲、旋转和侧屈

等长收缩
- 功能性运动中保持脊柱稳定

神经支配
- 颈神经后支

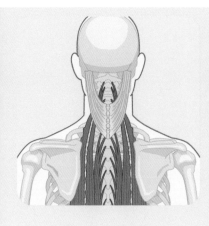

棘肌：头部

起点
- 共同起点

止点
- 头颅枕骨上项线和下项线之间

独立功能

向心收缩
- 脊柱的伸展、旋转和侧屈

整体功能

离心收缩
- 脊柱的屈曲、旋转和侧屈

等长收缩
- 功能性动作中保持脊柱稳定

神经支配
- 颈神经后支

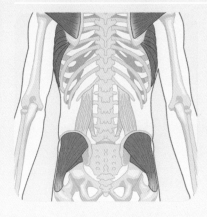

腰方肌

起点
- 骨盆的髂嵴

止点
- 第 12 肋骨和 L1~L4 的横突

独立功能

向心收缩
- 脊柱侧屈

整体功能

离心收缩
- 减缓脊柱向对侧屈曲

等长收缩
- 稳定腰椎 - 骨盆 - 髋关节复合体

神经支配
- 脊神经（T12~L3）

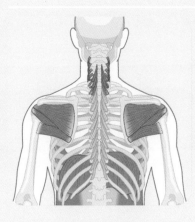

横突棘肌：胸部

起点
- T7~T12 的横突

止点
- C6~T4 的棘突

独立功能

向心收缩
- 产生脊柱伸展和侧屈；头部后仰和向对侧旋转

整体功能

离心收缩
- 减缓脊柱侧屈以及头部前屈和向对侧旋转

等长收缩
- 稳定脊柱

神经支配
- C1~T6 的脊神经后支

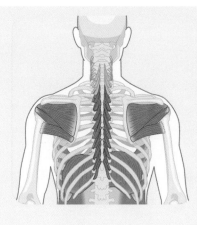

横突棘肌：颈部

起点
- C4~T6的横突

止点
- C2~C5的棘突

独立功能

向心收缩
- 提供脊柱伸展和侧屈；头部后仰和对侧旋转

整体功能

离心收缩
- 减慢脊柱侧屈以及头部前屈和向对侧旋转

等长收缩
- 稳定脊柱

神经支配
- C1~T6的脊神经后支

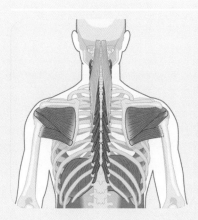

横突棘肌：头部

起点
- T6~C7的横突
- C4~C6的关节突

止点
- 头颅枕骨的项线

独立功能

向心收缩
- 产生脊柱伸展和侧屈；头部后仰和向对侧旋转

整体功能

离心收缩
- 减缓脊柱侧屈以及头部前屈和向对侧旋转

等长收缩
- 稳定脊柱

神经支配
- C1~T6的脊神经后支

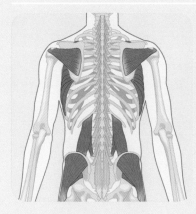

多裂肌

起点
- 骶骨的后面，腰椎、胸椎和颈椎的骨性突起

止点
- 起点处上方1~4个节段的棘突上

独立功能

向心收缩
- 脊柱伸展和向对侧旋转

整体功能

离心收缩
- 脊柱的屈曲和旋转

等长收缩
- 稳定脊柱

神经支配
- 相应的脊神经

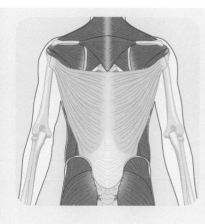

背阔肌

起点

- T7~T12的棘突，骨盆的髂嵴，胸腰筋膜，第9~12肋骨

止点

- 肩胛下角；肱骨结节间沟

独立功能

向心收缩

- 肩关节伸展、内收和内旋

整体功能

离心收缩

- 肩关节屈曲、外展和外旋

等长收缩

- 稳定腰椎－骨盆－髋关节复合体以及肩部

神经支配

- 胸背神经（C6~C8）

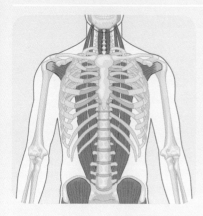

前锯肌

起点

- 第1~9肋骨

止点

- 肩胛骨内侧缘

独立功能

向心收缩

- 肩胛骨前伸

整体功能

离心收缩

- 肩胛骨后缩

等长收缩

- 稳定肩胛骨

神经支配

- 胸长神经（C5~C7）

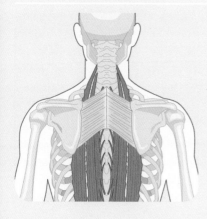

菱形肌

起点

- C6~T4的棘突

止点

- 肩胛骨内侧缘

独立功能

向心收缩

- 肩胛骨后缩和下回旋

整体功能

离心收缩

- 肩胛骨前伸和上回旋

等长收缩

- 稳定肩胛骨

神经支配

- 肩胛背神经（C4~C5）

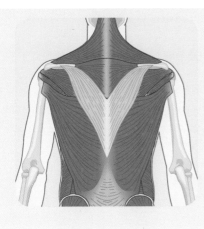

斜方肌下束

起点
- T6~T12的棘突

止点
- 肩胛冈

独立功能

向心收缩
- 肩胛骨下降

整体功能

离心收缩
- 肩胛骨上提

等长收缩
- 稳定肩胛骨

神经支配
- 颅神经XI，腹神经（C2~C4）

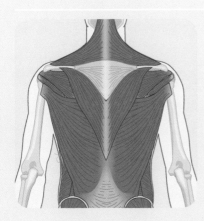

斜方肌中束

起点
- T1~T5棘突

止点
- 肩胛骨的肩峰；肩胛冈上方

独立功能

向心收缩
- 肩胛骨后缩

整体功能

离心收缩
- 肩胛骨前伸和上提

等长收缩
- 稳定肩胛骨

神经支配
- 颅神经XI，腹神经（C2~C4）

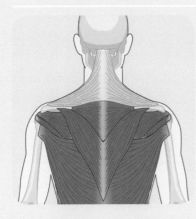

斜方肌上束

起点
- 枕外隆突；C7的棘突

止点
- 锁骨外侧三分之一处；肩胛骨的肩峰

独立功能

向心收缩
- 颈椎伸展、侧屈和旋转；肩胛骨上提

整体功能

离心收缩
- 颈椎屈曲、侧屈和旋转；肩胛骨下降

等长收缩
- 稳定颈椎和肩胛骨；在肩胛骨外展和上回旋动作中稳定肩胛骨内侧缘，为原动肌提供稳定的基础

神经支配
- 颅神经XI，腹神经（C2~C4）

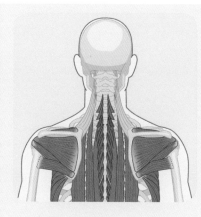

肩胛提肌

起点
- C1~C4的横突

止点
- 肩胛上角

独立功能

向心收缩
- 肩胛骨固定时，颈椎伸展、侧屈和向同侧旋转；颈椎固定时，辅助肩胛骨上提和下回旋

整体功能

离心收缩
- 肩胛骨固定时，颈椎屈曲、侧屈和对侧旋转；颈椎固定时，肩胛骨下降和上回旋

等长收缩
- 稳定颈椎和肩胛骨

神经支配
- 肩胛背神经的腹支（C3~C4）

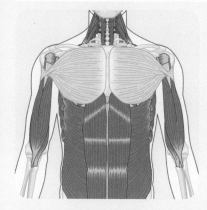

胸大肌

起点
- 锁骨的前表面，胸骨的前表面，第1~6肋软骨

止点
- 肱骨的大结节

独立功能

向心收缩
- 肩关节屈曲（锁骨纤维）、水平内收和内旋

整体功能

离心收缩
- 肩关节伸展、水平外展和外旋

等长收缩
- 稳定肩胛带

神经支配
- 胸内侧和胸外侧神经（C5~C7）

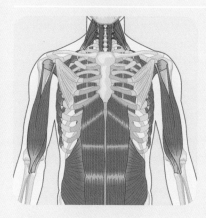

胸小肌

起点
- 第3~5肋骨

止点
- 肩胛骨的喙突

独立功能

向心收缩
- 肩胛骨前伸

整体功能

离心收缩
- 肩胛骨后缩

等长收缩
- 稳定肩胛带

神经支配
- 胸内侧神经（C6~T1）

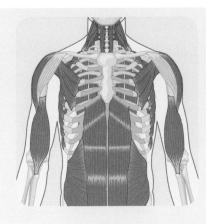

三角肌前束

起点
- 锁骨的外侧三分之一处

止点
- 肱骨三角肌粗隆

独立功能

向心收缩
- 肩关节屈曲和内旋

整体功能

离心收缩
- 肩关节伸展和外旋

等长收缩
- 稳定肩胛带

神经支配
- 腋神经（C5~C6）

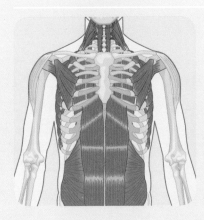

三角肌中束

起点
- 肩胛骨的肩峰

止点
- 肱骨三角肌粗隆

独立功能

向心收缩
- 肩关节外展

整体功能

离心收缩
- 肩关节内收

等长收缩
- 稳定肩胛带

神经支配
- 腋神经（C5~C6）

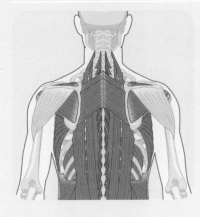

三角肌后束

起点
- 肩胛冈

止点
- 肱骨三角肌粗隆

独立功能

向心收缩
- 肩关节伸展和外旋

整体功能

离心收缩
- 肩关节屈曲和内旋

等长收缩
- 稳定肩胛带

神经支配
- 腋神经（C5~C6）

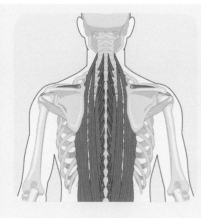

小圆肌

起点
- 肩胛骨的外侧缘

止点
- 肱骨大结节

独立功能

向心收缩
- 肩关节外旋

整体功能

离心收缩
- 肩关节内旋

等长收缩
- 稳定肩胛带

神经支配
- 腋神经（C5~C6）

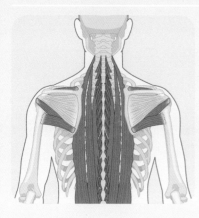

冈下肌

起点
- 肩胛骨的冈下窝

止点
- 肱骨大结节的中部

独立功能

向心收缩
- 肩关节外旋

整体功能

离心收缩
- 肩关节内旋

等长收缩
- 稳定肩胛带

神经支配
- 肩胛上神经（C5~C6）

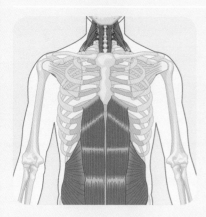

肩胛下肌

起点
- 肩胛骨的肩胛下窝

止点
- 肱骨小结节

独立功能

向心收缩
- 肩关节内旋

整体功能

离心收缩
- 肩关节外旋

等长收缩
- 稳定肩胛带

神经支配
- 肩胛下神经的上支和下支（C5~C6）

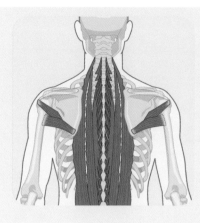

冈上肌

起点
- 肩胛骨的冈上窝

止点
- 肱骨大结节的上部

独立功能

向心收缩
- 肩关节外展

整体功能

离心收缩
- 肩关节内收

等长收缩
- 稳定肩胛带

神经支配
- 肩胛上神经（C5~C6）

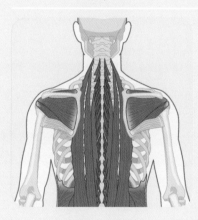

大圆肌

起点
- 肩胛骨的肩胛下角

止点
- 肱骨小结节

独立功能

向心收缩
- 肩关节内旋、内收和伸展

整体功能

离心收缩
- 肩关节外旋、外展和屈曲

等长收缩
- 稳定肩胛带

神经支配
- 肩胛下神经下支（C5~C6）

手臂肌肉

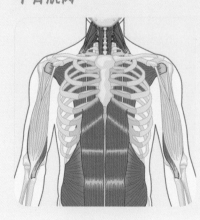

肱二头肌

起点
- 短头：喙突；长头：肩胛骨盂上结节

止点
- 桡骨粗隆

独立功能

向心收缩
- 肘关节屈曲，桡尺关节旋后，肩关节屈曲

整体功能

离心收缩
- 肘关节伸展，桡尺关节旋前，肩关节伸展

等长收缩
- 稳定肘关节和肩胛带

神经支配
- 肌皮神经

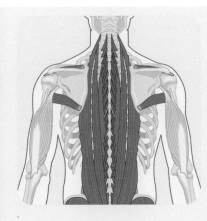

肱三头肌
起点
- 长头：肩胛骨的盂下结节；外侧头：桡神经沟外上方；内侧头：桡神经沟内下方

止点
- 尺骨鹰嘴

独立功能

向心收缩
- 肘关节伸展，肩关节伸展

整体功能

离心收缩
- 肘关节屈曲，肩关节屈曲

等长收缩
- 稳定肘关节和肩胛带

神经支配
- 桡神经

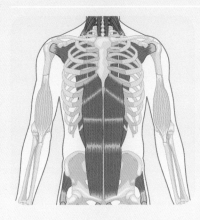

肱肌
起点
- 肱骨

止点
- 尺骨冠突

独立功能

向心收缩
- 肘关节屈曲

整体功能

离心收缩
- 肘关节伸展

等长收缩
- 稳定肘关节

神经支配
- 肌皮神经，桡神经

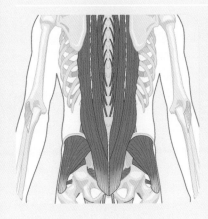

肘肌
起点
- 肱骨外上髁

止点
- 尺骨鹰嘴和尺骨后面

独立功能

向心收缩
- 肘关节伸展

整体功能

离心收缩
- 肘关节屈曲

等长收缩
- 稳定肘关节

神经支配
- 桡神经

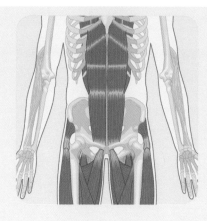

肱桡肌

起点

- 肱骨外上髁

止点

- 桡骨茎突

独立功能

向心收缩

- 肘关节屈曲

整体功能

离心收缩

- 肘关节伸展

等长收缩

- 稳定肘关节

神经支配

- 桡神经

旋前方肌

起点

- 尺骨远端

止点

- 桡骨远端

独立功能

向心收缩

- 前臂旋前

整体功能

离心收缩

- 前臂旋后

等长收缩

- 稳定桡尺远侧关节

神经支配

- 骨间前神经

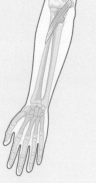
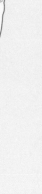

旋前圆肌

起点

- 肱骨内上髁，尺骨冠突

止点

- 桡骨

独立功能

向心收缩

- 前臂旋前

整体功能

离心收缩

- 前臂旋后

等长收缩

- 稳定桡尺近侧关节和肘关节

神经支配

- 正中神经

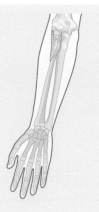

旋后肌

起点
- 肱骨外上髁

止点
- 桡骨

独立功能

向心收缩
- 前臂旋后

整体功能

离心收缩
- 前臂旋前

等长收缩
- 稳定桡尺近侧关节和肘关节

神经支配
- 桡神经

颈部肌肉

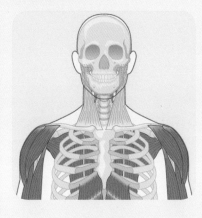

胸锁乳突肌

起点
- 胸骨头：胸骨柄顶部；锁骨头：锁骨的内侧三分之一处

止点
- 颞骨乳突以及枕骨上项线外侧

独立功能

向心收缩
- 颈部屈曲、旋转和侧屈

整体功能

离心收缩
- 颈椎伸展、旋转和侧屈

等长收缩
- 稳定颈椎和肩锁关节

神经支配
- 颅神经 XI

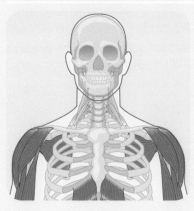

斜角肌

起点
- C3~C7的横突

止点
- 第1~2肋骨

独立功能

向心收缩
- 颈椎屈曲、旋转和侧屈；协助提肋吸气

整体功能

离心收缩
- 颈椎伸展、旋转和侧屈

等长收缩
- 稳定颈椎

神经支配
- 颈神经前支（C3~C7）

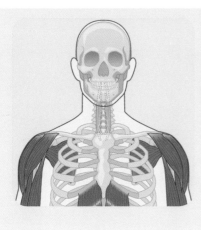

颈长肌

起点

- T1~T3前部

止点

- C1的前侧和外侧

独立功能

向心收缩

- 颈椎屈曲、侧屈和向同侧旋转

整体功能

离心收缩

- 颈椎伸展、侧屈和向对侧旋转

等长收缩

- 稳定颈椎

神经支配

- 前支（C2~C8）

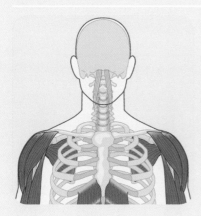

头长肌

起点

- C3~C6的横突

止点

- 枕骨底部

独立功能

向心收缩

- 颈椎屈曲和侧屈

整体功能

离心收缩

- 颈椎伸展

等长收缩

- 稳定颈椎

神经支配

- 前支（C1~C3）

只有全面理解功能解剖学，才能让纠正性训练项目更有针对性。如果对人体动作系统在三个平面中协同工作的理解不全面，就不能很好地理解功能性运动表现，而且可能出现肌肉不平衡和损伤。

动作行为（Motor Behavior）

本章中的功能解剖学和生物力学部分向我们说明了人体动作系统的各个部分是如何在所有三个运动平面中协同工作并整合功能单元的。而这一工作过程的具体体现就是动作行为。

动作行为是指人体动作系统对于内外界环境刺激的反应。研究动作行为能够帮助我们探究神经、骨骼和肌肉系统是如何运用内外环境中的感觉信息来互相影响，进而产生熟练的动作的。

动作行为是对动作控制、动作学习和动作发展的综合研究[13, 53]（图2.22）。动作控制是对姿势和动作的研究，以及对中枢神经系统结合先前的经验来同化和整合感觉信息时所运用的结构和机制的研究[45-46]。动作控制与中枢神经系统参与动作行为来产生动作的结构有关[46]。动作学习是指结合实践和经验来产生熟练动作的过程，但对于同一个人来说，这个变化的过程是相对永久的[21]。最后，动作发展是指一个人一生中动作行为的变化[54]。接下来我们将对动作控制和动作学习做一个简单的讨论。

动作控制

为了让动作有组织且高效，人体动作系统必须能够对它的各个部分进行精确的控制。各个部分的控制都整合了神经、骨骼和肌肉系统的功能，从而产生适宜的运动反应。这个过程（以及这些动作的学习）叫作动作控制，它是由中枢神经系统结合先前的经验，整合内外感觉信息从而产生熟练的运动反应的一种结构和机制。基本上，动作控制与参与动作行为的神经结构以及它们如何产生动作有关[13, 23-24, 46]。

在动作控制和动作学习中，最重要的概念之一就是中枢神经系统如何将它所接收到的信息进行整合，从而产生、修正、控制和记住一个动作模式。

最佳的学习顺序是从感觉信息开始，之后是本体感觉、肌肉协同和感觉运动的整合。

感觉信息

感觉信息是指中枢神经系统从感受器接收到的数据，据此决定诸如身体的空间位置、肢体方向，以及环境、温度和质地等信息[45-46]。这些信息让中枢神经系统能够监控内外界环境，从而通过调整来修正动作行为，这些调整可以简单到一些反射，亦可复杂到动作模式。

动作行为 人体动作系统对内外界环境刺激的反应。

动作控制 是对姿势和动作的研究，以及对中枢神经系统结合先前的经验来同化和整合感觉信息时所运用的结构和机制的研究。

动作学习 指结合实践和经验来产生熟练动作的过程，但对于同一个人来说，这个变化的过程是相对永久的。

动作发展 指一个人一生中动作行为的变化。

感觉信息 中枢神经系统从感受器接收到的数据，据此决定诸如身体的空间位置、肢体方向，以及环境、温度和质地等信息。

图2.22

动作行为的组成

保护机体免受伤害是感觉信息的基本功能。它还能在掌握和修正新技能的过程中通过感觉和知觉为一些动作提供反馈。感觉是指感受器接收感觉信息，然后将其传导至脊髓，产生一些反射性的动作行为或传导至更高级的皮质区域进行处理，或者二者皆有[45-46]。知觉是指结合过去的经验或记忆对感觉信息的整合[55]。

身体主要通过三种途径使用感觉信息。

◆ 感觉信息能够提供运动前、运动中和运动后关于身体本身以及身体相对于环境的空间方位信息。

◆ 它能够帮助计划和控制动作。发生在脊髓水平，通过反射的形式表现出来；发生在小脑，则能够将实际的表现与计划的动作进行对比。

◆ 感觉信息能促进新技能的学习和已有但功能紊乱的动作模式的再学习[45-46]。

感觉 是指感受器接收感觉信息，然后将其传导至脊髓，产生一些反射性的动作行为或传导至更高级的小脑区域继而进一步发展的过程，或者二者皆有。

知觉 是指结合过去的经验或记忆对感觉信息的整合。

本体感觉

本体感觉是感觉（传入）信息中的一种形式，它通过机械感受器（皮肤、肌肉、肌腱、关节中的感受器）来提供关于静态和动态姿势、动作和有关肌肉力量和肌肉运动的感觉信息[45]。莱帕特（Lephart）[53]将本体感觉定义为从感觉传入信息到中枢神经系统的累积性神经信号输入。本体感觉信息很重要，它保证了最佳的动作行为选择和最佳的神经肌肉效率[21, 56]。这种形式的传入信息被分发到中枢神经系统内不同级别的动作控制系统，从而监测和控制动作[53]。

本体感觉 从感觉传入信息到中枢神经系统的累积性神经信号输入。

本体感觉在损伤后会发生改变[57-59]。由于关节内和关节周围有许多感受器，任何关节损伤都有可能在损伤后一段时间内损害本体感觉的组成部分。80%的人都受到过下腰背痛，每年有8万到10万多例的前交叉韧带（ACL）损伤及超过200万例的踝扭伤，由此可知，个体遭受损伤后，其本体感觉可能发生改变。骨关节损伤后的全面康复项目里通常包含本体感觉训练的内容。人体的许多动作需要整体的肌肉系统参与，因此需要加强核心训练和平衡训练来提高个人的本体感觉能力，改善姿势控制，降低软组织负荷[51, 60-61]。

肌肉协同

学习动作控制，最重要的概念之一是中枢神经系统以成组或者协同作用的方式来募集肌肉[1, 21, 26]。让肌肉以功能单位的形式参与运动，简化了运动产生的过程[1, 5]。通过对恰当的动作模式和技术进行实践，这些肌肉协同可变得更加的流畅和自动化（表2.4）。

知识延伸

在不稳定但可控的环境中训练的基本原理

将身体置于一个有多重感觉信息输入的环境（一个不稳定但是可控的环境）中，大脑能够去学习如何控制骨骼肌肉系统，使其在正确的时间产生正确的力。如果大脑的结构从未受到过挑战，那么它们将不会去适应和提高其功能能力。

表2.4	肌肉协同
	卧推
原动肌	胸大肌
协同肌	三角肌前束 肱三头肌
稳定肌	肩袖 肱二头肌
	深蹲
原动肌	股四头肌 臀大肌
协同肌	腘绳肌 大收肌 比目鱼肌/腓肠肌 胫骨后肌
稳定肌	下肢肌肉 • 蹈长屈肌 • 胫骨后肌 • 胫骨前肌 • 比目鱼肌 • 腓肠肌 腰椎－骨盆－髋关节复合体 • 长收肌 • 短收肌 • 腹横肌 • 臀中肌 肩胛骨稳定肌 • 斜方肌 • 菱形肌 颈部稳定肌

感觉运动系统的整合

感觉运动系统的整合 是中枢神经系统收集和解读感觉信息来输出适宜运动反应的能力。

感觉运动系统的整合是中枢神经系统收集和解读感觉信息来输出适宜运动反应的能力[23-24, 46, 52, 62]。感觉运动整合的有效性与传入的感觉信息的质量是一致的[21, 63]。当一个人以不正确的姿势训练时，会将不正确的感觉信息传递给中枢神经系统，从而导致动作的代偿和潜在的损伤。例如，当一个人做下蹲动作时总是下背部反弓、股骨内收，那么这将改变肌肉的长度－张力关系、力偶关系和关节运动，最终导致背部、膝关节和腘绳肌的问题[51, 64-68]。

动作学习

动作学习是对实践和经验中的动作控制过程的整合，但是对于同一个人来说，这个变化的过程是相对永久的[21, 46]。基本上，关于动作学习的研究着眼于动作是如何习得和保持以供未来使用的。恰当的实践和经验可以让个体永久地具备表现出高效的熟练动作的能力。因此，反馈对于确保这些熟练技能的最优发展则尤为重要。

反馈

反馈 利用感官信息和感觉运动系统整合，帮助人体动作系统在动作模式上发展永久性的神经表征，从而提高运动效率。

反馈是指利用感官信息和感觉运动系统整合，帮助人体在动作模式上发展永久性的神经表征，从而提高运动效率。它通过内部（或感觉）反馈和外部（或增强式）反馈来实现[13, 46, 62]。

内部（或感觉）反馈 机体通过长度－张力关系、力偶关系和关节运动等利用感觉信息来监测动作和环境的过程。

内部（或感觉）反馈是机体通过长度－张力关系、力偶关系和关节运动等利用感觉信息来监测动作和环境的过程。内部反馈指导人体动作系统表现出适宜的力量、速度和动作模式的幅度。适宜的动作确保输入的内部（感觉）反馈是正确的信息，从而建立最佳的感觉运动系统整合[21]。

外部（或增强式）反馈 诸如健康与健身专业人员、录像带、心率监测等外部资源提供的信息。

外部（或增强式）反馈是指诸如健康与健身专业人员、录像带、心率监测等外部资源提供的信息。这些信息是用来补充内部反馈的[46, 62]。外部反馈能够提供另一种信息资源，让个人可将取得的动作模式的结果（"好"或"坏"）与自身内部的感觉联系起来。

结果反馈 在动作结束后使个体知道他们表现的结果。

外界反馈中的两种主要形式是结果反馈和表现反馈[21]。结果反馈是指在动作结束后使个体知道他们表现的结果。这可以来自健康与健身专业人员、客户或者一些技术手段。健康与健身专业人员可以告诉客户他们的下蹲动作表现如何，并且询问客户是否"感觉"和"看到"了他们的动作形式。可以用多种形式的反馈让客户知道结果，使他们增长自我意识和加深印象。这可以在每次重复后或几次重复后，或者在一组训练结束后即刻进行。随着客户对于动作技术越来越熟悉，来自健康和健身

表现反馈 能够对动作的质量提供反馈。

专业人员的结果反馈应该越来越少，这样才能够提高神经肌肉的效率[62]。

表现反馈是指能够对动作的质量提供反馈。例如，在下蹲动作中，客户表现为脚外旋或股骨过度内收，这时可以询问客户在这几次下蹲动作中是否感觉或看见不同之处。或者，为了让客户在跳跃着地时缓冲一下（着地时膝关节不要过伸，使前交叉韧带处于危险位置），让他们听一下着地时的撞击声音，尽量使着地声音轻一些，这样能够教会客户着地时如何缓冲。这些例子能够教会客户将自己的感觉过程参与到运动过程中。随着客户对于训练越来越精通，这些反馈的提供频率也应该下降[62]。

外部反馈能够识别表现错误。这种反馈也是激发动机的重要因素之一。此外，外部反馈能够给予客户补充性的感觉信息，帮助他们对目标动作有更好的意识[21]。但必须要强调的是，客户不能太依赖于外部反馈，特别是来自健康与健身专业人员的反馈，因为这可能分散客户对于内部感觉输入的反应[21, 46]。这可能改变感觉运动系统的整合并影响客户的动作学习，最终影响新学动作和熟练动作的表现。

小结

人体动作系统必须相互依存地工作来从内部和外部环境中收集信息，从而创造、学习和打磨动作（或动作行为），并且通过本体感觉、感觉运动的整合和肌肉的协同来创造有效的动作（动作控制），然后，通过重复练习和内外部反馈的联合来重现这些有效的动作（动作学习）。

参考文献

[1] Newmann D. *Kinesiology of the Musculoskeletal System; Foun-dations for Physical Rehabilitation*. St. Louis, MO: Mosby; 2002.

[2] Sahrmann S. *Diagnosis and Treatment of Movement Impairment Syndromes*. St. Louis, MO: Mosby; 2002.

[3] Panjabi MM. The stabilizing system of the spine. Part I. Function, dysfunction, adaptation, and enhancement. *J Spinal Disord*. 1992; 5: 383–389; discussion 397.

[4] Hamill J, Knutzen KM. *Biomechanical Basis of Human Movement*. 2nd ed. Philadelphia, PA: Lippincott Williams & Wilkins, 2003.

[5] Levangle PK, Norkin CC. *Joint Structure and Function: A Comprehensive Analysis*. 3rd ed. Philadelphia, PA: FA Davis Company; 2001.

[6] Watkins J. *Structure and Function of the Musculoskeletal System*. Champaign, IL: Human Kinetics; 1999.

[7] Nordin M, Frankel VH. *Basic Biomechanics of the Musculoskeletal System*. 3rd ed. Philadelphia, PA: Lippincott Williams & Wilkins; 2001.

[8] Kendall FP, McCreary EK, Provance PG. *Muscles Testing and Function with Posture and Pain*. 5th ed. Baltimore, MD: Lippincott Williams & Wilkins; 2005.

[9] Luttgens K, Hamilton N. *Kinesiology: Scientific Basis of Human Motion*. 9th ed. Dubuque, IA: Brown & Benchmark Publishers; 1997.

[10] Powers CM. The influence of altered lower–extremity kinematics on patellofemoral joint dysfunction: a theore-tical perspective. *J Orthop Sports Phys Ther*. 2003; 33: 639–646.

[11] Inman VT, Ralston HJ, Todd F. *Human Walking*. Baltimore, MD: Williams & Wilkins; 1981.

[12] Innes KA. The Effect of Gait on Extremity Evaluation. In: Hammer WI, ed. *Functional Soft Tissue Examination and Treatment by Manual Methods*. 2nd ed. Gaithersburg,

MD: Aspen Publishers; 1999: 357–368.

[13] Schmidt RA, Lee TD. *Motor Control and Learning: A Behavioral Emphasis*. 3rd ed. Champaign, IL: Human Kinetics; 1999.

[14] Basmajian J. *Muscles Alive: Their Functions Revealed by EMG*. 5th ed. Baltimore, MD: Williams & Wilkins; 1985.

[15] Clark MA. *Integrated Core Stabilization Training*. Thousand Oaks, CA: National Academy of Sports Medicine; 2000.

[16] Aidley, DJ. *Physiology of Excitable Cells*. Cambridge, UK: Cambridge University Press; 1971.

[17] Powers SK. *Exercise Physiology: Theory and Application to Fitness and Performance*. 5th ed. Dubuque, IA: McGraw–Hill; 2004.

[18] Vander A, Sherman J, Luciano D. *Human Physiology: The Mechanisms of Body Function*. 8th ed. New York, NY: McGraw–Hill; 2001.

[19] McArdle WD, Katch FI, Katch VL. *Exercise Physiology: Energy, Nutrition and Human Performance*. Philadelphia, PA: Lippincott Williams & Wilkins; 2007.

[20] McClay I, Manal K. Three–dimensional kinetic analysis of running: significance of secondary planes of motion. *Med Sci Sports Exerc*. 1999; 31: 1629–1637.

[21] Schmidt RA, Wrisberg CA. *Motor Learning and Performance*. 2nd ed. Champaign, IL: Human Kinetics; 2000.

[22] Nyland J, Smith S, Beickman K, Armsey T, Caborn DN. Frontal plane knee angle affects dynamic postural control strategy during unilateral stance. *Med Sci Sports Exerc*. 2002; 34: 1150–1157.

[23] Coker CA. *Motor Learning and Control for Practitioners*. Boston, MA: McGraw–Hill; 2004.

[24] Magill RA. *Motor Learning and Control: Concepts and Applications*. Boston, MA: McGraw–Hill; 2007.

[25] Grigg P. Peripheral neural mechanisms in proprioception. *J Sport Rehab*. 1994; 3: 2–17.

[26] Edgerton VR, Wolf SL, Levendowski DJ, Roy RR. Theoretical basis for patterning EMG amplitudes to assess muscle dysfunction. *Med Sci Sports Exerc*. 1996; 28: 744–751.

[27] Lieber RL. *Skeletal Muscle Structure and Function: Implications for Rehabilitation*. Baltimore, MD: Lippincott Williams & Wilkins; 2002.

[28] Bergmark A. Stability of the lumbar spine. A study in mechanical engineering. *Acta Ortho Scand*. 1989; 230 (Suppl): 20–24.

[29] Mooney V. Sacroiliac Joint Dysfunction. In: Vleeming A, Mooney V, Dorman T, Snijders C, Stoeckart R, eds. *Movement, Stability and Low Back Pain*. London, UK: Churchill Living–stone; 1997: 37–52.

[30] Crisco JJ, Panjabi MM. The intersegmental and multi–segmental muscles of the spine: a biomechanical model comparing lateral stabilizing potential. *Spine*. 1991; 7: 793–799.

[31] Richardson C, Jull G, Hodges P, Hides J. *Therapeutic Exercise for Spinal Segmental Stabilization in Low Back Pain*. London, UK: Churchill Livingstone; 1999.

[32] Culham LC, Peat M. Functional anatomy of the shoulder complex. *J Ortho Sports Phys Ther*. 1993; 18: 342–350.

[33] Wilk KE, Reinold MM, Dugas JR, Arrigo CA, Moser MW, Andrews JR. Current concepts in the recognition and treatment of superior labral (SLAP) lesions. *J Orthop Sports Phys Ther*. 2005; 35: 273–291.

[34] Millett PJ, Wilcox RB 3rd, O'Holleran JD, Warner JJ. Rehabilitation of the rotator cuff: an evaluation–based approach. *J Am Acad Orthop Surg*. 2006; 14: 599–609.

[35] Kibler WB, Chandler TJ, Shapiro R, Conuel M. Muscle activation in coupled scapulohumeral motions in the high performance tennis serve. *Br J Sports Med*. 2007; 41: 745–749.

[36] Gottschalk F, Kourosh S, Leveau B. The functional anatomy of tensor fascia latae and gluteus medius and minimus. *J Anat*. 1989; 166: 179–189.

[37] Anderson FC, Pandy MG. Individual muscle contri–butions to support in normal walking. *Gait Posture*. 2003; 17: 159–169.

[38] Hossain M, Nokes LD. A model of dynamic sacroiliac joint instability from malrecruitment of gluteus maximus and biceps femoris muscles resulting in low back pain. *Med Hypotheses*. 2005; 65: 278–281.

[39] Liu MQ, Anderson FC, Pandy MG, Delp SL. Muscles that support the body also modulate forward progression during walking. *J Biomech*. 2006; 39: 2623–2630.

[40] Lieb FJ, Perry J. Quadriceps function. *J Bone Joint Surg*. 1971; 50A: 1535–1548.

[41] Toumi H, Poumarat G, Benjamin M, Best T, F'Guyer S, Fairclough J. New insights into the function of the vastus medialis with clinical implications. *Med Sci Sports Exerc*. 2007; 39: 1153–1159.

[42] Lee D. Instability of the Sacroiliac Joint and the Conse–quences for Gait. In: Vleeming A, Mooney V, Dorman T, Snijders C, Stoeckart R, eds. *Movement, Stability and Low Back Pain*. London, UK: Churchill Livingstone; 1997: 231–234.

[43] Gracovetsky SA. Linking the Spinal Engine With the Legs: A Theory of Human Gait. In: Vleeming A, Mooney V, Dorman T, Snijders C, Stoeckart R, eds. *Movement, Stability and Low Back Pain*. London, UK: Churchill Livingstone; 1997: 243–252.

[44] Vleeming A, Snijders CJ, Stoeckart R, Mens JMA. The Role of the Sacroiliac Joints in Coupling Between Spine, Pelvis, Legs and Arms. In: Vleeming A, Mooney V, Dorman T, Snijders C, Stoeckart R, eds. *Movement, Stability and Low Back Pain*. London, UK: Churchill Livingstone; 1997: 53–72.

[45] Newton RA. Neural Systems Underlying Motor Control. In: Montgomery PC, Connoly BH, eds. *Motor Control and Physical Therapy: Theoretical Framework and Practical Applications*. Hixson, TN: Chattanooga Group; 1991.

[46] Rose DJ. A *Multi-level Approach to the Study of Motor Control and Learning*. Needham Heights, MA: Allyn & Bacon; 1997.

[47] Porterfield JA, DeRosa C. *Mechanical Low Back Pain*.

Philadelphia, PA: WB Saunders; 1991.

[48] Snijders CJ, Vleeming A, Stoeckart R, Mens JMA, Kleinrensink GJ. Biomechanics of the Interface Between Spine and Pelvis in Different Postures. In: Vleeming A, Mooney V, Dorman T, Snijders C, Stoeckart R, eds. *Movement, Stability and Low Back Pain*. London, UK: Churchill Livingstone; 1997: 103–114.

[49] Fredericson M, Cookingham CL, Chaudhari AM, Dowdell BC, Oestreicher N, Sahrmann SA. Hip abductor weakness in distance runners with iliotibial band syndrome. *Clin J Sport Med*. 2000; 10: 169–175.

[50] Ireland ML, Wilson JD, Ballantyne BT, Davis IM. Hip strength in females with and without patellofemoral pain. *J Orthop Sports Phys Ther*. 2003; 33: 671–676.

[51] Hewett TE, Lindenfeld TN, Riccobene JV, Noyes FR. The effect of neuromuscular training on the incidence of knee injury in female athletes. A prospective study. *Am J Sports Med*. 1999; 27: 699–706.

[52] Seeley RR, Stephans TD, Tate P. *Anatomy and Physiology*. 6th ed. Boston, MA: McGraw-Hill; 2003.

[53] Lephart SM, Fu FH. *Proprioception and Neuromuscular Control in Joint Stability*. Champaign, IL: Human Kinetics; 2000.

[54] Gabbard C. *Lifelong Motor Development*. San Francisco, CA: Pearson Benjamin Cummings; 2008.

[55] Sage GH. *Introduction to Motor Behavior: A Neuropsychological Approach*. 3rd ed. Dubuque, IA: WC Brown; 1984.

[56] Ghez C. The Control of Movement. In: Kandel E, Schwartz J, Jessel T, eds. *Principles of Neuroscience*. New York, NY: Elsevier Science; 1991: 653–673.

[57] Brown CN, Mynark R. Balance deficits in recreational athletes with chronic ankle instability. *J Athl Train*. 2007; 42: 367–373.

[58] Solomonow M, Barratta R, Zhou BH. The synergistic action of the anterior cruciate ligament and thigh muscles in maintaining joint stability. *Am J Sports Med*. 1987; 15: 207–213.

[59] Uremović M, Cvijetić S, Pasić MB, Serić V, Vidrih B, Demarin V. Impairment of proprioception after whiplash injury. *Coll Antropol*. 2007; 31: 823–827.

[60] Paterno MV, Myer GD, Ford KR, Hewett TE. Neuromuscular training improves singlelimb stability in young female athletes. *J Orthop Sports Phys Ther*. 2004; 34: 305–316.

[61] ChmielewskiTL, HurdWJ, RudolphKS, AxeMJ, Snyder-Mackler L. Perturbation training improves knee kinematics and reduces muscle cocontraction after complete unilateral anterior cruciate ligament rupture. *Phys Ther*. 2005; 85: 740–749.

[62] Swinnen SP. Information Feedback for Motor Skill Learning: A Review. In: Zelaznik HN, ed. *Advances in Motor Learning and Control*. Champaign, IL: Human Kinetics; 1996: 37–43.

[63] Biedert RM. Contribution of the Three Levels of Nervous System Motor Control: Spinal Cord, Lower Brain, Cerebral Cortex. In: Lephart SM, Fu FH, eds. *Proprioception and Neuromuscular Control in Joint Stability*. Champaign, IL: Human Kinetics; 2000: 23–30.

[64] Ford KR, Myer GD, Hewett TE. Valgus knee motion during landing in high school female and male basketball players. *Med Sci Sports Exerc*. 2003; 35: 1745–1750.

[65] Nadler SF, Malanga GA, Bartoli LA, Feinberg JH, Prybicien M, Deprince M. Hip muscle imbalance and low back pain in athletes: influence of core strengthening. *Med Sci Sports Exerc*. 2002; 34: 9–16.

[66] Nadler SF, Malanga GA, Feinberg JH, Rubanni M, Moley P, Foye P. Functional performance deficits in athletes with previous lower extremity injury. *Clin J Sport Med*. 2002; 12: 73–78.

[67] Bullock-Saxton JE. Local sensation changes and altered hip muscle function following severe ankle sprain. *Phys Ther*. 1994; 74: 17–28.

[68] Knapik JJ, Bauman CL, Jones BH, Harris JM, Vaughan L. Preseason strength and flexibility imbalances associated with athletic injuries in female collegiate athletes. *Am J Sports Med*. 1991; 19: 76–81.

第3章

理解人体动作损伤的循证方法

完成这一章的学习，你将能够做到以下几点。

☑ 解释合理姿势对动作的重要性。

☑ 理解和解释动作功能障碍的常见原因。

☑ 理解和解释常见的人体动作系统功能障碍及潜在的原因。

简介

上一章已经提到，人体动作系统（HMS）是一个由相互联系、相互依赖的筋膜系统、神经肌肉系统和关节系统组成的复杂且精密的系统。每个系统的功能性整合，可以使功能性活动中的神经肌肉效率达到最优化（图3.1）。所有系统（以及每个系统的部分）的最佳排列以及正常工作，会产生最佳的长度-张力关系、力偶关系、精确关节运动和神经肌肉控制[1-3]。人体动作系统每个组件的最佳排列和正常工作取决于此内部相互依存的系统中各个组件结构与功能的完整性。这样的结构体系称为姿势。姿势是指人体动作系统在既定时间内所有组件的独立和相互依赖的排列（静态姿势）及功能（过渡和动态姿势），它们都受中枢神经系统控制[4]。这些不同形式的姿态评估将在以后的章节中介绍。

人体动作系统的效率与寿命需要各系统的整合运作。结构效率指的是人体动作系统每一部分的排列，能够相对人体重心维持身体姿势的平衡。这可以确保个体在功能运动期间，在支持面不断改变的情况下仍能保持重心。功能效率是神经肌肉系统的一种能力，即在正确的时间募集正确的肌肉来协同作用，用适当的力量完成功能任务，同时对人体动作

神经肌肉效率 神经肌肉系统控制原动肌、拮抗肌、协同肌、固定肌协同工作，在三个平面内使人体动作系统产生、减少或者维持动态稳定的能力。

姿势 人体动作系统在既定时间内所有组件的独立和相互依赖的排列（静态姿势）及功能（过渡和动态姿势），它们都受中枢神经系统控制。

结构效率 人体动作系统每一部分的排列，能够相对人体重心维持身体姿势的平衡。

图3.1

最优的神经肌肉效率

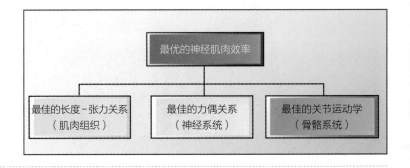

功能效率　是神经肌肉系统的一种能力，即在正确的时间募集正确的肌肉来协同作用，用适当的力量完成功能任务，同时对人体动作系统带来最少的能耗与压力。

累积损伤循环　损伤引起炎症、肌肉痉挛、粘连、改变神经肌肉控制和肌肉失衡的一个循环。

运动障碍综合征　人体动作系统的结构完整性因组件排列错乱而受累及的状态。

系统带来最少的能耗与压力。这有助于防止过度训练以及运动损伤综合征的出现。

人体动作系统障碍

　　人体动作系统的障碍或损伤很少仅仅是因为一个结构造成的。因为人体动作系统是一个综合系统，一个系统的损伤会导致其他系统产生代偿与适应。如图3.2所示，如果人体动作系统中的一个组件排列错乱（肌肉紧张、肌肉无力、关节运动学改变），会造成可预测的组织压力过大和功能障碍，这将导致神经肌肉控制能力下降、细微创伤，从而引发累积损伤循环（图3.3）。累积损伤循环造成表现下降、筋膜粘连（进一步改变长度-张力关系和关节运动学），并最终造成伤害[5]。

　　这些有预测性的功能障碍模式称为运动障碍综合征。运动障碍综合征是指人体动作系统的结构完整性因组件排列错乱而受累及的状态[1]。对人体动作系统结构所施加的异常的扭曲力，往往施加在功能障碍部位的上方和下方。如果人体动作系统的一个部分排列错乱，那么人体动作系统的其他部分必然产生代偿以平衡功能障碍部位的重量分布。例如，如果臀中肌不够活跃，那么阔筋膜张肌可能发生协同主导作用以产生必要的力量实现LPHC额状面的稳定性。而阔筋膜张肌过度活跃可能会导致髂胫束（ITB）紧张，并导致髋股关节疼痛、ITB肌腱炎和腰痛[1, 6-9]。为了避免运动损伤综合征和排列错误的部分产生的一系列反应，健康和健身专业人员必须强调优化静态、过渡和动态姿势控制，维持人体动作系统在功能活动中的结构完整性。动作系统最佳的平衡和排列有助于预防运动损伤综合征，并为功能活动提供最优的减震、承重和力量传递方式。

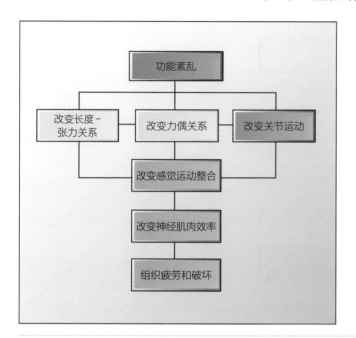

图3.2

人体动作系统障碍

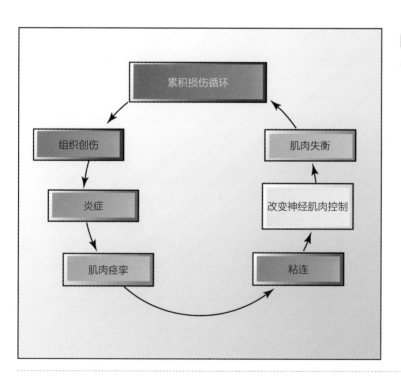

图3.3

累积损伤循环

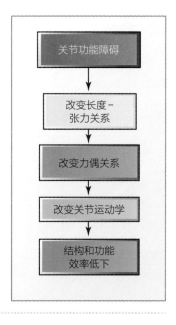

图3.4

关节功能障碍

静态排列错乱

静态排列错乱可能改变正常长度-张力关系。常见的静态排列错乱包括关节活动度过小和筋膜粘连，这些问题会导致静态姿势变差，或者是由较差的静态姿势而引起的。关节功能障碍（活动度减小）是导致个体疼痛最常见的原因之一[10-11]。一旦关节失去其正常的活度范围，其周围肌肉就会痉挛和收紧，以减少相关部位的压力[10-11]。某些肌肉会变紧（改变长度-张力关系）或过度活跃（改变力偶关系）以防止更多的运动和进一步的伤害。这个过程即启动了累积损伤循环。因此，关节功能障碍导致长度-张力关系改变，这改变了正常力偶关系，导致正常运动模式改变以及结构和功能效率低下[1, 5, 10-12]（图3.4）。

改变肌肉募集

静态排列错乱（改变长度-张力关系会造成较差的静态姿势、关节功能障碍和筋膜粘连）可能会导致肌肉募集模式变化（改变力偶关系）。这是由交互抑制改变所造成的。交互抑制改变是肌肉紧张（短、过度活跃、筋膜粘连）导致其功能拮抗肌神经冲动减少，从而神经募集减少的过程[1]。这个过程改变了本应存在于人体动作系统各个部分当中的正常的力偶关系。此外，交互抑制改变会导致协同主导，即协同肌弥补原动肌以维持力量产生的过程[1, 13]。例如，腰大肌紧张使臀大肌的神经冲动减少，从而减少了臀大肌的神经募集。这改变了臀大肌（髋伸展的原动肌）的肌纤维募集和发力，导致协同肌（腘绳肌）和稳定肌（竖脊肌）的代偿（图3.5）。这可能导致大腿后侧肌群拉伤和下背痛。又如，如果人体一侧臀中

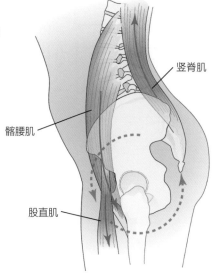

图3.5

交互抑制改变和协同主导

竖脊肌

髂腰肌

股直肌

肌肌力不足，协同肌（阔筋膜张肌、髋内收肌和腰方肌）则会"越俎代庖"，代偿充当原动肌的臀中肌的力量的不足[6]。这种肌肉募集模式的改变将会改变静态排列（改变正常关节排列和关节周围肌肉的正常长度–张力关系），最终导致受伤。

动态排列错乱

　　许多学者都描述了常见的运动损伤综合征（动态排列错乱），并认为这是由静态排列错乱与肌肉募集模式改变引起的[1, 10, 14]。最常见的运动损伤综合征包括下肢运动损伤综合征和上肢运动损伤综合征。

　　下肢运动损伤综合征患者通常表现为功能性运动时足过度内旋（扁平足），膝外翻增加（胫骨内旋、股骨内旋、内收或X型腿），以及腰椎–骨盆–髋关节复合体的动作（伸或屈）增加（图3.6，表3.1）。有可能过紧或过度活跃的肌肉包括腓骨肌群、腓肠肌外侧头、比目鱼肌、髂胫束、腘绳肌外侧肌、髋内收肌和腰大肌。有可能无力或被抑制的肌肉包括胫骨后肌、趾长屈肌、蹈长屈肌、胫骨前肌、股内侧肌、鹅足肌群（缝匠肌、股薄肌、半腱肌）、臀中肌、髋外旋肌、臀大肌与LPHC稳定肌群。可能发生关节障碍的关节包括第一跖趾关节、距下关节、距小腿关节、胫腓近端关节、骶髂关节和腰椎小关节。存在下肢运动损伤综合征的患者通常表现出可预测的损伤模式，包括足底筋膜炎、胫骨后肌肌腱炎（胫骨疼），膝前侧疼痛和下腰背痛[1, 10, 14]。

　　存在上肢运动损伤综合征的患者通常表现为功能性运动期间圆肩和头部前伸姿势或不正确的肩胛、胸椎或盂肱关节运动（图3.7，表3.2）。这种模式常见于久坐人群或超负荷（例如：投掷、持续仰卧推举和游泳）人群。有可能过紧或过度活跃的肌肉包括胸大肌、胸小肌、三角肌前束、肩胛下肌、背阔肌、肩胛提肌、斜方肌上束、大圆肌、胸锁乳突肌、斜角肌、头直肌。有可能无力或被抑制的肌肉通常包括菱形肌、斜方肌下束、三角肌后束、小圆肌、冈下肌、前锯肌、颈长肌和头长肌。可能发生关节障碍的关节包括胸锁关节、肩锁关节及胸椎和颈椎小关节。

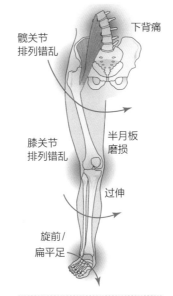

髋关节排列错乱

下背痛

膝关节排列错乱

半月板磨损

过伸

旋前/扁平足

图3.6

下肢运动损伤综合征

表3.1	下肢运动损伤综合征		
过紧或过度活跃的肌肉	无力或不够活跃的肌肉	常见关节功能障碍	可能性损伤
腓骨肌群	胫骨后肌	第一跖趾关节	足底筋膜炎
腓肠肌外侧头	趾长屈肌	距下关节	胫骨后肌肌腱炎
比目鱼肌	蹞长屈肌	距小腿关节	膝前侧疼痛
髂胫束	胫骨前肌	胫腓近端关节	下腰背痛
腘绳肌外侧肌	股内侧肌	骶髂关节	
髋内收肌	鹅足肌群	腰椎小关节	
腰大肌	股薄肌		
	缝匠肌		
	半腱肌		
	臀中肌		
	髋外旋肌		
	臀大肌		
	腰椎－骨盆－髋关节复合体处的稳定肌群		

图3.7

上肢运动损伤综合征

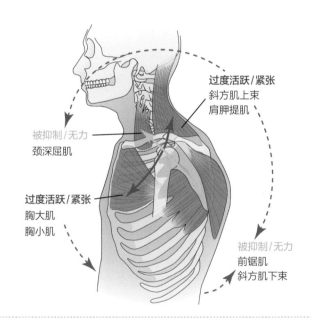

过度活跃/紧张
斜方肌上束
肩胛提肌

被抑制/无力
颈深屈肌

过度活跃/紧张
胸大肌
胸小肌

被抑制/无力
前锯肌
斜方肌下束

存在上肢运动损伤综合征的患者通常表现出可预测的损伤模式，包括肩袖撞击、肩关节不稳定、肱二头肌肌腱炎、胸廓出口综合征和头痛[1, 10]。

关于对这些损伤综合征患者评估的细节将在后面的章节中介绍。

表3.2	上肢运动损伤综合征		
过紧或过度活跃的肌肉	**无力或不够活跃的肌肉**	**常见关节功能障碍**	**可能性损伤**
胸大肌	菱形肌	胸锁关节	肩袖撞击
胸小肌	斜方肌下束	肩锁关节	肩关节不稳定
三角肌前束	三角肌后束	胸椎颈椎小关节	肱二头肌肌腱炎
肩胛下肌	小圆肌		胸廓出口综合征
背阔肌	冈下肌		头痛
肩胛提肌	前锯肌		
斜方肌上束	颈长肌		
大圆肌			
胸锁乳突肌			
斜角肌			
头直肌			

常见节段性运动系统障碍的循证综述

足部和踝部

科学综述

踝关节是体育运动和日常生活中最常见的易损伤关节[15]。不少研究者都发现，髋关节的控制对踝关节的控制至关重要[16-19]。同时，人体近端的各种功能障碍也与此有关，如LPHC肌肉无力，特别是在额状面和水平面，能够改变下肢排列，导致足旋前增加[9, 20-21]（图3.8）。如果在功能负重活动中髋关节在额状面和水平面缺少动态稳定性，股骨可能内收并内旋，而胫骨可能外旋，导致过度的足旋前[9, 20]。这些静态排列错乱（长度-张力关系和关节运动学被改变）、肌肉激活模式异常以及动态排列错乱可以改变神经肌肉控制，并可能导致足底筋膜炎[22-23]、髌股关节疼痛[9, 24-34]、髂胫束肌腱炎[35]以及增加前交叉韧带（ACL）撕裂的风险[36-50]。

静态排列错乱（改变长度-张力关系或改变关节运动学）

常见的足踝静态排列错乱包括严重足旋前[9, 20, 51-52]，可能是因为腓骨肌群和腓肠肌外侧肌肉过度活跃、胫骨前肌与胫骨后肌不够活跃、第一跖趾关节活动度降低以及距骨向后滑移减少。据报道，踝关节扭伤后其背屈角度减小[53-54]。同时有这样一种假设，距骨向后滑移的减少可能使踝关节的背屈角度减小[55]。迪尼加（Denegar）等人[56]发现，距骨向后滑移减少的受试者伴有外侧踝关节扭伤史。格林（Green）等人[57]发

图3.8

腰椎－骨盆－髋关节复
合体无力对下肢的影响

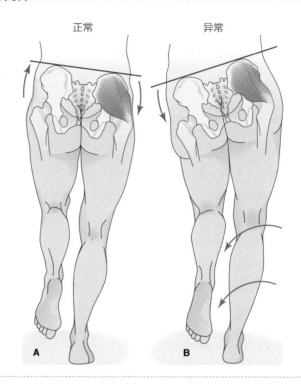

正常　　　　　　异常

A　　　　　　　B

现，通过徒手向后滑移距骨的治疗，踝关节扭伤患者能够较快速地恢复
背屈以及正常步态。

肌肉激活模式异常（改变力偶关系）

研究证明，单侧慢性踝关节扭伤患者的同侧髋关节外展肌力不
足[17, 19]，姿势晃动测试分数增加[58–59]。研究显示，姿势晃动测试分数增
加的受试者与姿势晃动测试分数更好的受试者相比，踝关节扭伤的概率
是后者的7倍[60–61]。此外，膝部和髋部肌肉组织（矢状面和额状面）的
疲劳可以造成更大的姿势晃动[62–63]。塞尔尼（Cerny）[64]发现，LPHC稳
定肌（如臀中肌）无力与姿势稳定性下降，在行走步态中可能产生距下
关节运动的偏差（图3.8）。足落地点取决于在步态中摆动阶段的髋关节
外展和内收力矩，髋内收肌过度活跃会导致足内侧落地点偏差，进一步
导致距下关节内翻产生[16]。这便是为什么很多研究认为近端的髋关节稳
定性与力量不足可能会导致踝关节扭伤[65]。

动态排列错乱

研究表明，负重时过度足旋前会改变胫骨、股骨和骨盆带的排列（图
3.6），并可能对下肢和骨盆施加内旋压力，这可能会增加对软组织（跟

腱、足底筋膜、髌腱和髂胫束等）的压力以及对关节（距下关节、髌股关节、胫股关节、髂股关节和骶髂关节）的压缩力，这些也可能引起损伤[9, 51]。哈米斯（Khamis）和伊扎尔（Yizhar）[66]已证实LPHC排列会受到双足过度旋前的直接影响。足的过度旋前可诱发骨盆前倾。足旋前增加2到3度将导致站立时骨盆前倾增加20%到30%，行走时骨盆前倾增加50%到75%[66]。因为骨盆前倾与腰椎曲度增加相关，所以足排列的变化也可能影响腰椎的位置[67]。此外，足排列的非对称性改变（可能由于单侧踝关节扭伤）可能造成下肢、骨盆和腰椎排列不对称，同时可能增加其他症状或功能障碍。

髋部与膝部

科学综述

在下肢损伤中，膝关节是人体动作系统中最常见的损伤之一，大学和高中运动员的运动损伤中膝关节损伤超过50%[25-26]。因身体活动造成的较常见的两个病痛是髌股关节疼痛（PFP）和前交叉韧带（ACL）扭伤/撕裂。PFP和ACL损伤都是公共健康问题，美国每年在ACL损伤方面的花费就有25亿美元[38]。大多数膝关节损伤往往发生在额状面与水平面的非接触性减速动作中[43, 68]。研究表明，静态排列错乱、肌肉激活模式异常和动态排列错乱会改变神经肌肉控制并可能导致PFP[14, 24]、ACL损伤[47, 69-74]与髂胫束肌腱炎[35]。

静态排列错乱（改变长度－张力关系和改变关节运动学）

静态排列错乱可以造成PFP与膝关节损伤增加。常见的静态排列错乱包括严重足旋前[9, 20, 51, 52]、增加Q角（Q角增大10度，髌骨与股骨接触压力增加43%）[75]（图3.9）、骨盆前倾[66]以及股四头肌、腘绳肌和髂胫束柔韧性下降[21, 22, 27]。

肌肉激活模式异常（改变力偶关系）

肌肉募集模式异常会导致PFP、ACL损伤和其他膝关节损伤。在患有PFP的测试者中发现股内侧肌和股外侧肌收缩强度和发力时间异常[76]。爱尔兰（Ireland）等人发现PFP患者髋关节外展力量下降26%，髋关节外旋力量下降36%，以及由之而引起的股骨内收和内旋增加[24]。其他研究人员已经证明PFP患者髋外展力量下降[77-79]。弗雷德艾瑞克森（Fredericson）等人[35]发现患有髂胫束综合征的长跑运动员患侧腿的髋关节外展力量薄弱，同时也已证明，通过髋关节外展肌肉增强训练后，他们的症状得以缓解并能够继续跑步。海纳特（Heinert）等人[80]发现，在跑步的支

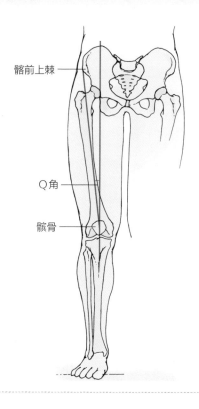

图3.9

Q角

髂前上棘

Q角

髌骨

撑阶段，髋关节外展肌群无力会加剧膝关节外展（股骨内收或内旋，胫骨外旋）。劳伦斯（Lawrencee）等人[81]发现，髋关节外旋力量下降的个体在落地时地面垂直反作用力增加，这预示了PFP与ACL损伤概率的增加。还有研究表明，动态膝外翻增加和核心肌肉的神经控制下降的受试者，其髋关节内收肌群活跃度增加并且足背屈减少[83-84]。

动态排列错乱

　　运动过程中，发生动态排列错乱，可能是躯干与下肢神经肌肉控制不足和动态稳定性不足导致的[14, 70, 84, 85]。LPHC的静态排列错乱（改变长度-张力关系和关节运动学）和肌激活集模式异常（改变力偶关系）累及下肢的动态稳定性，进而导致下肢的动态排列错乱[83-84]。目前一致认为，动态排列错乱（运动系统障碍）是由于对侧骨盆下降、股骨内收内旋、胫骨外旋以及过度足旋前共同造成的[9, 14, 70, 73, 85-92]（图3.6）。麦克莱恩（McLean）等人[93]认为，膝外翻角度的增加可以使ACL的负荷增加大约100%（图3.10）。这种多节段的动态排列错乱（运动损伤综合征）已被证明可以改变发力[94]、本体感觉[95]、协调性[96]和落地时的力学机制[97]。腰椎-骨盆-髋关节复合体的神经肌肉控制力下降可能导致

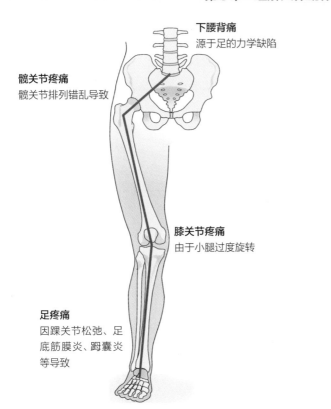

下腰背痛
源于足的力学缺陷

髋关节疼痛
髋关节排列错乱导致

膝关节疼痛
由于小腿过度旋转

足疼痛
因踝关节松弛、足底筋膜炎、跗囊炎等导致

图3.10

过度膝外翻的影响

进行功能性运动时不受控的躯干移位，进而可能会导致下肢处于外翻的姿态，增加膝关节外展幅度与力矩（在屈膝时股骨内收或内旋并且胫骨外旋），并导致髌股关节接触压力增大[75, 98]、膝关节韧带拉伤与ACL损伤[70, 85]。

下腰背

科学综述

对个人和医疗保健系统来说，背部损伤成本都是十分高昂的。研究发现，体育运动引起下腰背痛的发生率很高[99-101]。例如，85%的男体操运动员、80%的举重运动员、69%的摔跤运动员、58%的足球运动员、50%的网球运动员、30%的高尔夫球手以及60%~80%的普通人群曾被报道患有下腰背痛[102-104]。据估计，在美国每年因下腰背痛产生的治疗花费超过260亿美元[105]。那些患有下腰背痛的患者有明显更高的可能性产生额外的下背损伤，从而更容易罹患骨关节炎和长期残疾[106]。研究证明，静态排列错乱（改变长度－张力关系或改变关节运动学）、肌肉激活模式异常（改变力偶关系）和动态排列错乱（运动系统障碍）可能导致下背痛。

静态排列错乱（改变长度-张力关系或改变关节运动学）

最优肌肉性能是由功能性活动期间LPHC的姿势（长度-张力）决定的[107-110]。如果腰椎的正常生理弯曲不能维持（例如，塌腰、拱腰或过度前倾），那么肌纤维的活性[107]与相对力臂会减少[109-110]。椎间盘的外层纤维结构（纤维环）衰退时椎间盘会发生损伤，导致椎间盘的内部纤维结构（髓核）膨出并激惹椎间孔出口处神经（图3.11）。

尽管椎间盘潜在损伤的确切机制尚不清楚，但通常认为损伤是由运动和压缩性的负荷造成的。腰椎运动影响椎间盘的外压力与内压力的增减[13, 111, 112]。在完成活动时，腰椎屈曲，腰椎间盘压力增加[13, 111, 112]；腰椎前凸减少（如拱腰），椎间盘压力亦增加[161, 163]。此外，腰椎的运动联合已被证明会增加椎间盘上的压力，包括侧屈时会增加前屈的运动[112]。这种运动联合可能产生旋转力矩，德雷克（Drake）等人[113]证明，这增加了椎间盘突出症的发生概率。卢（Lu）等人[114]结合这些所有因素证明，椎间盘压缩结合扭弯变形力矩，会加剧椎间盘饱和度的早期退化。骨盆不对称（髂骨旋转不对称或骶髂关节不对称）（图3.12）已被证明会改变人体动作系统在立位[115]与坐位[116]的运动。骨盆不对称改变整个LPHC的静态姿势，静态姿势改变影响正常关节运动学（脊柱周围的力偶关系）[117-119]。这些躯干运动的变化与非特异性下腰背痛有一定相关性[120]。还有研究表明，髋部不对称，特别是髋关节内旋运动范围减少，存在于

图3.11

椎间盘损伤

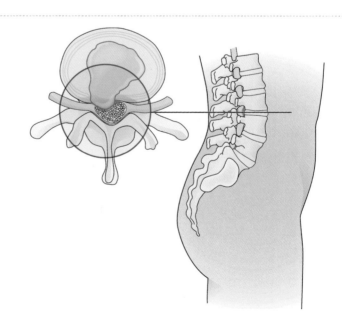

有骶髂关节功能障碍的客户中[121]。

肌肉激活模式异常（改变力偶关系）

因为LPHC肌肉组织在稳定此结构中起着至关重要的作用, 所以任何肌肉组织的机能不全都可能引起生物力学功能障碍, 改变力偶关系[122]。已有关于腰痛的文章证明, 患有下腰背痛的受试者存在受损的姿态控制[123-125]、延迟性肌肉放松[126-127]以及异常的肌肉募集模式。值得注意的是, 下腰背痛患者的腹横肌与多裂肌肌肉募集明显下降[129-130]。在有骶髂关节痛的个体的患侧腹内斜肌、多裂肌、臀大肌可以观察到类似的激活延迟[131]。希德斯（Hides）等人[132]表明, 即使在没有持续下腰背痛的人群中也存在多裂肌萎缩。此外, 岩井（Iwai）等人[133]表明, 在大学摔跤手中躯干伸肌力量与下腰背痛相关联。纳德勒（Nadler）等人[134]表明, 髋关节伸肌等长力量的双侧失衡与下腰背痛的发展相关。腰椎的负荷、力量和运动由相当大数量的韧带和肌肉控

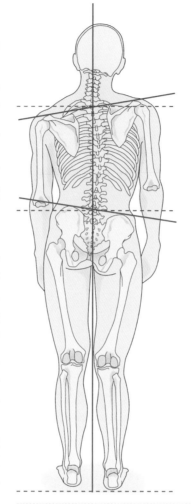

图3.12

骨盆不对称

制。脊柱周围韧带限制各椎节间的运动, 可保持腰椎的完整性。如果无法做出正确的运动, 自身姿势不能维持, 或者过度的运动不能被周围的肌肉组织阻抗, 那么这些韧带也可能无法发挥作用[107-110]。因此, 局部稳定肌肉与全身稳定肌肉产生力量的能力下降会导致韧带损伤（图3.13）。

动态排列错乱

核心神经肌肉控制下降可能导致下肢外翻增加, 从而导致膝关节受伤的风险增加[84, 135]。数项研究已经表明, 对躯干肌肉组织进行训练可能增加功能活动期间髋关节内收和内旋的控制, 防止动态排列错乱, 同时减少由动态排列错乱所造成的潜在伤害[136-138]。

图3.13

局部和全身稳定肌群

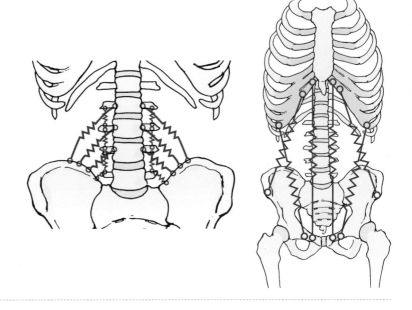

肩部

科学综述

　　据报道，普通人群中多达21%的人会发生肩部疼痛[139-140]，而其中40%的人肩部疼痛持续至少一年[141]，据估计所有患者每年为此要花费390亿美元的治疗费用[142]。在已报告的肩痛问题中，肩部撞击是最普遍的诊断，占40%~65%[143]，而创伤性的肩部脱臼占肩痛问题的15%~25%[144-146]。肩部疼痛的持续性可能是由肩部力学改变导致的关节囊韧带结构、关节软骨和肌腱退行性改变造成的。多达70%的肩部脱臼患者在两年内有复发性肩关节不稳[146]，并且有发展为盂肱关节炎的风险，其往往继发于盂肱关节运动增加[147-148]。随着时间推移，内在与外在的风险因素会弱化肌腱功能，退行性变化也会影响肩袖[142, 149-151]，例如重复的过头动作（肩上提超过60°）、抬到肩部高度以上的负荷增加[152]、头部前伸和圆肩姿势[153]，以及被改变的肩胛骨运动和肌肉活性[154-155]。这些因素理论上会使肩部肌肉负荷过度，特别是肩袖，这会导致肩部疼痛和功能失常。考虑到治疗成本、病痛发生率和肩部疼痛难以解决等因素，针对这些因素的预防性训练方案在预防肩部损伤中至关重要。研究证明静态排列错乱（改变长度–张力关系或改变关节运动学）、肌肉激活模式异常（改变力偶关系）和动态排列错乱（运动系统障碍）都可能会导致肩部损伤[154-158]。

静态排列错乱（改变长度－张力关系或改变关节运动学）

研究已经证明，后侧盂肱关节囊挛缩可以改变正常的盂肱关节运动力学，导致肩部屈曲时肱骨头向前、向上移动的程度增加，大大限制了肩内旋[159-160]。也有理论认为圆肩（肩向前的姿势）（图3.7）改变了肩部复合体的正常的长度－张力关系和关节运动平衡[161]。任何在肱骨上抬时减少肩峰下空间的运动机制，都可能会增大肩袖撞击综合征的发生概率[162-164]。

肌肉激活模式异常（改变力偶关系）

圆肩姿势拉长了菱形肌和斜方肌下束的肌肉组织，缩短了前锯肌，这改变了肩胛－胸椎之间正常的力偶关系。这种变形的姿势和肌肉募集模式会导致肩胛骨前倾和相对抬高了的肱骨做内旋，从而迫使肩峰和肱骨靠近并缩窄肩峰下的空间[161, 165-166]（图3.14）。此外，圆肩姿势可能降低肩袖肌群的活性，造成肩袖稳定性下降，并且导致肱骨头压迫肩关节窝[155, 166]。

动态排列错乱

在踢腿、跑动、投掷和网球发球的研究中已证明[167-169]，存在一个从地面开始到核心区并通过四肢传递而出的连续的肌肉激活和力量发展模式。研究显示，投掷动作中，参与减速手臂向前移动的肌肉活动有大约85%来自核心肌群和肩胛－胸椎稳定肌群[170]。如果核心肌肉和肩胛－胸椎的稳定肌（斜方肌、菱形肌和前锯肌）可以很好地稳定肩胛骨，那

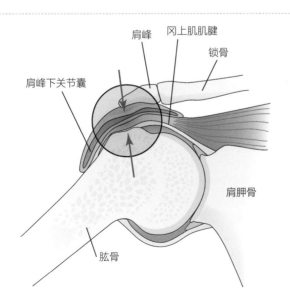

图3.14

肩部撞击

肩峰　冈上肌肌腱

锁骨

肩峰下关节囊

肩胛骨

肱骨

么肩袖肌群的最大的激活程度会提升23%~24%[171]。研究表明，在肩袖肌群发力投掷棒球之后，投掷手的肩关节内旋、总的肩关节活动和肘部伸展角度立即明显减少（分别减少9.5°、10.7°、3.2°）。这些变化在投球后会继续存在24小时[172]。改变的静态姿势、肌肉不平衡以及下肢肌肉、腰椎－骨盆－髋关节复合体周围肌群或上肢肌肉薄弱可能导致肩部的动态排列错乱。

小结

人体动作系统包括筋膜系统、关节系统和神经系统。各个系统的功能相互协同。任何系统的功能失常都会改变长度－张力关系、力偶关系和关节运动学，导致运动损伤综合征。健康和健身专业人员必须理解这些概念，同时理解在训练、整理和康复中保持适当的结构和功能效率的重要性。健康和健身专业人员还必须能够在练习者正式启动训练计划前，对其进行全面综合的人体动作系统评估。

参考文献

[1] Sahrmann SA. *Diagnosis and Treatment of Movement Impairment Syndromes*. St. Louis, MO: Mosby; 2002.

[2] Panjabi MM. The stabilizing system of the spine. Part I. Function, dysfunction, adaptation, and enhancement. *J Spinal Disord*. 1992; 5: 383–389; discussion 97.

[3] Panjabi MM. The stabilizing system of the spine. Part II. Neutral zone and instability hypothesis. *J Spinal Disord*. 1992; 5: 390–396; discussion 97.

[4] Neumann D. *Kinesiology of the Musculoskeletal System: Foundations for Physical Rehabilitation*. St. Louis, MO: Mosby; 2002.

[5] Chaitow L. *Muscle Energy Techniques*. New York, NY: Churchill Livingstone; 1997.

[6] Fredericson M, Powers CM. Practical management of patellofemoral pain. *Clin J Sport Med*. 2002; 12: 36–38.

[7] Fredericson M, White JJ, Macmahon JM, Andriacchi TP. Quantitative analysis of the relative effectiveness of 3 iliotibial band stretches. *Arch Phys Med Rehabil*. 2002; 83: 589–592.

[8] Powers CM, Ward SR, Fredericson M, Guillet M, Shellock FG. Patellofemoral kinematics during weight–bearing and non–weight–bearing knee extension in persons with lateral subluxation of the patella: a preliminary study. *J Orthop Sports Phys Ther*. 2003; 33: 677–685.

[9] Powers CM. The influence of altered lower–extremity kinematics on patellofemoral joint dysfunction: a theoretical perspective. *J Orthop Sports Phys Ther*. 2003; 33: 639–646.

[10] Janda V. Muscles and Motor Control in Cervicogenic Disorders. In: Grant G, ed. *Physical Therapy of the Cervical and Thoracic Spine*. New York, NY: Churchill Livingstone; 2002: 182–199.

[11] Lewit K. Muscular and articular factors in movement restriction. *Man Med*. 1985;1:83–85.

[12] Sahrmann SA. Does postural assessment contribute to patient care? *J Orthop Sports Phys Ther*. 2002; 32: 376–379.

[13] Edgerton VR, Wolf SL, Levendowski DJ, Roy RR. Theoretical basis for patterning EMG amplitudes to assess muscle dysfunction. *Med Sci Sports Exerc*. 1996; 28: 744–751.

[14] Earl JE, Hertel J, Denegar CR. Patterns of dynamic malalignment, muscle activation, joint motion, and patellofemoral–pain syndrome. *J Sport Rehabil*. 2005; 14: 215–233.

[15] Wolfe MW, Uhl TL, Mattacola CG, McCluskey LC. Management of ankle sprains. *Am Fam Physician*. 2001; 63: 93–104.

[16] MacKinnon CD, Winter DA. Control of whole body balance in the frontal plane during human walking. *J Biomech*. 1993; 26: 633–644.

[17] Beckman SM, Buchanan TS. Ankle inversion injury and hypermobility: effect on hip and ankle muscle electromyography onset latency. *Arch Phys Med Rehabil*. 1995; 76: 1138–1143.

[18] Sadeghi H, Sadeghi S, Prince F, Allard P, Labelle H, Vaughan CL. Functional roles of ankle and hip sagittal muscle moments in able–bodied gait. *Clin Biomech*

(Bristol, Avon). 2001; 16: 688–695.

[19] Friel K, McLean N, Myers C, Caceres M. Ipsilateral hip abductor weakness after inversion ankle sprain. *J Athl Train*. 2006; 41: 74–78.

[20] Hollman JH, Kolbeck KE, Hitchcock JL, Koverman JW, Krause DA. Correlations between hip strength and static foot and knee posture. *J Sport Rehabil*. 2006; 15: 12–23.

[21] Fulkerson JP. Diagnosis and treatment of patients with patellofemoral pain. *Am J Sports Med*. 2002; 30: 447–456.

[22] Riddle DL, Pulisic M, Pidcoe P, Johnson RE. Risk factors for plantar fasciitis: a matched case–control study. *J Bone Joint Surg Am*. 2003; 85–A: 872–877.

[23] Irving DB, Cook JL, Young MA, Menz HB. Obesity and pronated foot type may increase the risk of chronic plantar heel pain: a matched case–control study. *BMC Musculoskelet Disord*. 2007; 8: 41.

[24] Ireland ML, Willson JD, Ballantyne BT, Davis IM. Hip strength in females with and without patellofemoral pain. *J Orthop Sports Phys Ther*. 2003; 33: 671–676.

[25] Hootman JM, Dick R, Agel J. Epidemiology of collegiate injuries for 15 sports: summary and recommendations for injury prevention initiatives. *J Athl Train*. 2007; 42: 311–319.

[26] Fernandez WG, Yard EE, Comstock RD. Epidemiology of lower extremity injuries among U.S. high school athletes. *Acad Emerg Med*. 2007; 14: 641–645.

[27] Witvrouw E, Bellemans J, Lysens R, Danneels L, Cambier D. Intrinsic risk factors for the development of patellar tendinitis in an athletic population. A two–year prospective study. *Am J Sports Med*. 2001; 29: 190–195.

[28] Mascal CL, Landel R, Powers C. Management of patellofemoral pain targeting hip, pelvis, and trunk muscle function: 2 case reports. *J Orthop Sports Phys Ther*. 2003; 33: 647–660.

[29] Thomee R, Renstrom P, Karlsson J, Grimby G. Patellofemoral pain syndrome in young women: a clinical analysis of alignment, pain parameters, common symptoms, functional activity level. *Scand J Med Sci Sports*. 1995; 5: 237–244.

[30] Bizzini M, Childs JD, Piva SR, Delitto A. Systematic review of the quality of randomized controlled trials for patellofemoral pain syndrome. *J Orthop Sports Phys Ther*. 2003; 33: 4–20.

[31] Crossley K, Bennell K, Green S, McConnell J. A systematic review of physical interventions for patellofemoral pain syndrome. *Clin J Sport Med*. 2001; 11: 103–110.

[32] Boling MC, Bolgla LA, Mattacola CG, Uhl TL, Hosey RG. Outcomes of a weight–bearing rehabilitation program for patients diagnosed with patellofemoral pain syndrome. *Arch Phys Med Rehabil*. 2006; 87: 1428–1435.

[33] Tyler TF, Nicholas SJ, Mullaney MJ, McHugh MP. The role of hip muscle function in the treatment of patellofemoral pain syndrome. *Am J Sports Med*. 2006; 34: 630–636.

[34] Powers CM. Rehabilitation of patellofemoral joint disorders: a critical review. *J Orthop Sports Phys Ther*.

1998; 28: 345–354.

[35] Fredericson M, Cookingham CL, Chaudhari AM, Dowdell BC, Oestreicher N, Sahrmann SA. Hip abductor weakness in distance runners with iliotibial band syndrome. *Clin J Sport Med*. 2000; 10: 169–175.

[36] Mountcastle SB, Posner M, Kragh JF, Taylor DC. Gender differences in anterior cruciate ligament injury vary with activity: epidemiology of anterior cruciate ligament injuries in a young, athletic population. *Am J Sports Med*. 2007; 35: 1635–1642.

[37] Agel J, Arendt E, Bershadsky B. Anterior cruciate ligament injury in national collegiate athletic association basketball and soccer: a 13–year review. *Am J Sports Med*. 2005; 33: 524–530.

[38] Garrick JG, Requa RK. ACL Injuries in Men and Women—How Common Are They? In: Griffin LY, ed. *Prevention of Noncontact ACL Injuries*. Rosemont, IL: American Academy of Orthopaedic Surgeons; 2001.

[39] Wilder FV, Hall BJ, Barrett JPJ, Lemrow NB. History of acute knee injury and osteoarthritis of the knee: a prospective epidemiological assessment. The Clearwater Osteoarthritis Study. *Osteoarthritis Cartilage*. 2002; 10: 611–616.

[40] Prodromos CC, Han Y, Rogowski J, Joyce B, Shi K. A meta–analysis of the incidence of anterior cruciate ligament tears as a function of gender, sport, and a knee injury–reduction regimen. *Arthroscopy*. 2007; 23: 1320–1325.

[41] Arendt E, Dick R. Knee injury patterns among men and women in collegiate basketball and soccer. NCAA data and review of literature. *Am J Sports Med*. 1995; 23: 694–701.

[42] Arendt EA, Agel J, Dick R. Anterior cruciate ligament injury patterns among collegiate men and women. *J Athl Train*. 1999; 34: 86–92.

[43] Boden BP, Dean GS, Feagin JA, Garrett WE. Mechanisms of anterior cruciate ligament injury. *Orthopedics*. 2000; 23: 573–578.

[44] Ireland ML, Wall C. Epidemiology and comparison of knee injuries in elite male and female United States basketball athletes. *Med Sci Sports Exerc*. 1990; 22(Suppl): S82.

[45] Arendt E. Anterior cruciate ligament injuries in women; review. Sport Med Arthroscop. 1997; 5: 149–155.

[46] Ireland ML. Anterior cruciate ligament injury in female athletes: epidemiology. *J Athl Train*. 1999; 34: 150–154.

[47] Hewett TE, Myer GD, Ford KR. Decrease in neuro–muscular control about the knee with maturation in female athletes. J Bone Joint Surg Am. 2004; 86–A: 1601–1608.

[48] Uhorchak JM, Scoville CR, Williams GN, Arciero RA, St. Pierre P, Taylor DC. Risk factors associated with noncontact injury of the anterior cruciate ligament: a prospective four–year evaluation of 859 West Point cadets. *Am J Sports Med*. 2003; 31: 831–842.

[49] Junge A, Rosch D, Peterson L, Graf–Baumann T, Dvorak J. Prevention of soccer injuries: a prospective intervention study in youth amateur players. *Am J Sports Med*. 2002; 30: 652–659.

[50] Mandelbaum BR, Silvers HJ, Watanabe DS, et al. Effectiveness of a neuromuscular and proprioceptive training program in preventing anterior cruciate ligament injuries in female athletes: 2 year followup. *Am J Sports Med*. 2005; 33: 1003–1010.

[51] Powers CM, Chen PY, Reischl SF, Perry J. Comparison of foot pronation and lower extremity rotation in persons with and without patellofemoral pain. *Foot Ankle Int*. 2002; 23: 634–640.

[52] Reischl SF, Powers CM, Rao S, Perry J. Relationship between foot pronation and rotation of the tibia and femur during walking. *Foot Ankle Int*. 1999; 20: 513–520.

[53] Payne KA, Berg K, Latin RW. Ankle injuries and ankle strength, flexibility, and proprioception in college basketball players. *J Athl Train*. 1997; 32: 221–225.

[54] Wiesler ER, Hunter DM, Martin DF, Curl WW, Hoen H. Ankle flexibility and injury patterns in dancers. *Am J Sports Med*. 1996; 24: 754–757.

[55] Greenman PE. *Principles of Manual Medicine*. Baltimore, MD: Lippincott Williams & Wilkins; 1996.

[56] Denegar CR, Hertel J, Fonseca J. The effect of lateral ankle sprain on dorsiflexion range of motion, posterior talar glide, and joint laxity. *J Orthop Sports Phys Ther*. 2002; 32: 166–173.

[57] Green T, Refshauge K, Crosbie J, Adams R. A randomized controlled trial of a passive accessory joint mobilization on acute ankle inversion sprains. *Phys Ther*. 2001; 81: 984–994.

[58] Lentell G, Baas B, Lopez D, McGuire L, Sarrels M, Snyder P. The contributions of proprioceptive deffcits, muscle function, and anatomic laxity to functional instability of the ankle. *J Orthop Sports Phys Ther*. 1995; 21: 206–215.

[59] Cornwall MW, Murrell P. Postural sway following inversion sprain of the ankle. *J Am Podiatr Med Assoc*. 1991; 81: 243–247.

[60] McGuine TA, Greene JJ, Best T, Leverson G. Balance as a predictor of ankle injuries in high school basketball players. *Clin J Sports Med*. 2000; 10: 239–244.

[61] Tropp H, Askling C, Gillquist J. Prevention of ankle sprains. *Am J Sports Med*. 1985; 13: 259–262.

[62] Gribble PA, Hertel J. Effect of hip and ankle muscle fatigue on unipedal postural control. *J Electromyogr Kinesiol*. 2004; 14: 641–646.

[63] Gribble PA, Hertel J. Effect of lower–extremity muscle fatigue on postural control. *Arch Phys Med Rehabil*. 2004; 85: 589–592.

[64] Cerny K. Pathomechanics of stance. Clinical concepts for analysis. *Phys Ther*. 1984; 64: 1851–1859.

[65] Nicholas JA, Strizak AM, Veras G. A study of thigh muscle weakness in different pathological states of the lower extremity. *Am J Sports Med*. 1976; 4: 241–248.

[66] Khamis S, Yizhar Z. Effect of feet hyperpronation on pelvic alignment in a standing position. *Gait Posture*. 2007; 25: 127–134.

[67] Levine D, Whittle MW. The effects of pelvic movement on lumbar lordosis in the standing position. *J Orthop Sports Phys Ther*. 1996; 24: 130–135.

[68] Olsen OE, Myklebust G, Engebretsen L, Bahr R. Injury mechanisms for anterior cruciate ligament injuries in team handball: a systematic video analysis. *Am J Sports Med*. 2004; 32: 1002–1012.

[69] Hewett TE. Neuromuscular and hormonal factors associated with knee injuries in female athletes. Strategies for intervention. *Sports Med*. 2000; 29: 313–327.

[70] Hewett TE, Myer GD, Ford KR, et al. Biomechanical measures of neuromuscular control and valgus loading of the knee predict anterior cruciate ligament injury risk in female athletes: a prospective study. *Am J Sports Med*. 2005; 33: 492–501.

[71] Hewett TE, Stroupe AL, Nance TA, Noyes FR. Plyometric training in female athletes. Decreased impact forces and increased hamstring torques. *Am J Sports Med*. 1996; 24: 765–773.

[72] Hewett TE, Ford KR, Myer GD, Wanstrath K, Scheper M. Gender differences in hip adduction motion and torque during a single–leg agility maneuver. *J Orthop Res*. 2006; 24: 416–421.

[73] Hewett TE, Myer GD, Ford KR. Reducing knee and anterior cruciate ligament injuries among female athletes: a systematic review of neuromuscular training interventions. *J Knee Surg*. 2005; 18: 82–88.

[74] Hewett TE, Ford KR, Myer GD. Anterior cruciate ligament injuries in female athletes: part 2, a meta–analysis of neuro–muscular interventions aimed at injury prevention. *Am J Sports Med*. 2006; 34: 490–498.

[75] Mizuno Y, Kumagai M, Mattessich SM, et al. Q–angle influences tibiofemoral and patellofemoral kinematics. *J Orthop Res*. 2001; 19: 834–840.

[76] Cowan SM, Bennell KL, Hodges PW, Crossley KM, McConnell J. Delayed onset of electromyographic activity of vastus medialis obliquus relative to vastus lateralis in subjects with patellofemoral pain syndrome. *Arch Phys Med Rehabil*. 2001; 82: 183–189.

[77] Dierks TA, Manal KT, Hamill J, Davis IS. Proximal and distal influences on hip and knee kinematics in runners with patellofemoral pain during a prolonged run. *J Orthop Sports Phys Ther*. 2008; 38: 448–456.

[78] Cichanowski HR, Schmitt JS, Johnson RJ, Niemuth PE. Hip strength in collegiate female athletes with patello–femoral pain. *Med Sci Sports Exerc*. 2007; 39: 1227–1232.

[79] Robinson RL, Nee RJ. Analysis of hip strength in females seeking physical therapy treatment for unilateral patellofemoral pain syndrome. *J Orthop Sports Phys Ther*. 2007; 37: 232–238.

[80] Heinert BL, Kernozek TW, Greany JF, Fater DC. Hip abductor weakness and lower extremity kinematics during running. *J Sport Rehabil*. 2008; 17: 243–256.

[81] Lawrence RK, Kernozek TW, Miller EJ, Torry MR, Reuteman P. Influences of hip external rotation strength on knee mechanics during single–leg drop landings in females. *Clin Biomech (Bristol, Avon)*. 2008; 23: 806–813.

[82] Vesci BJ, Padua DA, Bell DR, Strickand LJ, Guskiewicz KM, Hirth CJ. Influence of hip muscle strength, flexibility of hip and ankle musculature, and hip muscle activation on dynamic knee valgus motion during a double–legged squat. *J Athl Train*. 2007; 42: Supplement 83.

[83] Wilson JD, Ireland ML, Davis I. Core strength and lower extremity alignment during single leg squats. *Med Sci Sports Exerc.* 2006; 38: 945–952.

[84] Zazulak BT, Hewett TE, Reeves NP, Goldberg B, Cholewicki J. Deficits in neuromuscular control of the trunk predict knee injury risk: a prospective biomechanical–epidemiologic study. *Am J Sports Med.* 2007; 35: 1123–1130.

[85] Hewett TE, Zazulak BT, Myer GD, Ford KR. A review of electromyographic activation levels, timing differences, and increased anterior cruciate ligament injury incidence in female athletes. *Br J Sports Med.* 2005; 39: 347–350.

[86] Chaudhari AM, Andriacchi TP. The mechanical consequences of dynamic frontal plane limb alignment for noncontact ACL injury. *J Biomech.* 2006; 39: 330–338.

[87] Ford KR, Myer GD, Smith RL, Vianello RM, Seiwert SL, Hewett TE. A comparison of dynamic coronal plane excursion between matched male and female athletes when performing single leg landings. *Clin Biomech (Bristol, Avon).* 2006; 21: 33–40.

[88] Jacobs CA, Uhl TL, Mattacola CG, Shapiro R, Rayens WS. Hip abductor function and lower extremity landing kinematics: sex differences. *J Athl Train.* 2007; 42: 76–83.

[89] Kernozek TW, Torry MR, H VANH, Cowley H, Tanner S. Gender differences in frontal and sagittal plane biomechanics during drop landings. *Med Sci Sports Exerc.* 2005; 37: 1003–1012; discussion 13.

[90] Hewett TE, Myer GD, Ford KR. Anterior cruciate ligament injuries in female athletes: part 1, mechanisms and risk factors. *Am J Sports Med.* 2006; 34: 299–311.

[91] Zazulak BT, Ponce PL, Straub SJ, Medvecky MJ, Avedisian L, Hewett TE. Gender comparison of hip muscle activity during single–leg landing. *J Orthop Sports Phys Ther.* 2005; 35: 292–299.

[92] McLean SG, Fellin RE, Suedekum N, Calabrese G, Passer–allo A, Joy S. Impact of fatigue on gender–based high–risk landing strategies. *Med Sci Sports Exerc.* 2007; 39: 502–514.

[93] McLean SG, Lipfert SW, van den Bogert AJ. Effect of gender and defensive opponent on the biomechanics of sidestep cutting. *Med Sci Sports Exerc.* 2004; 36: 1008–1016.

[94] Millet GY, Lepers R. Alterations of neuromuscular function after prolonged running, cycling and skiing exercises. *Sports Med.* 2004; 34: 105–116.

[95] Miura K, Ishibashi Y, Tsuda E, Okamura Y, Otsuka H, Toh S. The effect of local and general fatigue on knee proprioception. *Arthroscopy.* 2004; 20: 414–418.

[96] Rodacki AL, Fowler NE, Bennett SJ. Multi–segment coordination: fatigue effects. *Med Sci Sports Exerc.* 2001; 33: 1157–1167.

[97] Carcia CR, Shultz SJ, Granata KP, Perrin DH, Martin RL. Females recruit quadriceps faster than males at multiple knee flexion angles following a weight–bearing rotary perturbation. *Clin J Sport Med.* 2005; 15: 167–171.

[98] Lee TQ, Yang BY, Sandusky MD, McMahon PJ. The effects of tibial rotation on the patellofemoral joint: assessment of the changes in in situ strain in the peripatellar retinaculum and the patellofemoral contact pressures and areas. *J Rehabil Res Dev.* 2001; 38: 463–469.

[99] Dreisinger TE, Nelson B. Management of back pain in athletes. *Sports Med.* 1996; 21(4): 313–320.

[100] Kujala UM, Taimela S, Erkintalo M, Salminen JJ, Kaprio J. Low–back pain in adolescent athletes. *Med Sci Sports Exerc.* 1996; 28: 165–170.

[101] Nadler SF, Wu KD, Galski T, Feinberg JH. Low back pain in college athletes. A prospective study correlating lower extremity overuse or acquired ligamentous laxity with low back pain. *Spine.* 1998; 23: 828–833.

[102] Ganzit GP, Chisotti L, Albertini G, Martore M, Gribaudo CG. Isokinetic testing of flexor and extensor muscles in athletes suffering from low back pain. *J Sports Med Phys Fitness.* 1998; 38: 330–336.

[103] Lundin O, Hellstrom M, Nilsson I, Sward L. Back pain and radiological changes in the thoraco–lumbar spine of athletes. A long–term follow–up. *Scand J Med Sci Sports.* 2001; 11: 103–109.

[104] Sward L, Hellstrom M, Jacobsson B, Peterson L. Back pain and radiologic changes in the thoraco–lumbar spine of athletes. *Spine.* 1990; 15: 124–129.

[105] Luo X, Pietrobon R, Sun SX, Liu GG, Hey L. Estimates and patterns of direct health care expenditures among individuals with back pain in the United States. *Spine.* 2004; 29: 79–86.

[106] Greene HS, Cholewicki J, Galloway MT, Nguyen CV, Radebold A. A history of low back injury is a risk factor for recurrent back injuries in varsity athletes. *Am J Sports Med.* 2001; 29: 795–800.

[107] Holmes JA, Damaser MS, Lehman SL. Erector spinae activation and movement dynamics about the lumbar spine in lordotic and kyphotic squat–lifting. *Spine.* 1992; 17: 327–334.

[108] Kong WZ, Goel VK, Gilbertson LG, Weinstein JN. Effects of muscle dysfunction on lumbar spine mechanics. A finite element study based on a two motion segments model. *Spine.* 1996; 21: 2197–2206; discussion 206–207.

[109] Arjmand N, Shirazi–Adl A. Biomechanics of changes in lumbar posture in static lifting. Spine. 2005; 30: 2637–2648.

[110] McGill SM, Hughson RL, Parks K. Changes in lumbar lordosis modify the role of the extensor muscles. *Clin Biomech (Bristol, Avon).* 2000; 15: 777–780.

[111] Hammer W. *Functional Soft Tissue Examination and Treatment by Manual Methods.* New York, NY: Aspen Publishers; 1999.

[112] Evjenth O, Hamberg J, Brady MM. *The Extremities: Muscle Stretching in Manual Therapy: A Clinical Manual.* 3rd ed. Alfta, Sweden: New Intherlitho, Spa; 1993.

[113] Drake JD, Callaghan JP. Intervertebral neural foramina deformation due to two types of repetitive combined loading. *Clin Biomech.* 2009; 24(1): 1–6.

[114] Lu YM, Hutton WC, Gharpuray VM. Do bending, twisting, and diurnal fluid changes in the disc affect the propensity to prolapse? A viscoelastic finite element model. *Spine.* 1996; 15; 21(22): 2570–2579.

[115] Young RS, Andrew PD, Cummings GS. Effect of simulating leg length inequality on pelvic torsion and trunk mobility. *Gait Posture*. 2000; 11: 217–223.

[116] Al–Eisa E, Egan D, Deluzio K, Wassersug R. Effects of pelvic asymmetry and low back pain on trunk kinematics during sitting: a comparison with standing. *Spine*. 2006; 31: E135–143.

[117] White AA, Panjabi MM. *Clinical Biomechanics of the Spine*. 2nd ed. Philadelphia, PA: Lippincott Williams & Wilkins; 1990.

[118] Cholewicki J, Crisco JJ 3rd, Oxland TR, Yamamoto I, Panjabi MM. Effects of posture and structure on three–dimensional coupled rotations in the lumbar spine. A biomechanical analysis. *Spine*. 1996; 21: 2421–2428.

[119] Panjabi M, Yamamoto I, Oxland T, Crisco J. How does posture affect coupling in the lumbar spine? *Spine*. 1989; 14: 1002–1011.

[120] Lund T, Nydegger T, Schlenzka D, Oxland TR. Three–dimensional motion patterns during active bending in patients with chronic low back pain. *Spine*. 2002; 27: 1865–1874.

[121] Cibulka MT, Sinacore DR, Cromer GS, Delitto A. Unilateral hip rotation range of motion asymmetry in patients with sacroiliac joint regional pain. *Spine*. 1998; 23: 1009–1015.

[122] Takemasa R, Yamamoto H, Tani T. Trunk muscle strength in and effect of trunk muscle exercises for patients with chronic low back pain. The differences in patients with and without organic lumbar lesions. *Spine*. 1995; 20: 2522–2230.

[123] Cholewicki J, Silfies SP, Shah RA, Greene HS, Reeves NP, Alvi K, Goldberg B. Delayed trunk muscle reflex responses increase the risk of low back injuries. *Spine*. 2005; 30: 2614–2620.

[124] Cholewicki J, VanVliet JJ. Relative contribution of trunk muscles to the stability of the lumbar spine during isometric exertions. *Clin Biomech (Bristol, Avon)*. 2002; 17: 99–105.

[125] Radebold A, Cholewicki J, Polzhofer GK, Greene HS. Impaired postural control of the lumbar spine is associated with delayed muscle response times in patients with chronic idiopathic low back pain. *Spine*. 2001; 26: 724–730.

[126] Radebold A, Cholewicki J, Panjabi MM, Patel TC. Muscle response pattern to sudden trunk loading in healthy individuals and in patients with chronic low back pain. *Spine*. 2000; 25: 947–954.

[127] Reeves NP, Cholewicki J, Milner TE. Muscle reflex classification of lowback pain. *J Electromyogr Kinesiol*. 2005; 15: 53–60.

[128] van Dieen JH, Cholewicki J, Radebold A. Trunk muscle recruitment patterns in patients with low back pain enhance the stability of the lumbar spine. *Spine*. 2003; 28: 834–841.

[129] Ferreira PH, Ferreira ML, Hodges PW. Changes in recruitment of the abdominal muscles in people with low back pain: ultrasound measurement of muscle activity. *Spine*. 2004; 29: 2560–2566.

[130] Hodges PW, Richardson CA. Inefficient muscular stabilization of the lumbar spine associated with low back pain. A motor control evaluation of transversus abdominis. *Spine*. 1996; 21: 2640–2650.

[131] Hungerford BP, Gilleard WP, Hodges, PP. Evidence of altered lumbopelvic muscle recruitment in the presence of sacroiliac joint pain. *Spine*. 2003; 28: 1593–1600.

[132] Hides JA, Richardson CA, Jull GA. Multifidus muscle recovery is not automatic after resolution of acute, first–episode low back pain. *Spine*. 1996; 21: 2763–2769.

[133] Iwai K, Nakazato K, Irie K, Fujimoto H, Nakajima H. Trunk muscle strength and disability level of low back pain in collegiate wrestlers. *Med Sci Sports Exerc*. 2004; 36: 1296–1300.

[134] Nadler SF, Malanga GA, Feinberg JH, Prybicien M, Stitik TP, DePrince M. Relationship between hip muscle imbalance and occurrence of low back pain in collegiate athletes: a prospective study. *Am J Phys Med Rehabil*. 2001; 80: 572–577.

[135] Leetun DT, Ireland ML, Willson JD, Ballantyne BT, Davis IM. Core stability measures as risk factors for lower extremity injury in athletes. *Med Sci Sports Exerc*. 2004; 36: 926–934.

[136] Myer GD, Ford KR, Brent JL, Hewett TE. The effects of plyometric vs. dynamic stabilization and balance training on power, balance, and landing force in female athletes. *J Strength Cond Res*. 2006; 20: 345–353.

[137] Myer GD, Ford KR, Palumbo JP, Hewett TE. Neuromuscular training improves performance and lower–extremity biomechanics in female athletes. *J Strength Cond Res*. 2005; 19: 51–60.

[138] Paterno MV, Myer GD, Ford KR, Hewett TE. Neuromuscular training improves single–limb stability in young female athletes. *J Orthop Sports Phys Ther*. 2004; 34: 305–316.

[139] Bongers PM. The cost of shoulder pain at work. *BMJ*. 2001; 322: 64–65.

[140] Urwin M, Symmons D, Allison T, et al. Estimating the burden of musculoskeletal disorders in the community: the comparative prevalence of symptoms at different anatomical sites, and the relation to social deprivation. *Ann Rheum Dis*. 1998; 57: 649–655.

[141] Van der Heijden G. Shoulder disorders: a state of the art review. *Baillieres Best Pract Res Clin Rheumatol*. 1999; 13: 287–309.

[142] Johnson M, Crosley K, O'Neil M, Al Zakwani I. Estimates of direct health care expenditures among individuals with shoulder dysfunction in the United States. *J Orthop Sports Phys Ther*. 2005; 35: A4–PL8.

[143] van der Windt DA, Koes BW, Boeke AJ, Deville W, De Jong BA, Bouter LM. Shoulder disorders in general practice: prognostic indicators of outcome. *Br J Gen Pract*. 1996; 46: 519–523.

[144] Matsen FA III, Thomas SC, Rockwood CA Jr. Anterior Glenohumeral Instability. In: Rockwood CA Jr, Matsen FA III, eds. *The Shoulder, Vol 1*. Philadelphia, PA: WB Saunders; 1990. 526–622.

[145] Dobson CC, Cordasco FA. Anterior glenohumeral joint

dislocations. *Orthop Clin North Am*. 2008; 39(4): 507–518, vii.

[146] Blasier RB, Guldberg RE, Rothman ED. Anterior shoulder instability: contributions of rotator cuff forces and the capsular ligaments in a cadaver model. *J Shoulder Elbow Surg*. 1992; 1: 140–150.

[147] Buscayret F, Edwards TB, Szabo I, Adeleine P, Coudane H, Walch G. Glenohumeral arthrosis in anterior instability before and after surgical intervention. *Am J Sports Med*. 2004; 32: 1165–1172.

[148] Cameron ML, Kocher MS, Briggs KK, Horan MP, Hawkins RJ. The prevalence of glenohumeral osteoarthrosis in unstable shoulders. *Am J Sports Med*. 2003; 31: 53–55.

[149] Bigliani LU, Levine WN. Subacromial impingement syndrome. *J Bone Joint Surg Am*. 1997; 79: 1854–1868.

[150] Yamaguchi K, Ditsios K, Middleton WD, Hildebolt CF, Galatz LM, Teefey SA. The demographic and morphological features of rotator cuff disease. A comparison of asymptomatic and symptomatic shoulders. *J Bone Joint Surg Am*. 2006; 88: 1699–1704.

[151] Yamaguchi K, Sher JS, Andersen WK, et al. Glenohumeral motion in patients with rotator cuff tears: a comparison of asymptomatic and symptomatic shoulders. *J Shoulder Elbow Surg*. 2000; 9: 6–11.

[152] NIOSH. Shoulder Musculoskeletal Disorders: Evidence for Work Readiness. In: Bernard, ed. Musculoskeletal disorders (MSD's) and workplace factors: a critical review of epidemiologic evidence for work–related musculoskeletal disorders of the neck, upper extremity, and low back. Cincinnati, OH: Centers for Disease Control and Prevention, 1997: 122–195.

[153] Szeto GPY, Straker L, Raine S. A field comparison of neck and shoulder postures in symptomatic and asymptomatic office workers. *Appl Ergon*. 2002; 33: 75–84.

[154] Thigpen CA, Padua DA, Karas SG. Comparison of scapular kinematics between individuals with and without multidirectional shoulder instability. *J Athl Train*. 2005; 40.

[155] Thigpen CA, Padua DA, Xu N, Karas SG. Comparison of serratus anterior and upper trapezius muscle activation between subjects with and without multidirectional shoulder instability. *J Orthop Sports Phys Ther*. 2005; 35: A80–PL22.

[156] Yamaguchi T, Ishii K, Yamanaka M, Yasuda K. Acute effect of static stretching on power output during concentric dynamic constant external resistance leg extension. *J Strength Cond Res*. 2006; 20: 804–810.

[157] Schmitt L, Snyder–Mackler L. Role of scapular stabilizers in etiology and treatment of impingement syndrome. *J Orthop Sports Phys Ther*. 1999; 29: 31–38.

[158] Mesiter K. Injuries to the shoulder in the throwing athlete. Part 1: biomechanics/pathophysiology/classification of injury. *Am J Sports Med*. 2000; 28: 265–275.

[159] Tyler TF, Nicholas SJ, Roy T, Gleim GW. Quantification of posterior capsule tightness and motion loss in patients with shoulder impingement. *Am J Sports Med*. 2000; 28: 668–673.

[160] Harryman DT, Sidles JA, Clark JM, McQuade KJ, Gibb TD, Matsen FA. Translation of the humeral head on the glenoid with passive glenohumeral motion. *J Bone Joint Surg Am*. 1990; 72: 1334–1343.

[161] Hebert LJ, Moffet H, McFadyen BJ, Dionne CE. Scapular behavior in shoulder impingement syndrome. *Arch Phys Med Rehabil*. 2002; 83: 60–69.

[162] Fu FH, Harner CD, Klein AH. Shoulder impingement syndrome. A critical review. *Clin Orthop Relat Res*. 1991: 162–173.

[163] Michener LA, McClure PW, Karduna AR. Anatomical and biomechanical mechanisms of subacromial impingement syndrome. *Clin Biomech (Bristol, Avon)*. 2003; 18: 369–379.

[164] Gohlke F, Barthel T, Gandorfer A. The influence of variations of the coracoacromial arch on the development of rotator cuff tears. *Arch Orthop Trauma Surg*. 1993; 113: 28–32.

[165] Cools AM, Witvrouw EE, Declercq GA, Vanderstraeten GG, Cambier DC. Scapular muscle recruitment patterns: trapezius muscle latency with and without impingement symptoms. *Am J Sports Med*. 2003; 31: 542–549.

[166] Halder AM, Halder CG, Zhao KD, O'Driscoll SW, Morrey BF, An KN. Dynamic inferior stabilizers of the shoulder joint. *Clin Biomech (Bristol, Avon)*. 2001; 16: 138–143.

[167] Putnam C. Sequential motions of body segments in striking and throwing skills: descriptions and explanations. *J Biomech*. 1993; 26(Suppl 1): 125–135.

[168] Kibler W, Chandler T, Livingston B, Roetert E. Shoulder range of motion in elite tennis players. Effect of age and years of tournament play. *Am J Sports Med*. 1996; 24: 279–285.

[169] Hirashima M, Kadota H, Sakurai S, Kudo K, Ohtsuki T. Sequential muscle activity and its functional role in the upper extremity and trunk during overarm throwing. *J Sports Sci*. 2002; 20: 301–310.

[170] Happee R, Van der Helm FC. The control of shoulder muscles during goal directed movements, an inverse dynamic analysis. *J Biomech*. 1995; 28: 1179–1191.

[171] Kebaetse M, McClure P, Pratt NA. Thoracic position effect on shoulder range of motion, strength, and three–dimensional scapular kinematics. *Arch Phys Med Rehabil*. 1999; 80: 945–950.

[172] Reinold MM, Wilk KE, Macrina LC, et al. Changes in shoulder and elbow passive range of motion after pitching in professional baseball players. *Am J Sports Med*. 2008; 36: 523–527.

第**2**部分

人体动作功能障碍评估

第4章

健康风险评估

完成这一章的学习，你将能够做到以下几点。

✔ 解释健康评估的组成和作用。

✔ 询问合适的一般性问题和医学问题，以收集客户的主观信息。

✔ 在设计纠正性训练计划时，辨别潜在的、可能需要考虑的"危险信号"。

简介

评估对设计一个安全而个性化的纠正性训练计划极为重要。过程的第一步是为客户进行健康风险评估。获得的健康风险评估的主观信息有助于深入了解客户的过去、现在和未来。评估还能提醒健康和健身专业人员注意在开始计划前应该考虑的任何潜在的"危险信号"。从健康风险评估可以获得的一些关键信息点包括个人的体力活动准备、一般生活方式信息和病史。

个人体力活动准备

收集客户个人背景信息对理解客户身体状况很有价值，并有助于深入理解他们会表现出什么形式的肢体不平衡问题。一个最简单的信息收集方式是通过体力活动准备情况问卷（PAR-Q）（图4.1），其设计宗旨是帮助确定一个人是否为进行低到中到高水平的体力活动做好了准备[1]。此外，它还能够帮助识别某些活动是否适合一些人，或者哪些人需要进一步的医务监督。

PAR-Q是一种风险筛查问卷，用于探查任何可能的心肺功能障碍，例如冠心病。该问卷是收集客户个人心肺功能信息的一种良好方式。然

图4.1

体力活动准备情况问卷
（PAR-Q）样本

	问题	是	否
1	是否曾被医生告知患有心脏病并且只能参加医生推荐的体力活动？	☐	☐
2	参加体力活动时，是否感觉胸痛？	☐	☐
3	自上个月以来，你是否在没有进行体力活动时发生过胸痛？	☐	☐
4	你是否曾因头昏跌倒过或曾失去意识？	☐	☐
5	你是否有曾因体力活动变化而加重的骨骼或关节疾病？	☐	☐
6	最近医生是否因为你的血压或心脏问题给你开药？	☐	☐
7	你是否知道你不能进行体力活动的其他原因？	☐	☐

如果上述一个或多个问题的答案为"是"，在从事体力活动之前应咨询你的医生。告诉你的医生哪些问题你回答了"是"。进行医学评估后，向你的医生咨询哪些体力活动适合你现在的状况。

而，这只是一个全面的纠正性训练评估的其中一个组成部分。虽然这些信息极为重要，但是通过询问其他问题可以获得关于客户的更多信息。这些问题包括个人一般生活方式信息和病史。

一般生活方式信息

询问一些非常基本的、涉及客户生活方式或个人背景的问题可以提供很多信息。首先是两个非常重要的领域：职业和生活方式。

职业

了解客户的职业可以让健康和健身专业人员深刻了解他或她的运动能力和日常中涉及的动作模式类型。典型问题示例如图4.2所示。

通过这些信息，健康和健身专业人员可以识别并最终获得有关客户身体功能的关键线索。每个问题都能提供客户个人身体结构的相关信息。

久坐

这是一个可以提供很多信息的重要问题。第一，如果客户每天保持很长时间的坐姿，他或她髋关节的屈曲时间就会延长。这会导致屈髋肌群的紧张，并造成动力链姿势不平衡。第二，如果客户久坐，特别是坐在电脑前，在重力的持续影响下肩关节和颈椎有疲劳的趋势。经常会导致圆肩和头部前伸等不平衡姿势。

问题	是	否
1　你现在的职业是什么？		
2　你的职业是否需要久坐？	☐	☐
3　你的职业是否需要长时间的重复动作？（如果是，请说明。）	☐	☐
4　你的职业是否需要穿有跟的鞋子（礼服鞋）？	☐	☐
5　你的职业是否造成你出现焦虑（精神压力）？	☐	☐

图4.2

问题示例：客户职业

重复动作

重复动作可能造成肌肉和关节的过度使用，并可能导致组织创伤并最终造成动力链功能障碍[2]。这在许多涉及过顶动作的职业中很常见，例如建筑和粉刷。长时间的手部过头动作可能导致肩部酸痛，这可能是由背阔肌、胸肌紧张和肩袖肌群薄弱引起的。这种不平衡让肩关节在活动中无法合理运动或保持稳定，因此可能导致肩痛和颈痛。

礼服鞋

穿后跟较高的鞋子会将踝关节长时间放在跖屈位。这会导致腓肠肌和比目鱼肌的紧张，造成姿势不平衡，例如足-踝复合体的过度旋前（扁平足，可能导致足和踝的损伤）。

精神压力

精神压力或焦虑可能导致非功能性的呼吸模式，进一步导致姿势变形和动力链功能障碍[3-4]。

生活方式

有关客户生活方式的问题可以反映出客户在闲暇时间会做什么。这通常是指客户的娱乐或爱好。典型问题示例如图4.3所示。

图4.3

问题示例：客户生活
方式

	问题	是	否
1	你是否参与任何娱乐性活动（高尔夫、网球、滑雪等）？（如果有，请说明。）	☐	☐
2	你是否有任何爱好（阅读、园艺、修车等）？（如果有，请说明。）	☐	☐

娱乐

在评估的背景下，娱乐是指客户工作环境之外的体力活动。通过找出客户从事的娱乐性活动，健康或健身专业人员可以更好地设计计划以满足这些要求。例如，许多人喜欢在空闲时间玩高尔夫、滑雪、网球或从事其他体育活动。训练的策略必须是恰当的，以确保客户能够通过训练优化自身动作系统的效率，同时处理可能由于客户的活动而导致的潜在的肌肉不平衡。

爱好

在评估的背景下，爱好是指客户可能经常从事的活动，但这些活动在本质上未必是竞技性的。例如园艺、修车、阅读、看电视和玩电子游戏。在许多情况下，客户会长时间保持特定姿势，从而容易导致肌肉不平衡。

病史

病史（图4.4）是特别重要的。它不仅可以提供任何威胁生命的慢性疾病（例如冠心病、高血压和糖尿病）信息，还可以提供关于客户的身体结构和运动功能的信息，例如损伤史、外科手术、肌肉不平衡和慢性病状况。

损伤史

询问客户的损伤史可以了解可能的功能障碍。未来损伤最好的预测因子之一就是损伤史。有大量的研究表明，过去的损伤会影响人体动作系统的功能[5-46]，除了有相同损伤再发的风险，或者代偿未完全康复的损伤而导致其他（可能更严重的）损伤，还可能沿着动力链波及其他位置。

问题	是	否
1　你是否有过任何疼痛或损伤（踝部、膝部、髋部、背部、肩部等）？（如果有，请说明。）	☐	☐
2　你是否曾接受过外科手术？（如果有，请说明。）	☐	☐
3　医生是否曾经诊断你有慢性疾病，例如冠心病、冠状动脉疾病、高血压、高胆固醇或糖尿病？（如果有，请说明。）	☐	☐
4　你近期是否服用任何药物？（如果有，请说明。）	☐	☐

图4.4

问题样例：客户病史

1. 踝关节扭伤

研究显示，踝关节扭伤会降低臀中肌和臀大肌的神经控制，从而可能导致许多功能性活动中下肢控制不良，并最终导致损伤[5-8]。

2. 膝关节损伤（包括韧带损伤）

膝关节损伤可能导致稳定髌股关节和胫股关节的肌肉神经控制降低，并导致进一步的损伤。非接触的膝关节损伤通常由踝关节或髋关节功能障碍引起。膝关节在踝关节和髋关节之间受到制约。如果踝关节或髋关节出现功能不当，会导致膝关节动作和力学分布改变，这终将导致更多的损伤[9-26]。

3. 下背损伤

下背损伤可能造成核心稳定肌群的神经控制下降，导致脊柱稳定性降低。这可能进一步导致上下肢的功能障碍[27-37]。

4. 肩部损伤

肩部损伤会造成肩袖肌群神经控制的改变，可能导致肩关节在功能活动中的不稳定[38-46]。

5. 其他损伤

人体动作系统不平衡导致的损伤包括反复的腘绳肌拉伤、腹股沟拉伤、髌腱炎（跳跃者膝）、足底筋膜炎（足弓疼痛）、胫骨后肌肌腱炎（胫骨病）、肱二头肌肌腱炎（肩部疼痛）和头痛等。

在评估客户时，所有上述的历史损伤都应该考虑，除非给予合适的关照，否则随着时间推移，上述的肌肉不平衡都会再次出现。但是，客户最多只能够回想起一半左右的损伤史，而且大多数都是严重损伤。所以通过健康和健身专业人员进行的严格的对肌肉不平衡的仔细检查可以发现潜在风险区域。

手术史

外科手术治疗会对身体造成创伤，并且可能造成与损伤相似的影响。除非正确康复，否则容易造成功能障碍。一些常见的外科手术治疗包括以下几种。

- ◆ 足和踝关节手术
- ◆ 膝关节手术
- ◆ 背部手术
- ◆ 肩部手术
- ◆ 剖腹产（切开腹壁产下婴儿）
- ◆ 阑尾切除术（切开腹壁移除阑尾）

以上外科手术都会产生疼痛和引发炎症，如果没有适当恢复，可能改变相关肌肉和关节的神经控制[47-48]。

慢性疾病

许多卫生保健组织、专业医学团体和社会组织曾指出，慢性疾病的持续治疗甚至是终身治疗，会带来公共和个人治疗花费的持续增长。诸如高血压、高血脂、肥胖、骨关节炎、心肺疾病和糖尿病等病症的日常护理及并发症的治疗很可能成为一个国家的巨大支出项目。这并不奇怪。这些疾病许多都是由不良的生活方式造成的，并且许多健康问题是从儿童时期久坐开始的，这意味着慢性疾病的预防或许要从小学抓起。美国运动医学会（ACSM）已经发起了"运动是良药"的号召，尝试在医生团体中鼓励医生给病人开运动处方或帮助患者树立健康生活方式的意识。据估计，超过75%的美国成年人没有从事每天30分钟低到中等强度的体力活动[49]。达不到这个最低活动标准的人患慢性疾病的风险会显著上升[49-50]，健康和健身专业人员的工作对象不仅是相对健康的客户，还极可能是大量有慢性疾病的客户，这些疾病包括以下这些。

- ◆ 心血管疾病、冠状血管疾病、先天性心脏病、瓣膜疾病或充血性心力衰竭
- ◆ 高血压
- ◆ 高胆固醇或血脂异常
- ◆ 中风或外周动脉疾病

◆ 吸烟、哮喘、阻塞性肺病或暴露在炎症刺激物之中导致的肺或
  呼吸问题

◆ 儿童或成年肥胖

◆ Ⅰ或Ⅱ型糖尿病

◆ 癌症

药物

有些个体可能受到了医学专业人员的看护并在其指导下需要使用一些药物。健康和健身专业人员的角色不是开处方或教授下列药物的用法和作用。这一部分的主要目的是介绍一些药物的主要分类及其生理学作用（表4.1和表4.2）。这两个表格仅仅是药物的极简概述，不能作为药物和其作用的决定性证据。如需更多药物的完整信息，请联系卫生保健专业人员或参考其他专业资料。

表4.1　常见药物分类

药物	基本功能
β受体阻滞剂	通常用于高血压、也可用于心律失常（不规则心率）的处方
钙通道阻滞剂	通常用于高血压和心绞痛（胸痛）的处方
硝酸盐	通常用于高血压和充血性心力衰竭的处方
利尿剂	通常用于高血压、充血性心力衰竭处方和外周水肿的处方
支气管扩张药	通常用于哮喘或其他肺部疾病患者纠正和预防支气管平滑肌收缩的处方
血管舒张药	用于治疗高血压和充血性心力衰竭
抗抑郁药	用于治疗各种精神疾病和情绪障碍

表4.2　药物对心率和血压的作用

药物	心率	血压
β受体阻滞剂	↓	↓
钙通道阻滞剂	↑ ↔ 或 ↓	↓
硝酸盐	↕	↔
利尿剂	↔	↕
支气管扩张药	↔	↔
血管舒张药	↑ ↔ 或 ↓	↓
抗抑郁药	↑ 或 ↔	↔ 或 ↓

↓降低；↑增加；↔无作用

小结

健康或健身专业人员的主要职责是有效地指导客户安全、有效、成功地实现他们的目标。要做到这点，需要全面了解客户的背景及其身体能力和运动目标。完成健康危险评估是收集客户信息以设计个性化的纠正性训练计划的第一步。评估的质量决定了纠正训练计划的质量，因此，为了确保训练计划能根据客户需求做到有针对性，做好评估的方方面面至关重要。

参考文献

[1] Thomas S, Reading J, Shephard R. Revision of the Physical Activity Readiness Questionnaire (PAR–Q). *Can J Sport Sci*. 1992; 17: 338–345.

[2] Bachrach RM. The relationship of low back pain to psoas insufficiency. *J Ortho Med*. 1991; 13: 34–40.

[3] Janda V. Muscles and Motor Control in Cervicogenic Disorders In: Grant R (ed.). *Physical Therapy of the Cervical and Thoracic Spine*. Edinburgh: Churchill Livingstone; 1988: 182–199.

[4] Leahy PM. Active release techniques: Logical soft tissue treatment. In: Hammer WI, ed. *Functional Soft Tissue Examination and Treatment by Manual Methods*. Gaithers–burg, MD: Aspen Publishers, Inc.; 1999: 549–560.

[5] Bullock–Saxton JE. Local sensation changes and altered hip muscle function following severe ankle sprain. *Phys Ther*. 1994; 74: 17–28; discussion 28–31.

[6] Guskiewicz K, Perrin D. Effect of orthotics on postural sway following inversion ankle sprain. *J Orthop Sports Phys Ther*. 1996;23:326–331.

[7] Nitz A, Dobner J, Kersey D. Nerve injury and grades II and III ankle sprains. *Am J Sports Med*. 1985; 13: 177–182.

[8] Wilkerson G, Nitz A. Dynamic ankle stability: Mechanical and neuromuscular interrelationships. *J Sport Rehab*. 1994; 3: 43–57.

[9] Barrack R, Lund P, Skinner H. Knee proprioception revisited. *J Sport Rehab*. 1994; 3:18–42.

[10] Beard D, Kyberd P, O'Connor J, Fergusson C. Reflex hamstring contraction latency in ACL deficiency. *J Orthop Res*. 1994; 12: 219–228.

[11] Boyd I. The histological structure of the receptors in the knee joint of the cat correlated with their physiological response. *J Physiol*. 1954; 124: 476–488.

[12] Corrigan J, Cashman W, Brady M. Proprioception in the cruciate deficient knee. *J Bone Joint Surg Br*. 1992; 74B: 247–250.

[13] DeCarlo M, Klootwyk T, Shelbourne D. ACL surgery and accelerated rehabilitation. *J Sport Rehab*. 1997; 6: 144–156.

[14] Ekholm J, Eklund G, Skoglund S. On the reflex effects from knee joint of the cat. *Acta Physiol Scand*. 1960; 50: 167–174.

[15] Feagin J. The syndrome of the torn ACL. *Orthop Clin North Am*. 1979; 10: 81–90.

[16] Fredericson M, Cookingham CL, Chaudhari AM, Dowdell BC, Oestreicher N, Sahrmann SA. Hip abductor weakness in distance runners with iliotibial band syndrome. *Clin J Sport Med*. 2000; 10: 169–175.

[17] Hewett TE, Lindenfeld TN, Riccobene JV, Noyes FR. The effect of neuromuscular training on the incidence of knee injury in female athletes. A prospective study. *Am J Sports Med*. 1999; 27: 699–706.

[18] Ireland ML, Willson JD, Ballantyne BT, Davis IM. Hip strength in females with and without patellofemoral pain. *J Orthop Sports Phys Ther*. 2003; 33: 671–676.

[19] Irrgang J, Harner C. Recent advances in ACL rehabi-litation: Clinical factors. *J Sport Rehab*. 1997; 6: 111–124.

[20] Irrgang J, Whitney S, Cox E. Balance and proprioceptive training for rehabilitation of the lower extremity. *J Sport Rehab*. 1994; 3: 68–83.

[21] Johansson H. Role of knee ligaments in proprioception and regulation of muscle stiffness. *J Electromyogr Kinesiol*. 1991; 1: 158–179.

[22] Johansson H, Sjolander P, Sojka P. A sensory role for the crutiate ligaments. *Clin Orthop Relat Res*. 1991; 268: 161–178.

[23] Johansson H, Sjolander P, Sojka P. Receptors in the knee joint ligaments and their role in the biomechanics of the joint. *Crit Rev Biomed Eng*. 1991; 18: 341–368.

[24] Nyland J, Smith S, Beickman K, Armsey T, Caborn D. Frontal plane knee angle affects dynamic postural control strategy during unilateral stance. *Med Sci Sports Exerc*. 2002; 34: 1150–1157.

[25] Powers C. The influence of altered lower–extremity kinematics on patellofemoral joint dysfunction: a theore-tical perspective. *J Orthop Sports Phys Ther*. 2003; 33: 639–646.

[26] Bullock–Saxton JE, Janda V, Bullock MI. Reflex activation of gluteal muscles in walking. An approach to restoration of muscle function for patients with lowback

pain. *Spine*. 1993; 18:704–708.

[27] Hodges P, Richardson C, Jull G. Evaluation of the relationship between laboratory and clinical tests of transversus abdominis function. *Physiother Res Int*. 1996; 1: 30–40.

[28] Hodges PW, Richardson CA. Inefficient muscular stabilization of the lumbar spine associated with low back pain. A motor control evaluation of transversus abdominis. *Spine*. 1996; 21: 2640–2650.

[29] Hodges PW, Richardson CA. Contraction of the abdominal muscles associated with movement of the lower limb. *Phys Ther*. 1997; 77: 132–42; discussion 42–44.

[30] Janda V. Muscles and motor control in low back pain: assessment and management. In: Twomey L, ed. *Physical Therapy of the Low Back*. New York, NY: Churchill Livingstone; 1987.

[31] Lewit K. Muscular and articular factors in movement restriction. *Manual Med*. 1985; 1: 83–85.

[32] O'Sullivan P, Twomey L, Allison G, Sinclair J, Miller K, Knox J. Altered patterns of abdominal muscle activation in patients with chronic low back pain. *Aust J Physiother*. 1997; 43: 91–98.

[33] Richardson C, Jull G, Toppenberg R, Comerford M. Techniques for active lumbar stabilization for spinal protection. *Aust J Physiother*. 1992; 38: 105–112.

[34] Broström L–Å, Kronberg M, Nemeth G. Muscle activity during shoulder dislocation. *Acta Orthop Scand*. 1989; 60: 639–641.

[35] Glousman R. Electromyographic analysis and its role in the athletic shoulder. *Clin Orthop Relat Res*. 1993; 288: 27–34.

[36] Glousman R, Jobe F, Tibone J, Moynes D, Antonelli D, Perry J. Dynamic electromyographic analysis of the throwing shoulder with glenohumeral instability. *J Bone Joint Surg Am*. 1988; 70A: 220–226.

[37] Hanson ED, Leigh S, Mynark RG. Acute Effects of Heavy and Light–LoadSquat Exercise on the Kinetic Measures of Vertical Jumping. *J Strength Cond Res*. 2007; 21: 1012–1017.

[38] Howell S, Kra T. The role of the supraspinatus and infraspinatus muscles in glenohumeral kinematics of anterior shoulder instability. *Clin Orthop Relat Res*. 1991; 263: 128–134.

[39] Kedgley A, Mackenzie G, Ferreira L, Johnson J, Faber K. In vitro kinematics of the shoulder following rotator cuff injury. *Clin Biomech (Bristol, Avon)*. 2007; 22: 1068–1073.

[40] Kronberg M, Broström L–Å, Nemeth G. Differences in shoulder muscle activity between patients with generalized joint laxity and normal controls. *Clin Orthop Relat Res*. 1991; 269: 181–192.

[41] Yanagawa T, Goodwin C, Shelburne K, Giphart J, Torry M, Pandy M. Contributions of the individual muscles of the shoulder to glenohumeral joint stability during abduction. *J Biomech Eng*. 2008; 130: 21–24.

[42] Yasojima T, Kizuka T, Noguchi H, Shiraki H, Mukai N, Miyanaga Y. Differences in EMG activity in scapular plane abduction under variable arm positions and loading conditions. *Med Sci Sports Exerc*. 2008; 40: 716–721.

[43] Graven–Nielsen T, Mense S. The peripheral apparatus of muscle pain: evidence from animal and human studies. *Clin J of Pain*. 2001; 17: 2–10.

[44] Mense S, Simons D. *Muscle pain. Understanding Its Nature, Diagnosis, and Treatment*. Philadelphia, PA: Williams & Wilkins; 2001.

[45] Lambert E, Bohlmann I, Cowling K. Physical activity for health: understanding the epidemiological evidence for risk benefits. *Int J Sports Med*. 2001; 1: 1–15.

[46] Pate R, Pratt M, Blair S, et al. Physical activity and public health: a recommendation from the Centers for Disease Control and Prevention and the American College of Sports Medicine. *JAMA*. 1995; 273: 402–407.

第 5 章

静态姿势评估

本章目标

完成这一章的学习，你将能够做到以下几点。

✔ 明确静态姿势评估的作用。

✔ 描述动力链对静态姿势排列的意义。

✔ 讨论静态姿势排列可能随时间改变的途径。

✔ 讨论现有姿势变形的影响。

✔ 执行静态姿势评估。

简介

姿 势评估已经成为不同年龄阶段临床工作者较常用的一项评估工具。在以数据驱动为主的技术出现之前，姿势评估曾是各种评估方法中的重要组成部分。当人们渐渐意识到采用数据驱动为主的技术来提供与动力链相关的信息是存在一些缺陷的，姿势评估和功能性动作评估则被给予了更多的信任[1-3]。这些定性测量方法虽然重新被广泛应用，但是在量化这些定性信息以尝试提供客观的、可测量的基准线方面出现了难题。在这个循证医学的新时代，几乎没有时间允许相应的临床应用性研究来客观地评估这些定性测量方法。因此，在这方面的临床研究相当有限，其结果就是姿势评估工具效度的循证研究也是少之又少。

姿势可表现为静态或动态。静态姿势，或者说是个体身体在静止状态的呈现，可看作是个体活动的一个基本状态。静态姿势反映在身体力线的排列上（图5.1）。它给肢体功能提供了一个基础或平台。与任何结构一样，一个脆弱的根基将会导致系统中某些地方出现继发性的问题。例如，房子的地基有问题都是在墙上出现裂缝或屋顶出现问题之后才被

静态姿势 个体身体在静态状态的呈现，是身体力线排列的表现。

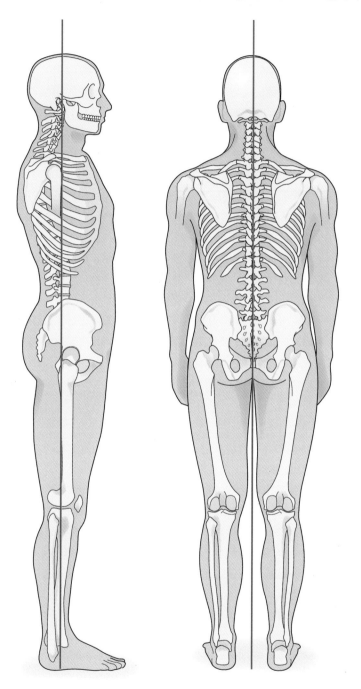

图5.1

静态姿势

动态姿势 个体在进行
功能性任务时维持姿势
的表现。

发现的。

动态姿势是个体在进行功能性任务时维持姿势的表现（这部分内容

将会在第6章详细阐述）。本章主要介绍静态姿势评估。

姿势评估的重要性及其与损伤的关系

静态姿势评估已成为识别肌肉失衡的基本工具。评估可能无法确切地指出肌肉失衡问题是结构性（生物力学）的，还是源于不良的肌肉募集模式而造成的。然而，静态姿势评估仍是一个很好的指示工具，它能够指出必须进一步检查的问题区域。这就意味着可以在诱发因素的层级进行干预，而不只是单一地处理症状上的问题。举例来讲，面对墙上的裂缝，最简单的做法是重新涂抹灰泥、粉刷。但是，如果房子的地基依旧维持原样而不修理的话，墙上的裂缝早晚还是会出现，甚至可能会裂开得更大，说不定天花板也会出问题。在某种程度上，"打补丁"的方法不再适用了，而是需要更大的干预，或重新修整，或重建。对于人体来讲，也遵循这个道理。人们虽可继续采用抗炎药物、调整日常活动模式或只是硬挺过疼痛等方法来应对症状，但这些都会导致结构和神经肌肉适应方面的进一步功能紊乱。然而，如果我们返回去寻找炎症、不舒服或不良表现的诱因时，我们更有可能成功地选择出更有效地减轻功能紊乱的干预措施，使客户最终能无痛地完成功能性任务。使用静态姿势评估是完成该目标性结果的第一步。

肌肉失衡

肌筋膜 在肌肉和肌腱之间及环绕其周围的结缔组织。

关节排列的改变有很多诱因，它包括肌筋膜的质量和功能，以及肌肉－肌腱功能的改变。无论何种原因，身体总能持续地适应变化，尝试产生系统所要求的功能结果。然而，这种适应会导致肌肉失衡、功能紊乱，最终导致组织损伤和病理状态。在持续适应的过程中，肌肉－肌腱单元将会按照应激源要求被拉长或缩短。这可能导致稳定肌群在稳定关节时效率降低，因为它们并非处于最佳的排列状态[4-7]。

肌肉失衡 肌肉之间或肌群之间功能关系的不利改变。

肌肉失衡是某些特定类型的肌肉间缺少平衡的一种状态。这种趋势会呈现出系统性的表现。某些肌肉比较容易缩短（紧张），而其他肌肉更容易被拉长和抑制[8-9]。紧张和无力的肌肉组合会改变正常的动作模式[10-11]。这将导致关节生物力学的改变并最终引起退化。表5.1列举了容易发生缩短或拉长的肌肉。

表5.1	容易发生缩短和拉长的肌肉
典型的易缩短的肌肉	**典型的易被拉长的肌肉**
腓肠肌	胫骨前肌
比目鱼肌	胫骨后肌
髋内收肌	股内侧肌
腘绳肌	臀大肌/臀中肌
腰大肌	腹横肌
阔筋膜张肌	腹内斜肌
股直肌	多裂肌
梨状肌	前锯肌
腰方肌	斜方肌中束/下束
竖脊肌	菱形肌
胸大肌/胸小肌	小圆肌
背阔肌	冈下肌
大圆肌	三角肌后束
斜方肌上束	颈深屈肌
肩胛提肌	
胸锁乳突肌	
斜角肌	

（源自：Janda V. Muscles and Motor Control in Low Back Pain: Assessment andManagement. In: Twomey LT, ed. *Physical Therapy of the Low Back*. Edinburgh: Churchill Livingstone; 1987: 253-278. ）

静态姿势的改变是如何发生的

引起姿势失衡的主要因素包括：

1. 习惯性动作模式；
2. 重复性动作引起的动作模式改变；
3. 损伤引起的动作模式改变；
4. 手术引起的动作模式改变；
5. 未完全恢复的损伤引起的动作模式改变。

习惯性动作模式

对健康和健身专业人员来说，建立起对姿势及其在日常生活中的重要性的认识是必要的。更重要的是理解日常姿势对人的影响。人们可能在没有意识到的情况下就养成了一些不良的姿势习惯。很多人都只用一侧的肩部背很重的公文包，慢慢地肩部就负重过多。渐渐地身体就总是

图5.2

习惯性模式

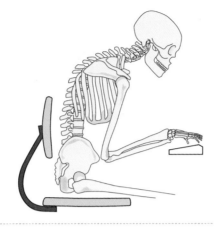

不能处于中立位，并持续地在这个不平衡的状态下行动，即使没有负重也是如此。很多经常开车的人也会出现相同的情况。长期使用右侧下肢，无意识保持身体的对称性，会造成身体向右偏移和左侧下肢的外旋。长期伏案工作会造成颈部和手臂的功能障碍。电脑屏幕、键盘以及座椅的位置等环境因素都有可能引起姿势变形（图5.2）。

重复性动作引起的动作模式改变

长期过度使用或损伤而引起的重复性动作会导致肌肉弹性的改变[12]，不良姿势和日常运动的缺乏也是诱因[13]。长期重复处在缩短位置的肌肉，例如坐姿下的髂腰肌，最后会适应和趋向于保持缩短的状态[10, 14]。压力和慢性疲劳也会引起肌肉失衡[15-16]。

重复性动作会因主要使用某些肌肉群而导致肌肉失衡。这在很多运动员身上非常突出，如游泳运动员、赛跑运动员和网球运动员。通常相较于肩胛骨回缩肌群，游泳运动员更强调胸部肌群，这会导致其出现圆肩体态[17]（图5.3）。

重复性动作对普通人的姿势也会造成影响，例如一个每天用同一只

图5.3

游泳选手过度使用的肌肉

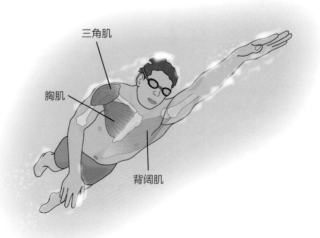

手使用锤子的建筑工人（图5.4）。服务生通常用同一只手托住巨大的餐盘，就像母亲总用同一侧手抱小孩一样。

姿势不平衡也会出现在健身房中那些只关注某一特定肌肉群训练的人中，特别是那些专注于练习胸肌、肩部肌肉和肱二头肌的人（图5.5）。这通常会导致圆肩、头部前伸和肩关节内旋的体态。

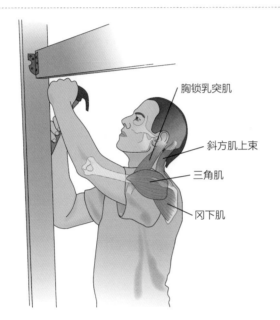

图5.4

建筑工人过度使用的肌肉

胸锁乳突肌

斜方肌上束

三角肌

冈下肌

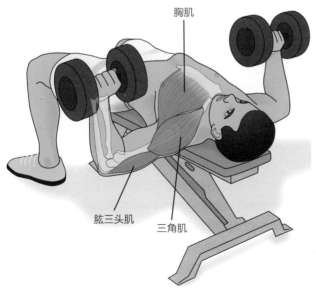

图5.5

健身会员过度使用的肌肉

胸肌

肱三头肌

三角肌

损伤引起的动作模式改变

急性损伤会导致慢性肌肉不平衡。个体会做出代偿性动作来避免疼痛或完成动作。通常即使当疼痛退去，动作限制和力量都恢复后，个体可能还是无法改变其适应性动作模式，除非有人提醒他回到伤前的运动模式。一般来说反复性踝关节扭伤和偶尔腰背酸痛的群体，他们更愿意继续使用改变后的动作行为模式。动作模式的改变会改变关节的受力，改变肌肉募集的方式，最终都会导致肌肉失衡，并体现在姿势的改变上。

损伤也会导致组织受限（活动度不足）。通过夹板固定或因疼痛引起的自我制动可能引发组织的缩短。在恢复行动之前，其拮抗肌群是被拉长的，造成了肌肉力量下降。肌肉的缩短和紧张通常会伴随着拮抗肌群的拉长和变弱，这打破了神经肌肉独立控制关系上的平衡。此时，由肌肉不平衡造成的姿势改变就很明显了。

活动度不足　活动受限。

手术引起的动作模式改变

即使是最成功的手术也会留下疤痕，但这就是组织痊愈的方式。疤痕组织的灵活性常常在康复进程中被忽视。疤痕会改变组织的排列，拉扯筋膜，影响肌肉和关节的功能。在手术前或刚完成手术后，可能会出现一些代偿性的运动模式来帮助完成功能活动。因此，伤者必须积极地复健并重建平衡的运动模式，否则因手术造成的肌肉失衡和姿势改变将会恶化。

未完全恢复的损伤引起的动作模式改变

在医疗保险没有完全涵盖康复进程的年代，很多患者只是在最初的阶段进行了康复干预，但在其完全恢复之前便转诊出院。因此，他们只好自行开展恢复计划，这样做很有可能忽视了肌肉的平衡发展，使伤痛无法痊愈。甚至有些患者不参与任何康复计划，以出院时的限制状态继续生活。无论是以上哪种情况，身体都会适应现有的灵活性和稳定性，从而发展出相应的代偿运动模式，最终反映在不良姿势上。

只有先了解引起不良姿势的原因，健康和健身专业人员才可以明确患者的需求。不合适的姿势常常是由于肌肉失衡造成的，或者会导致肌肉失衡[4, 5, 10, 14, 15, 18–22]。健康和健身专业人员的任务便是识别这些肌肉失衡的情况，落实诱因，然后研究出一个全面的纠正性训练计划。而姿势评估便是检查患者状态的第一步。

常见的变形模式

个体在静态下呈现出的姿势，在某种意义上可视为是一张身体路线图。本该是竖直的身体结构上出现了扭曲和旋转便是出现代偿动作模式的证明。这就说明身体有些部位的动作出了问题。于是，身体便召集了其他结构和肌群"参与并发挥"（协同优势）功能。人体大多数的结构和肌群都是各司其职的。尽管合理地使用这些结构和肌群可以实现多种运动，例如股四头肌可以屈髋（股直肌）或伸膝，但在需要保持膝关节旋转的稳定时，股四头肌可能会由于过度使用而造成肥大，或者导致髌腱炎、膝前疼痛或髌股关节功能障碍等问题。髋部两侧不平衡可能是由于习惯一侧承重造成的，也可能是因为背着沉重的公文包所造成的骨盆失衡。长期开车也可能会出现右腿疲劳和紧张。

　　有趣的是，机体会在特定模式下代偿或通过肌肉之间特有的关系来代偿。杨达（Janda）在20世纪70年代早期的研究中就对这些模式进行过描述[19]。弗洛伦斯（Florence）和亨利·肯德尔（Henry Kendall）曾从不同的角度研究这些姿势，他们通过拮抗肌群的关系来明确这些姿势上的变化。随后，弗洛伦斯的一位学生雪莉·沙曼（Shirley Sahrmann）继续了他的研究[23]。

杨达的姿势变形综合征

　　杨达明确了三种基本的代偿模式，但这不代表其他代偿不会发生[19]。他认为在静态姿势下的改变和偏离存在级联的影响，而不是尽可能多地呈现不同的特定模式。静态姿势评估过程中的三个姿势变形模式是下交叉综合征、上交叉综合征和旋前变形综合征。这三个静态姿势变形综合征可以认为是前文讨论的上下肢运动损伤症状的表现。运动损伤症状评估将会在下一章（动作评估）讨论。

下交叉综合征（LCS: Lower Crossed Syndrome）

　　下交叉综合征患者的特征是腰椎前凸和骨盆前倾（图5.6）。有一些肌肉太紧张，而其他肌肉太无力。紧张的肌肉包括腓肠肌、比目鱼肌、髋内收肌、屈髋肌群（腰大肌、股直肌、阔筋膜张肌）、背阔肌和竖脊肌（表5.2）。无力或拉长的肌肉包括胫骨后肌、胫骨前肌、臀大肌、臀中肌、腹横肌和腹内斜肌（表5.2）。下交叉综合征的紧张和无力模式会导致可预测的关节失能、动作不平衡以及肌肉损伤。其伴随的关节功能缺失包括距下关节、胫股关节、髋股关节、骶髂关节、腰椎关节突关节的功

下交叉综合征　一种姿势变形综合征，特征为骨盆前倾，以及下肢肌肉失衡。

上交叉综合征　一种姿势变形综合征，特征为头部前伸、圆肩和上肢肌肉失衡。

旋前变形综合征　一种姿势变形综合征，特征为足部外翻和下肢肌肉失衡。

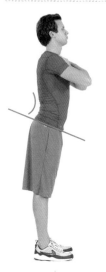

图5.6

下交叉综合征

能缺失。常见的运动功能障碍包括功能性动作中腰椎稳定性的下降，在蹲起、前弓步、过头上举这些姿势中，腰椎过度前凸表现得很明显。这些功能障碍是由髋伸肌和腰椎伸肌紧张以及下腹部和腰椎稳定肌无力所造成的。常见损伤模式包括腘绳肌拉伤、膝前疼痛和下腰背痛[5, 10, 14]。

表5.2	下交叉综合征		
缩短的肌肉	拉长的肌肉	改变的关节力学机制	可能的损伤
腓肠肌	胫骨前肌	**增加：**	腘绳肌拉伤
比目鱼肌	胫骨后肌	腰部伸展	膝前疼痛
屈髋肌群	臀大肌		下腰背痛
髋内收肌	臀中肌	**减少：**	
背阔肌	腹横肌	髋部伸展	
竖脊肌	腹内斜肌		

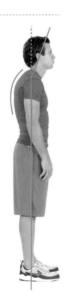

图5.7

上交叉综合征

上交叉综合征（UCS: Upper Crossed Syndrome）

上交叉综合征的特征为圆肩和头部前伸（图5.7）。该症状常见于久坐办公人群或在单一运动维度过度训练的人群。功能上紧张的肌肉包括胸大肌、胸小肌、肩胛下肌、背阔肌、肩胛提肌、斜方肌上束、大圆肌、胸锁乳突肌和斜角肌（表5.3）。功能上无力或被抑制的肌肉包括菱形肌、斜方肌中束和下束、小圆肌、冈下肌、前锯肌和颈深屈肌（表5.3）。可能造成问题的关节包括胸锁关节、肩锁关节及颈椎关节突关节、胸椎关节突关节。可能造成的潜在损伤模式包括肩袖撞击综合征、肱二头肌肌腱炎、胸廓出口综合征和头痛等[5, 10, 14]。

旋前变形综合征

旋前变形综合征的特征是足部过度外翻（扁平足），以及膝关节屈曲、内旋、内收（图5.8）。功能上紧张的肌肉包括腓骨肌群、腓肠肌、比目鱼肌、髂胫束、股二头肌、髋内收肌和屈髋肌群（表5.4）。功能上被抑制或变弱的肌肉包括胫骨后肌、胫骨前肌、股内侧肌、臀中肌、臀大肌、髋外旋肌（表5.4）。可能的关节功能障碍包括第一跖趾关节、距下关节、踝关节、骶髂关节、腰椎关节突关节。患有旋前变形综合征的人容易出现以下可预测的损伤：足底筋膜炎、胫后肌腱炎、髌骨肌腱炎和下腰背痛[24-26]。

表5.3	上交叉综合征		
缩短的肌肉	拉长的肌肉	改变的关节机制	可能的损伤
斜方肌上束	颈深屈肌	**增加：**	头痛
肩胛提肌	前锯肌	颈椎伸展	肱二头肌肌腱炎
胸锁乳突肌	菱形肌	肩胛骨前伸/上提	肩袖撞击综合征
斜角肌	斜方肌中束		胸廓出口综合征
背阔肌	斜方肌下束	**减少：**	
大圆肌	小圆肌	肩部伸展	
肩胛下肌	冈下肌	肩关节外旋	
胸大肌/胸小肌			

表5.4	旋前变形综合征		
缩短的肌肉	拉长的肌肉	改变的关节力学机制	可能的损伤
腓肠肌	胫骨前肌	**增加：**	足底筋膜炎
比目鱼肌	胫骨后肌	膝关节内收	胫后肌腱炎
腓骨肌群	股内侧肌	膝关节内旋	髌骨肌腱炎
髋内收肌	臀中肌/臀大肌	足旋前	下腰背痛
髂胫束	髋外旋肌	足旋后	
屈髋肌群		**减少：**	
股二头肌（短头）		足背屈	
		足内翻	

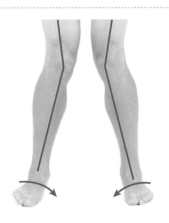

图5.8

旋前变形综合征

静态姿势评估的系统方法

静态姿势评估需要从业者具有较强的视觉观察能力。在系统化的方法下，该技能可随着时间和经验的积累而提升。通常，静态姿势评估从双足开始，向上往头部延伸。人类是两足动物，每走一步，足部都与外界环境产生互动。通常，在下肢观察到的姿势的变化或偏误会沿着动力链向上，体现为上肢姿势的代偿性变化或偏误。这些代偿能够通过全面的静态姿势评估来查清楚。

■ 动力链检查点

姿势检查需要对动力链进行观察（人体动作系统）。为了完成观察，NASM设计出了检查点来帮助健康和健身专业人士系统地检查静态和动态下的姿势。动力链检查点是指那些身体的主要关节区域，包括以下部位。

1. 足部和踝部
2. 膝关节
3. LPHC
4. 头部/颈椎（躯干上半部）

前面观

◆ 足部和踝部：向前且平行，无扁平足或外旋
◆ 膝关节：与脚尖在同一方向，无内收或外展
◆ LPHC：骨盆水平，两个髂前上棘在同一横切面上

动力链检查点——前面观

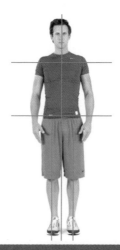

- ◆ 肩部：水平，无上提或圆肩
- ◆ 头部：中立位，无前倾或旋转

注： 假想线应该从两足跟中间开始，竖直向上延伸，通过骨盆的中线、躯干和头骨。

侧面观

- ◆ 足部和踝部：中立位，腿与脚底呈直角
- ◆ 膝关节：中立位，无屈曲或过伸
- ◆ LPHC：骨盆为中立位，无前倾（腰椎伸展）或后倾（腰椎屈曲）
- ◆ 肩部：正常的后凸曲线，不过度圆肩
- ◆ 头部：中立位，无过度伸展（向前"伸出"）

注： 假想线应该稍前于外踝，穿过股骨中段、肩关节的中心和耳朵中间。

动力链检查点——侧面观

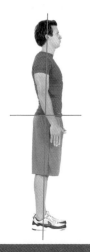

后面观

- ◆ 足部和踝部：脚跟朝前，双脚平行，无过度旋前
- ◆ 膝关节：中立位，无内收或外展
- ◆ LPHC：骨盆水平，且与髂后上棘连线在同一水平面
- ◆ 肩部/肩胛骨：水平，无上提或前伸（内侧边基本平行，大约3到4英寸宽）
- ◆ 头部：中立位，既不倾斜也不旋转

注： 假想线应该从两足跟中间开始，竖直向上延伸至双下肢之间，穿过骨盆的中线、脊柱和头骨。

动力链检查点——后面观

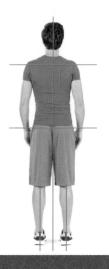

小结

　　静态姿势评估是一个简单有效的工具，能够很快"测量"你的客户。把自己当成一个寻找动力链内结构偏差的侦探，同时比较客户身体左右两侧的对称性。结构上的变化会导致肌肉失衡，肌肉失衡也可能导致结构上的变化。许多肌肉失衡可以从静态姿势评估中的偏差推断出来。使用静态姿势评估来对客户进行初步评估，可以了解他/她是如何使用其身体的。把身体当成一条路线图，通常使用的运动模式将会自然地表示在身体的线条上。在动态姿势评估（第6章）过程中识别出这些静态姿势的偏差和不对称，可以得到一个人如何使用其身体的生物力学的线索。通过了解人体各个系统是如何相互关联的，健康和健身专业人士可以确定哪些部分已被改变的力线所影响。这些改变是如何从本体感受器反馈的？改变的力线如何影响软组织的功能？筋膜有没有过度负荷？代偿肌肉失衡会不会改变长度－张力关系，改变力的产生、协同主导及相互抑制关系？这些改变是如何影响整个动力链和四肢、躯干之间的动作协调的？关于患者日常姿势、习惯还要问些什么问题（如何站立、坐，如何携带箱子、公文包或抱孩子）？是否需要进一步挖掘先前的损伤、手术问题，或者"小小的"疼痛是否会影响其自由行动？是否存在常见的姿势变形，或者累加的代偿导致生物力学和神经肌肉的负荷变得更复杂了？静态姿势评估是测量患者生物力学和神经肌肉问题的必要一步，只有这样才能创建一个适合客户个人功能再平衡的训练计划。

参考文献

[1] Bell DR, Padua DA. Influence of ankledorsiflexion range of motion and lower leg muscle activation on knee valgus during a double legged squat. *J Athl Train*. 2007; 42: S–84.

[2] Padua DA, Marshall SW, Boling MC, Thigpen CA, Garrett WE, Beutler AI. The landing error scoring system (LESS) is a valid and reliable clinical assessment tool of jump–landing bio–mechanics: The JUMP–ACL study. *Am J Sports Med*. 2009; 37(10): 1996–2002.

[3] Vesci BJ, Padua DA, Bell DR, Strickland LJ, Guskiewicz KM, Hirth CJ. Influence of hip muscle strength, flexibility of hip and ankle musculature, and hip muscle activation on dynamic knee valgus motion during a double–legged squat. *J Athl Train*. 2007; 42: S–83.

[4] Lewit K. Muscular and articular factors in movement restriction. *Man Med*. 1985; 1: 83–85.

[5] Janda V. Muscle strength in relation to muscle length, pain and muscle imbalance. In: Harms–Rindahl K, ed. *Muscle Strength*. NewYork, NY: Churchill Livingstone; 1993: 83–91.

[6] Beimborn DS, Morrissey MC. A review of literature related to trunk muscle performance. *Spine*. 1988; 13: 655–670.

[7] Liebenson C. Active muscular relaxation techniques Part II: Clinical Application. *J Manipulative Physiol Ther*. 1990; 13(1): 002–006.

[8] Janda V. On the concept of postural muscles and posture in man. *Aust J Physiother*. 1983; 29(3): 83–84.

[9] Janda V. *Muscle Function Testing*. London: Butterworths; 1983.

[10] Liebenson C. Integrating rehabilitation into chiropractic practice (blending active and passive care). In: Liebenson C, ed. *Rehabilitation of the Spine*. Baltimore, MD: Williams and Wilkins; 1996.

[11] Edgerton VR, Wolf S, Roy RR. Theoretical basis for patterning EMG amplitudes to assess muscle dysfunction. *Med Sci Sports Exerc*. 1996; 28(6): 744–751.

[12] Leahy PM. Improved treatments for carpal tunnel syndrome. *Chiro Sports Med*. 1995; 9: 6–9.

[13] Guyer B, Ellers B. Childhood injuries in the United States: Mortality, morbidity, andcost. *Am J Dis Child*. 1990; 144: 649–652.

[14] Hammer WI. Muscle imbalance and post–facilitation stretch. In: Hammer WI, ed. *Functional Soft Tissue Examination and Treatment by Manual Methods*. 2nd Edition. Gaithsburg, MD: Aspen Publishers, Inc.; 1999.

[15] Chaitow L. *Cranial Manipulation Theory and Practice: Osseous and Soft Tissue Approaches*. London: Churchill Livingstone; 1999.

[16] Timmons B. *Behavioral and psychological approaches to breathing disorders*. NewYork: Plenum Press; 1994.

[17] Hammer WI. The shoulder. In: Hammer WI, ed. *Functional Soft Tissue Examination and Treatment by Manual Methods*. 2nd Edition. Gaithsburg, MD: Aspen Publishers, Inc.; 1999.

[18] Lewitt K. *Manipulation in Rehabilitation of the Locomotor System*. London: Butterworths; 1993.

[19] Janda V. Muscles and motor control in cervicogenic disorders In: Grant R, ed. *Physical Therapy of the Cervical and Thoracic Spine*. St. Louis, MO: Churchill Livingstone; 2002.

[20] Janda V. Muscle weakness and inhibition in back pain syndromes. In: Grieve GP, ed. *Modern Manual Therapy of the Vertebral Column*. NewYork, NY: Churchill Livingstone; 1986.

[21] Spring H, Illi U, Kunz H, Rothlin K, Schneider W, Tritschler T. *Stretching and Strengthening Exercises*. New York, NY: Thieme Medicals Publishers, Inc.; 1991.

[22] Sarhmann S. Posture and muscle imbalance: Faulty lumbopelvic alignment and associated musculoskeletal pain syndromes. *Orthop Div Rev-Can Phys Ther*. 1992; 12: 13–20.

[23] Sahrmann, S., *Diagnosis and Treatment of Movement Impairment Syndromes*. St. Louis, MO: Mosby; 2002.

[24] Irving DB, Cook JL, Young MA, Menz HB. Obesity and pronated foot type may increase the risk of chronic plantar heel pain: a matched case–control study. *BMC Musculoskelet Disord*. 2007; 8: 41.

[25] Kaufman KR, Brodine SK, Shafter RA, Johnson CW, Cullison TR. The effect of foot structure and range of motion on musculoskeletal overuse injuries. *Am J Sports Med*. 1999; 27: 585–593.

[26] Moen MH, Tol JL, Weir A, Steunebrink M, De Winter TC. Medial tibial stress syndrome: a critical review. *Sports Med*. 2009; 39: 523–546.

第 **6** 章

动作评估

本章目标

完成这一章的学习，你将能够做到以下几点。

✔ 解释执行动作评估的基本工作原理。

✔ 理解过渡和动态动作评估的区别。

✔ 根据某一动作代偿确定是否存在潜在的肌肉不平衡。

✔ 制定纠正性练习策略来改善动作障碍。

简介

动作是我们能够进行各种身体活动的基本手段，其范围涵盖每天生活所必需的各种工作任务和休闲娱乐。运动能力是人类能够生存的最重要的能力之一。识别最佳动作需要透彻理解和熟练应用人体运动科学知识，特别是功能解剖学、运动机能学、生物力学、生理学和运动控制学。理解正确的动作可以帮助识别错误的动作，指出可能存在的肌肉失衡并提供纠正性策略。本章将回顾动作评估的原理，展示如何进行动作评估，并讨论评估结果与可能的肌肉失衡之间的相关性。

动作评估的科学原理

动作评估基于人体运动科学知识，是综合完整的评估流程的基础[1-2]。该评估流程的其他评估包括肌肉长度（量角器评估）和肌肉力量（徒手肌力检查）评估，这些内容将在后面的章节中详细介绍[1-2]。

动作是人体多个系统综合运转的表现，主要包括肌肉、骨骼和神经系统[1-3]。这些系统相互依存、相互配合，当其正常运转时，会获得最佳的结构排列、神经肌肉控制（协调性）和动作[4]。每一个系统对建立正常的长度–张力关系并保证关节周围的每一块肌肉能有合适的长度和力量[1, 5-6]都非常重要。这就是众所周知的肌肉平衡（图6.1和图6.2）。

肌肉平衡　建立正常的肌肉长度–张力关系，保证关节周围的每一块肌肉都能有合适的长度和力量。

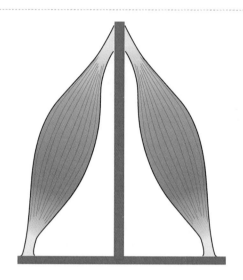

图6.1

肌肉平衡

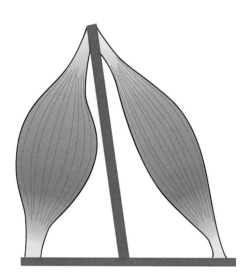

图6.2

肌肉失衡

动力链

"运动的"（kinetic）是指从神经系统到骨骼肌肉系统、从关节到关节的力的传递；"链"（chain）指身体各个关节相互连接在一起。

正如之前章节所述，肌肉平衡对于最佳力偶募集，保持精确的关节运动，并最终减少强加在身体上的过量负荷十分重要[1-3, 6]。所有这些通过有效力量传递来加速、减速及稳定身体的各个关节，这就是动力链（kinetic chain）一词的来源。动力链："运动的"（kinetic）指从神经系统到骨骼肌肉系统、从关节到关节的力的传递；"链"（chain）指身体各个关节相互连接在一起。基本上，动力链可视为人体动作系统（HMS）。

在第3章中，曾提到引发一个或多个系统功能障碍的原因，如重复应力、冲撞创伤、疾病以及静坐少动的生活方式等[1, 2, 6, 7]。这些情况会改变肌肉平衡、肌肉募集和关节运动，导致结构排列、神经肌肉控制（协调性）以及HMS动作模式发生变化[1-4, 8-10]。这会造成HMS障碍，最终导致损伤[1-6, 8-11]。出现HMS损伤时，关节周围的肌肉会出现过度活跃和不够活跃的状态（表6.1）[1-3, 6, 9, 10]。"过度活跃"和"不够活跃"用于描述一块肌肉相对于其他肌肉或肌群的活动水平，而不一定是肌肉本身的正常功能。任何肌肉，无论处于缩短还是拉长状态，都可能由于改变了长度–张力关系或改变了交互抑制而不够活跃或无力（见第3

表6.1	典型的易过度活跃和不够活跃的肌肉
典型的易过度活跃的肌肉	典型的不够活跃的肌肉
腓肠肌	胫骨前肌
比目鱼肌	胫骨后肌
髋内收肌	股内侧肌
腘绳肌	臀大肌/臀中肌
腰肌	腹横肌
阔筋膜张肌	腹内斜肌
股直肌	多裂肌
梨状肌	前锯肌
腰方肌	斜方肌中束和下束
竖脊肌	菱形肌
胸大肌/胸小肌	小圆肌
背阔肌	冈下肌
大圆肌	三角肌后束
斜方肌上束	颈深屈肌
肩胛提肌	
胸锁乳突肌	
斜角肌	

章）[10]。这会改变募集策略并最终导致动作模式的改变[1, 2, 6, 7, 10, 11]。肌肉活动的变化将会改变关节的生物力学，增加关节组织的压力，并最终造成损伤[1-4, 6, 9, 10]。

健康和健身专业人士能够通过动作评估观察到存在的HMS障碍，包括肌肉失衡（长度和力量不足）和募集策略改变[2]，然后将这个信息与主观发现和独立的评估结果（如角度测量和徒手肌力测试）相关联。总而言之，最终得到的数据将提供更全面的客户或患者信息，由此会产生一个更加个性化的纠正性训练策略。

动作评估的类型

动作评估分为两类：过渡动作评估（Transitional Assessments）和动态动作评估（Dynamic Movement Assessments）。过渡动作评估针对不改变支撑面的动作，包括下蹲、举、拉、推和平衡。动态动作评估针对改变人体固定支撑面的动作，包括行走和跳跃等动作。

因为姿势是动态的，所以在一个自然的动态状态下进行观察能够发现姿势变形和潜在的肌肉过度活跃和不活跃等问题。这两种评估对人体动作系统的要求不同，因此，同时进行过渡和动态评估可以帮助更好地观察个体的功能状态。

> 过渡动作评估　针对不改变支撑面动作的评估。
> 动态动作评估　针对改变支撑面动作的评估。

动力链检查点

动作评估需要观察动力链（或HMS）。NASM设计了动力链检查点来帮助健康和健身专业人士系统地观察身体在运动时的表现。动力链检查点指身体主要的关节，包括以下部位。

1. 足部和踝部
2. 膝
3. LPHC
4. 肩部和头部/颈椎（躯干上半部）

每个关节都有自己独特的生物力学运动方式，这取决于其本身结构和功能[12]以及关节上下相邻的结构[8]。当这种特殊的运动脱离了正常轨迹，则被认为是一种代偿，可以用来推测可能的HMS障碍（肌肉失衡）[1, 6, 7, 9-11]。

过渡动作评估

如前所述，过渡动作评估针对不改变支撑面的动作。本章介绍的过渡动作评估如下。

1. 过顶深蹲
2. 单腿蹲
3. 俯卧撑
4. 站立划船
5. 站立哑铃过头举
6. 星形平衡偏移测试
7. 上肢过渡评估

■ 过顶深蹲评估

目的

这个测试用于评估动态柔韧性、核心力量、平衡和整体的神经肌肉控制。过度动作评估的应用是有证据支撑的，例如过顶深蹲评估[13-17]，在标准应用下，也可作为下肢运动模式的可靠及有效的评价标准。过顶深蹲还可以反映跳跃落地时的下肢运动模式[14]。在过顶深蹲测试时出现膝关节外翻受到了以下几个因素的影响：髋外展肌和髋外旋肌的力量减弱[15]，髋内收肌参与度的增加[16]以及踝背屈受限[16-17]。这些结果表明，在过渡动作评估时观察到的动作障碍，可能是由现有的关节运动、肌肉动员和整体神经肌肉控制的改变所导致的，这些都可能增加损伤风险[16-17]。

步骤

姿势　　1. 受试者直立站立，双脚分开与肩同宽，脚尖向前。足踝复合体处在中立位。评估时受试者最好光脚，以便更好地观察足踝复合体。

2. 让受试者高举上臂直至过头，肘部完全伸直。上臂应高举在躯干两侧。

过顶深蹲——姿势

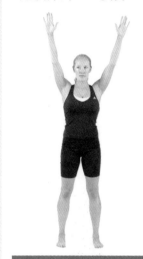
前面

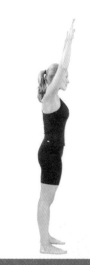
侧面

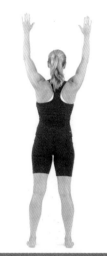
后面

动作　1. 引导受试者下蹲到大约椅子高度，然后回到起始姿势。

2. 重复动作5次，分别从正面、侧面和后面观察动作。

过顶深蹲——动作

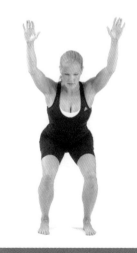
前面

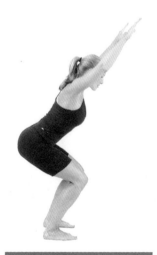
侧面

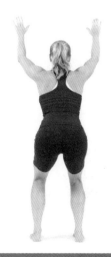
后面

观察面　　1. 从前面观察足、踝和膝。足（第二、三脚趾）和膝的运动轨迹要保持在一条垂直线上。

2. 从侧面观察LPHC、肩、颈椎。胫骨应和躯干平行，上臂与躯干应保持在一条直线上。

3. 从后面观察足踝复合体和LPHC。足踝复合体会轻度旋前，但是足弓始终可见。脚尖一直朝前，并且脚跟始终与地面接触。LPHC没有向一侧偏斜。

过顶深蹲——观察面

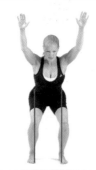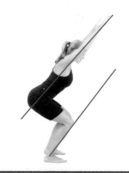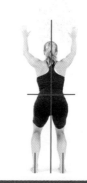

| 前面 | 侧面 | 后面 |

代偿：　　1. 足
前面观　　　　a. 有没有扁平足和/或外八字？
　　　　2. 膝
　　　　　　a. 有没有膝内扣（内收、内旋）？
　　　　　　b. 有没有膝外移（外展、外旋）？

过顶深蹲代偿动作——前面观

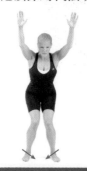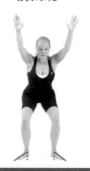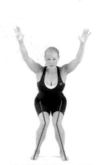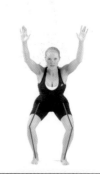

| 扁平足 | 外八字 | 膝内扣 | 膝外移 |

代偿：　1. LPHC

侧面观　　　a. 有没有塌腰（脊柱过分后伸）？

　　　　　　　b. 有没有弓腰（脊柱过分屈曲）？

　　　　　　　c. 有没有躯干过度前倾？

　　　　2. 肩

　　　　　　　a. 有没有双臂向前落？

过顶深蹲代偿动作——侧面观

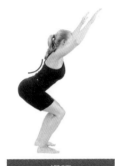 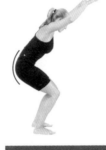 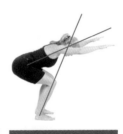 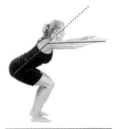

| 塌腰 | 弓腰 | 过度前倾 | 双臂向前落 |

代偿：　1. 足

后面观　　　a. 有没有扁平足（过分旋前）？

　　　　　　　b. 有没有足跟抬起离地？

　　　　2. LPHC

　　　　　　　a. 有没有身体非对称性重心偏移？

过顶深蹲代偿动作——后面观

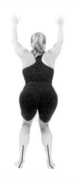 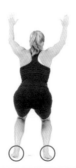 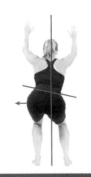

| 扁平足 | 足跟抬起离地 | 非对称性重心偏移 |

在评估时记录观测结果。可以参考表6.2来确定潜在的过度活跃和不活跃的肌肉。对于这些肌肉，需要通过提升灵活性和力量的纠正技术来改善个体的动作质量，减少损伤风险，提高整体动作表现。

✔ 过顶深蹲观测结果

观察	检查点	动作观测	右-Y	左-Y
前面观	足	外八字		
		扁平足		
	膝	膝内扣		
		膝外移		
侧面观	LPHC	过度前倾		
		塌腰		
		弓腰		
	肩	双臂向前落		
后面观	足	扁平足		
		足跟抬起、离地		
	LPHC	非对称性重心偏移		

表6.2　过顶深蹲的动作代偿

观察	检查点	代偿	可能过度活跃的肌肉	可能不活跃的肌肉	可能造成的损伤
前面观	足	外八字	比目鱼肌 腓肠肌外侧头 股二头肌短头 阔筋膜张肌	腓肠肌内侧头 内侧腘绳肌 臀大肌/臀中肌 股薄肌 腘肌 缝匠肌	足底筋膜炎 跟腱炎 胫骨内侧应力综合征 踝扭伤 髌腱炎（跳跃膝）
		扁平足	腓骨肌群 腓肠肌外侧头 股二头肌 阔筋膜张肌	胫骨前肌 胫骨后肌 腓肠肌内侧头 臀中肌	
	膝	膝内扣（外翻）	髋内收肌 股二头肌短头 阔筋膜张肌 腓肠肌外侧头 股外侧肌	内侧腘绳肌 腓肠肌内侧头 臀大肌/臀中肌 股内侧肌 胫骨前肌 胫骨后肌	髌腱炎（跳跃膝） 髌骨疼痛综合征 ACL损伤 髂胫束综合征
		膝外移	梨状肌 股二头肌 阔筋膜张肌/臀小肌	髋内收肌 内侧腘绳肌 臀大肌	

观察	检查点	代偿	可能过度活跃的肌肉	可能不活跃的肌肉	可能造成的损伤
侧面观	LPHC	过度前倾	比目鱼肌 腓肠肌 屈髋肌群 梨状肌 腹肌（腹直肌、腹外斜肌）	胫骨前肌 臀大肌 竖脊肌 深层核心稳定肌（腹横肌、多裂肌、横突棘肌、腹内斜肌和盆底肌）	腘绳肌、股四头肌和腹股沟拉伤 下腰背痛
		塌腰	屈髋肌群 竖脊肌 背阔肌	臀大肌 腘绳肌 深层核心稳定肌	
		弓腰	腘绳肌 大收肌 股直肌 腹外斜肌	臀大肌 竖脊肌 深层核心稳定肌 屈髋肌群 背阔肌	
	肩	双臂向前落	背阔肌 胸大肌/胸小肌 喙肱肌 大圆肌	斜方肌中束和下束 菱形肌 三角肌后束 肩袖肌群	头痛 肱二头肌长头腱炎 肩关节损伤
后面观	足	扁平足	腓骨肌群 腓肠肌外侧头 股二头肌短头 阔筋膜张肌	胫骨前肌 胫骨后肌 腓肠肌内侧头 臀中肌	足底筋膜炎 跟腱炎 胫骨内侧应力综合征
		足跟抬起离地	比目鱼肌	胫骨前肌	踝扭伤 髌腱炎（跳跃膝）
	LPHC	非对称性重心偏移	髋内收肌 阔筋膜张肌（偏移方向同侧） 腓肠肌/比目鱼肌 梨状肌 股二头肌 臀中肌（偏移方向对侧）	臀中肌（偏移方向同侧） 胫骨前肌 髋内收肌（偏移方向对侧）	腘绳肌、股四头肌和腹股沟拉伤 下腰背痛 骶髂关节痛

过顶深蹲评估——动作变式

这里对过顶深蹲评估添加了一些变式，让健康和健身专业人士能够更清楚地观察过度活跃和不活跃的肌肉。这些变式包括抬高足跟，或者从双臂过头变成双手扶腰。

抬高足跟　　抬高足跟包括两个重点。第一，足部跖屈，可以减少对跖屈肌（腓肠肌和比目鱼肌）的牵拉（或延长）。这很重要，因为足踝复合体的偏移会导致很多动力链的偏差，特别是足、膝和LPHC这条链。第二，抬高足跟通过降低支撑面（减少脚的接触面），使身体重心向前移动，改变身体重心。当重心前移时，受试者可以更好地坐正或向后倾。这同样也很重要，因为随着前倾的减少，髋关节屈曲的角度也随之减少，即对LPHC的刺激也下降了。总的来讲，这个变式可以让健康和健身专业人士看到足踝对个体动力链及重心偏移的影响。例如，如果受试者在过顶深蹲测试时出现了膝内扣，但是这种代偿可以在足跟抬高后修正，即说明问题可能主要存在于足踝复合体。如果在抬高足跟之后仍存在膝内扣，那么很可能需要解决的部位是髋。

双手扶腰　　双手放在髋部可以消除对背阔肌、胸大肌、胸小肌和喙肱肌的牵拉，降低对于深层核心稳定肌的要求。这可以让健康和健身专业人士看到上身对个体代偿的影响。例如，如果受试者在过顶深蹲评估时出现塌腰，但是双手掐腰再做动作时代偿消失，说明主要问题可能存在于背阔肌和胸肌。如果代偿在双手扶腰下蹲时仍旧存在，那么可能需要牵拉屈髋肌群，以及加强髋部和深层核心稳定肌。

过顶深蹲评估——动作变式

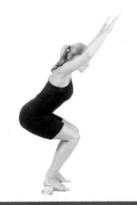

抬高足跟

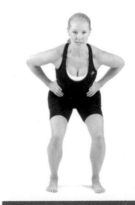

双手扶腰

■ 单腿蹲评估

目的

这个过渡动作评估也用于评估动态柔韧性、核心力量、平衡和整体的神经肌肉控制。单腿蹲可作为过渡动作评估是有证据支持的。在标准应用下，它对于评价下肢运动模式是可靠有效的，且已被证实是受到了髋外展肌和髋外旋肌力量减少[15]、髋内旋肌动员增加[16]以及踝背屈受限[16-17]的影响。这些结果表明，在过渡动作评估时观察到的动作缺陷，可能是由现有的关节运动、肌肉动员和整体神经肌肉控制的改变所导致的。

步骤

姿势
1. 受试者双手扶腰，双眼目视前方。
2. 支撑脚朝前，足、踝、膝和LPHC应该在中立位。

单腿蹲评估——姿势

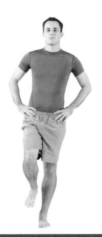

动作
1. 让受试者下蹲到一个舒适的角度，然后回到起始姿势。
2. 重复动作5次后换边。

观察
从正面观察膝、LPHC和肩。膝应该和足（第二、三脚趾）呈一条直线。LPHC和肩应该保持水平且面向前方。

单腿蹲评估——动作

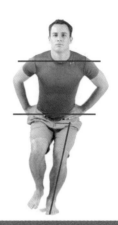

代偿   1. 膝

     a. 有没有膝内扣（内收、内旋）？

   2. LPHC

     a. 有没有髋上提？

     b. 有没有髋下降？

     c. 有没有躯干旋转（支撑侧）？

     d. 有没有躯干旋转（支撑侧对侧）？

单腿蹲代偿动作——前面观

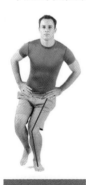
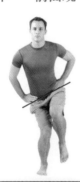
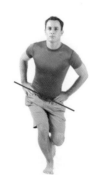
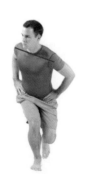
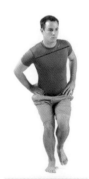

| 膝内扣 | 髋上提 | 髋下降 | 躯干旋转（支撑侧） | 躯干旋转（支撑侧对侧） |

与过顶深蹲评估一样，记录观察结果。可以参考表6.3来确定潜在的过度活跃和不活跃的肌肉。通过提升灵活性和力量的纠正技术来改善个体的动作质量，降低损伤风险，并改善整体动作表现。

☑ 单腿蹲观测结果

观察面	检查点	动作观测	右－Y	左－Y
前面观	膝	膝内扣		
	LPHC	髋上提		
		髋下降		
		躯干旋转（支撑侧）		
		躯干旋转（支撑侧对侧）		

表6.3　单腿蹲评估的动作代偿

观察面	检查点	代偿	可能过度活跃的肌肉	可能不活跃的肌肉
前面观	膝	膝内扣（外翻）	髋内收肌 股二头肌短头 阔筋膜张肌 腓肠肌外侧头 股外侧肌	内侧腘绳肌 腓肠肌内侧头 臀大肌/臀中肌 股内侧肌
	LPHC	髋上提	腰方肌（支撑侧对侧） 阔筋膜张肌/臀小肌（支撑侧）	髋内收肌（支撑侧） 臀中肌（支撑侧）
		髋下降	髋内收肌（支撑侧）	臀中肌（支撑侧） 腰方肌（支撑侧）
		躯干旋转（支撑侧）	腹内斜肌（支撑侧） 腹外斜肌（支撑侧对侧） 阔筋膜张肌（支撑侧） 髋内收肌（支撑侧）	腹内斜肌（支撑侧对侧） 腹外斜肌（支撑侧） 臀中肌/臀大肌
		躯干旋转（支撑侧对侧）	腹内斜肌（支撑侧对侧） 腹外斜肌（支撑侧） 梨状肌（支撑侧）	腹内斜肌（支撑侧） 腹外斜肌（支撑侧对侧） 髋内收肌（支撑侧对侧） 臀中肌/臀大肌

■ 推的动作评估：俯卧撑

目的

俯卧撑评估与推的运动表现有关，可以评估LPHC、肩胛和颈椎稳定肌的功能。

步骤

姿势　　受试者呈俯卧姿势，双手分开约与肩同宽并撑地，双膝伸直。可根据个人能力对此动作进行变式修改。

俯卧撑评估——姿势

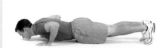

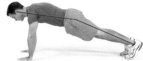
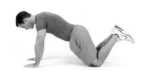

开始	结束	动作变式

动作　　1. 指导受试者推起身体，使其胸廓远离地面，直到肩胛骨前伸。

2. 受试者做动作要缓慢一致，因为大多数错误都要待受试者力竭时才会显现。建议每次重复采用2-0-2的节奏（2秒推起，0秒保持，2秒下落）。

3. 重复10次。

观察　　从侧面观察膝、LPHC、肩和颈椎。整个身体要作为一个整体运动。

代偿　　1. LPHC

　　　a. 有没有腰下沉？

　　　b. 有没有腰拱起？

2. 肩

　　　a. 有没有耸肩？

　　　b. 有没有翼状肩（肩胛骨抬离开肋骨）？

3. 头/颈椎

　　　a. 有没有颈椎过伸？

俯卧撑评估——代偿

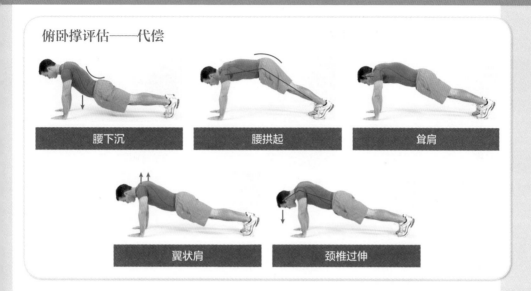

腰下沉　　　　　腰拱起　　　　　耸肩

翼状肩　　　　　颈椎过伸

在评估时记录观察结果。你可以参考表6.4来确定潜在的过度活跃和不活跃的肌肉。对于这些肌肉，需要通过提升灵活性和力量的纠正技术来改善个体的动作质量，减少损伤风险，并提高整体动作表现。

俯卧撑观测结果

检查点	动作观测	是
LPHC	腰下沉	
	腰拱起	
肩	耸肩	
	翼状肩	
头/颈椎	颈椎过伸	

表6.4	俯卧撑评估的动作代偿		
检查点	代偿	可能过度活跃的肌肉	可能未被激活的肌肉
LPHC	腰下沉	竖脊肌 屈髋肌群	深层核心稳定肌群 臀大肌
	腰拱起	腹直肌 腹外斜肌	深层核心稳定肌群
肩	耸肩	斜方肌上束 肩胛提肌 胸锁乳突肌	斜方肌中束和斜方肌下束
	翼状肩	胸小肌	前锯肌 斜方肌中束和斜方肌下束
颈椎	颈椎过伸	斜方肌上束 胸锁乳突肌 肩胛提肌	颈深屈肌

推的动作评估选项

如果标准或动作变式俯卧撑对于个体太难，可在站立位使用绳索，也可在坐位使用仪器完成推的动作评估。

■ 拉的动作评估：站立划船

目的

站立划船评估与拉的动作表现有关，用以评估LPHC、肩胛和颈椎稳定肌的功能。

步骤

姿势　受试者双脚前后交错站立，脚尖朝前。

动作　1. 从侧面看，受试者向身体方向拉动把手，然后回到起始位置。与评估推的动作一样，腰椎和颈椎要保持中立位，肩要保持水平。

2. 重复动作10次。按照2-0-2的节奏控制动作。

站立划船评估——姿势

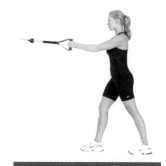
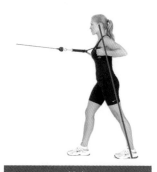

| 开始 | 结束 |

代偿
1. 腰
    a. 有没有塌腰？
2. 肩
    a. 有没有耸肩？
3. 头
    a. 有没有头部前伸？

站立划船评估——代偿

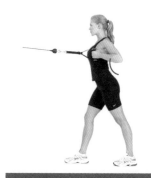 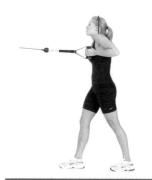 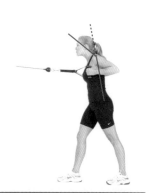

| 塌腰 | 耸肩 | 头部前伸 |

在评估时记录观察结果。可以参考表6.5来确定潜在的过度活跃和不活跃的肌肉。对于这些肌肉，需要通过提升灵活性和力量的纠正技术来改善个体的动作质量，减少损伤风险，并提高整体动作表现。

✔ 站立划船观测结果

检查点	动作观测	是
LPHC	塌腰	
肩	耸肩	
头	头部前伸	

表6.5　站立划船评估的动作代偿

检查点	代偿	可能过度活跃的肌肉	可能未被激活的肌肉
LPHC	塌腰	屈髋肌群 竖脊肌	深层核心稳定肌群
肩	耸肩	斜方肌上部 胸锁乳突肌 肩胛提肌	斜方肌中束和下束
头	头部前伸	斜方肌上束 胸锁乳突肌 肩胛提肌	颈深屈肌

◼ 拉的动作评估选项

与推的动作评估一样，也可以根据个人身体能力使用器械来进行拉的动作评估。

◼ 举的动作评估：站立哑铃过头举

目的

举的动作评估与每天的举的动作模式有关，可以评估LPHC、肩胛和颈椎稳定肌的功能以及肩关节活动度。

步骤

姿势　　1. 受试者站立，双脚分开与肩同宽，脚尖朝前。
　　　　2. 选择一个可以舒适进行10次重复动作的哑铃。

站立哑铃过头举——姿势

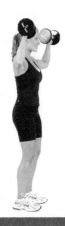

动作　　1. 从前面和侧面观察，受试者举起哑铃过头，然后回到起始姿势。腰椎和颈椎应保持中立，肩部保持水平，两臂对准耳朵。

2. 重复动作10次，按照2-0-2的节奏控制动作。

站立哑铃过头举——动作

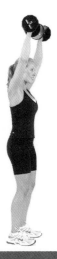

代偿　　　1. 腰
　　　　　　　a. 有没有塌腰？
　　　　　　2. 肩
　　　　　　　a. 有没有耸肩？
　　　　　　　b. 有没有手臂前移？
　　　　　　　c. 有没有屈肘？
　　　　　　3. 头
　　　　　　　a. 有没有头部前伸？

站立哑铃过头举评估——代偿

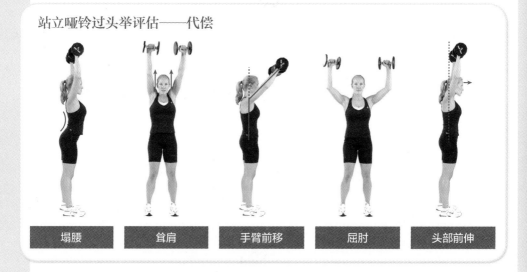

| 塌腰 | 耸肩 | 手臂前移 | 屈肘 | 头部前伸 |

在评估时记录观察结果。可以参考**表6.6**来确定潜在的过度活跃和不活跃的肌肉。对于这些肌肉，需要通过提升灵活性和力量的纠正技术来改善个体的动作质量，减少损伤风险，并提高整体动作表现。

✔ 过头举观测结果

检查点	动作观测	是
LPHC	塌腰	
肩	耸肩	
	手臂前移	
	屈肘	
头	头部前伸	

表6.6	站立哑铃过头举评估的动作代偿		
检查点	代偿	可能过度活跃的肌肉	可能不活跃的肌肉
LPHC	塌腰	屈髋肌群 竖脊肌 背阔肌	深层核心稳定肌群 臀大肌
肩	耸肩	斜方肌上束 胸锁乳突肌 肩胛提肌	斜方肌中束和下束
	手臂前移	背阔肌 胸肌	肩袖肌群 斜方肌中束和下束
	屈肘	背阔肌 胸肌 肱二头肌	肩袖肌 斜方肌中束和下束
头	头部前伸	斜方肌上束 胸锁乳突肌 肩胛提肌	颈深屈肌

■ 星形平衡偏移测试

目的

这个评估用于评价在闭链功能运动中的多维平衡和测试腿（支撑腿）的神经肌肉效率[18-20]。

步骤

姿势　1. 受试者以测试腿站立。

2. 受试者根据指示尽可能蹲到最低，同时保证支撑侧膝关节力线处于正中位（平衡阈值）。

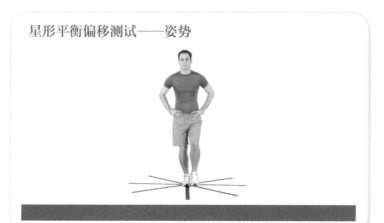

星形平衡偏移测试——姿势

平衡阈值　在保证支撑腿的膝关节在正中位（与第二、三脚趾对齐）的同时，受试者能单腿下蹲的距离。

动作　　　　　受试者用对侧腿向矢状面、额状面、水平面方向尽可能伸展，同时试图保持平衡，支撑腿的膝要和第二、三脚趾处于同一条线。健康和健身专业人士评估受试者在哪个平面控制能力最差（比如不能保持平衡或膝内扣）。这可以帮助确定受试者在哪一个平面的运动需要用纠正性运动策略来加强。

星形平衡偏移测试——动作

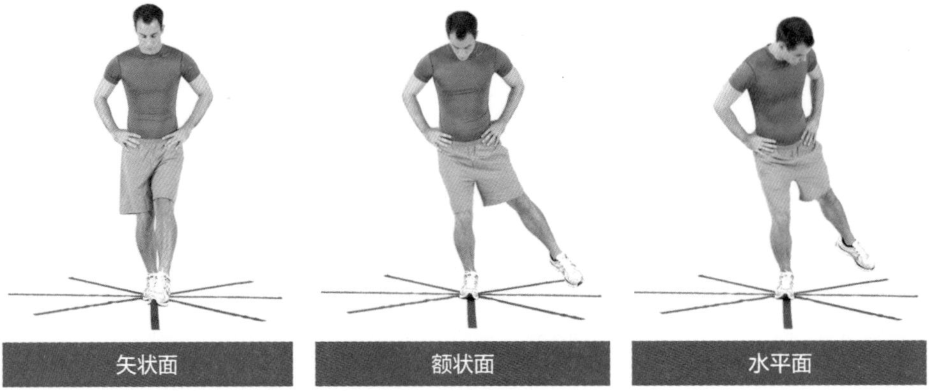

| 矢状面 | 额状面 | 水平面 |

■ 上肢过渡评估

目的

上肢过渡评估用于发现肩关节的任何特定点缺陷。这些评估包括以下方面。

◆ 肩水平外展测试

◆ 肩旋转测试

◆ 肩屈曲测试

步骤

姿势　　　　　所有这三个测试都要求受试者呈站立位，脚跟、臀部、肩和头抵靠在墙上（下腰背必须保持在腰椎中立位）。

动作　　　　　1. 肩水平外展测试要求双臂向前伸直，肩部屈曲，拇指朝上。肘部伸直，双臂水平外展向墙靠近。在没有动作代偿的前提下尽可能让手背贴墙。

2. 肩旋转测试要求肩外展90°，肘屈曲90°。肱骨平行于地面。内旋上臂，使上臂向下、向墙壁靠近，手掌面向墙壁。然后外旋上臂，使上臂向墙壁靠近，手背面向墙壁。测试的目标是内旋肱骨时直到手掌和上臂向下移动至距离墙壁20°以内，然后外旋肱骨直到手背去贴触墙壁，确认每个方向都没有动作代偿。

3. 肩屈曲测试以自然站立位开始。肘伸直，拇指朝上，然后双臂向上伸展贴靠墙壁。目标是拇指尽可能贴靠墙壁，同时不要出现动作代偿，如耸肩或腰前屈增加。

上肢过渡评估——动作

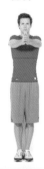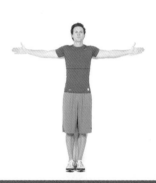

肩水平外展测试

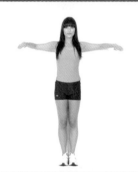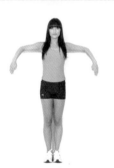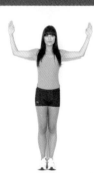

肩旋转测试

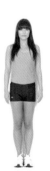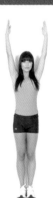

肩屈曲测试

代偿　　　　1. 肩水平外展测试

　　　　　　　a. 有没有耸肩？

　　　　　　　b. 有没有肩前伸？

　　　　　　　c. 有没有屈肘？

　　　　　2. 肩旋转测试

　　　　　　　a. 有没有耸肩（内旋）？

　　　　　　　b. 有没有肩前伸（内旋）？

　　　　　　　c. 有没有手远离墙壁（内旋和外旋）？

　　　　　3. 肩屈曲测试

　　　　　　　a. 有没有耸肩？

　　　　　　　b. 有没有塌腰？

　　　　　　　c. 有没有屈肘？

上肢过渡评估——代偿

肩水平外展测试代偿

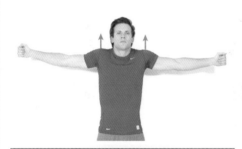

耸肩

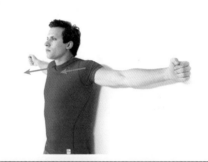

肩前伸

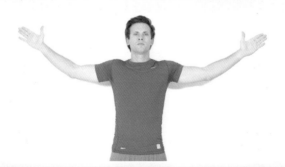

屈肘

肩旋转测试代偿

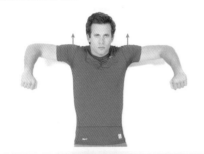

耸肩

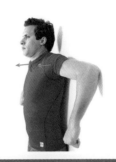

肩前伸

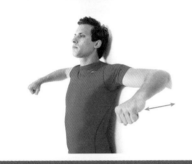

手远离墙壁，肱骨内旋

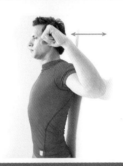

手远离墙壁，肱骨外旋

肩屈曲测试代偿

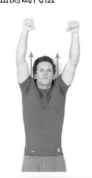

耸肩

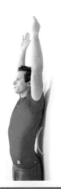

塌腰

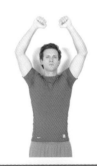

屈肘

可以参考表6.7来确定潜在的过度活跃和不活跃的肌肉，对于这些肌肉，需要通过提升灵活性和力量的纠正技术来改善个体的动作质量，降低损伤风险，并改善整体动作表现。

表6.7	上肢过渡评估解决表

肩水平外展测试可能出现的代偿	潜在意义
即便在正确动作示范后或提醒不要屈肘后仍然一直屈肘	肱二头肌长头过度活跃 肱三头肌长头和肩袖肌不活跃
肩前伸（肱骨头向前向上）	胸大肌和胸小肌过度活跃，肩后囊活动度减少 肩袖肌、菱形肌和斜方肌中/下束不活跃
耸肩	斜方肌上束和肩胛提肌过度活跃 肩袖肌、菱形肌和斜方肌中/下束不活跃

肩旋转测试可能出现的代偿	潜在意义
肱骨内旋	
手远离墙壁	小圆肌和冈下肌过度活跃，肩后囊活动度减少 肩胛下肌和大圆肌不活跃
肩前伸（肱骨头向前向上）	胸大肌和胸小肌过度活跃，肩后囊活动度减少 肩袖肌、菱形肌和斜方肌中/下束不活跃
耸肩	斜方肌上束和肩胛提肌过度活跃 肩袖肌、菱形肌和斜方肌中/下束不活跃
肱骨外旋	
手远离墙壁	肩胛下肌、胸大肌、大圆肌和背阔肌过度活跃 小圆肌和冈下肌不活跃

肩屈曲测试可能出现的代偿	潜在意义
屈肘	肱二头肌长头、背阔肌、大圆肌和胸大肌过度活跃 肱三头肌长头和肩袖肌不活跃
耸肩	斜方肌上束和肩胛提肌过度活跃 肩袖肌、菱形肌和斜方肌中/下束不活跃
塌腰	竖脊肌、背阔肌和胸大/小肌过度活跃 肩袖肌、菱形肌和斜方肌中/下束不活跃

动态动作评估

如本章前面所述，动态动作评估是在改变支撑面的情况下进行的运动评估。本章介绍的动态动作评估包括以下方面。

1. 步态
2. 落地错误评分系统（LESS）测试
3. 团身跳测试
4. 上肢戴维斯测试

■ 步态：跑步机步行

目的

评估步行中的动态姿势。

步骤

动作　　　受试者以较为舒适的速度在坡度为0的跑步机上行走。

观察　　　从前面观察足和膝。足应保持竖直，膝与足趾保持在一条线上。从侧面观察腰、肩和头。腰应保持中立的前凸曲度。肩和头也应保持在中立位。从后面观察足和LPHC。足应保持竖直，LPHC应保持水平。

步态：跑步机步行评估——观察

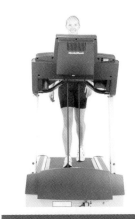 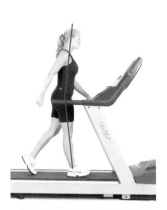 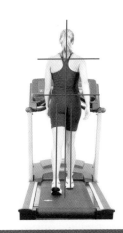

前面观　　　　　　侧面观　　　　　　后面观

代偿：   1. 足
前面观   a. 有无扁平足和/或外翻？
             2. 膝
                a. 有无膝内扣？

步态：跑步机步行评估代偿动作——前面观

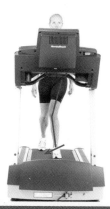

扁平足/膝内扣

代偿：   1. LPHC
侧面观   a. 有无塌腰？
             2. 肩和头
                a. 有无圆肩？
                b. 有无头部前伸？

步态：跑步机步行评估代偿动作——侧面观

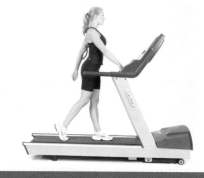

塌腰

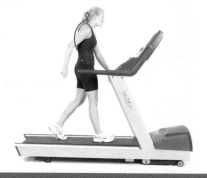

圆肩

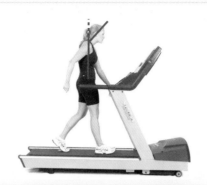

头部前伸

代偿：
后面观

1. 足
   a. 有无扁平足和/或外八字?
2. LPHC
   a. 有无过度骨盆旋转?
   b. 有无髋上提?

步态：跑步机步行评估代偿动作——后面观

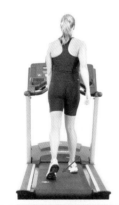

扁平足或外翻

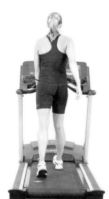

过度骨盆旋转

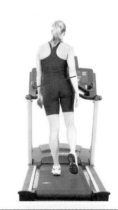

髋上提

在评估时记录所有观察结果。可以参考表6.8来确定潜在的过度活跃和不活跃的肌肉，对于这些肌肉，需要通过提升灵活性和力量的纠正技术来改善个体的动作质量，减少损伤风险，并提高整体动作表现。

步态观察结果

检查点	动作观测	是
足	扁平足	
	外八字	
膝	内扣	
LPHC	塌腰	
	过度旋转	
	髋上提	
肩	圆肩	
头	前伸	

表6.8　动作代偿－步态分析

检查点	代偿	可能过度活跃的肌肉	可能不活跃的肌肉
足	扁平足	腓侧肌群 腓肠肌外侧头 股二头肌短头 阔筋膜张肌	胫骨前肌 胫骨后肌 腓肠肌内侧头 臀中肌
	外八字	比目鱼肌 腓肠肌外侧头 股二头肌短头 阔筋膜张肌	腓肠肌内侧头 内侧腘绳肌 臀中肌、臀大肌 股薄肌、缝匠肌、腘肌
膝	内扣	髋内收肌 股二头肌短头 阔筋膜张肌 腓肠肌外侧头 股外侧肌	内侧腘绳肌 腓肠肌内侧头 臀中肌、臀大肌 股内侧肌 胫骨前肌、胫骨后肌
LPHC	塌腰	屈髋肌群 竖脊肌 背阔肌	臀大肌 深层核心稳定肌 腘绳肌
	过度旋转	腹外斜肌 髋内收肌 腘绳肌	臀大肌、臀中肌 深层核心稳定肌
	髋上提	腰方肌（支撑腿对侧） 阔筋膜张肌/臀小肌（支撑腿同侧）	髋内收肌（支撑腿同侧） 臀中肌（支撑腿同侧）

检查点	代偿	可能过度活跃的肌肉	可能未被激活的肌肉
肩	圆肩	胸部肌群 背阔肌	斜方肌中束和下束 肩袖肌群
头	前伸	斜方肌上束 肩胛提肌 胸锁乳突肌	颈深屈肌

■ 落地错误评分系统（LESS）测试

目的

落地错误评分系统（LESS）测试是临床动态动作评估工具，可识别跳跃落地中的错误动作模式[21, 22]。这项评估落地技术基于9种跳跃落地理论，采用十余种不同的"是或否"问题。

步骤

位置　受试者站在高30厘米的跳箱上。地上画一条目标线，距离受试者一半身高的距离。

动作　1. 受试者按照指示，"从跳箱双脚向前跳，双脚正好落于线的前方"，并且"一落地就立即跳起至最高并落回到原位"。

落地错误评分系统（LESS）测试

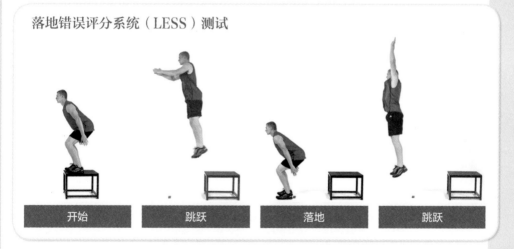

| 开始 | 跳跃 | 落地 | 跳跃 |

2. 受试者可观看健康和健身专业人员的动作演示，然后进行练习。

3. 理想状态下，将两部摄像机置于落地位置的右方和前方10英尺（1英尺约为0.3048米）处。

4. 重复3次。

5. 按照下述过程评估录像。

    a. 首次触地时的膝关节屈曲角度大于30度；0=是，1=否

    b. 首次触地时膝外翻，膝超过足中段；0=是，1=否

    c. 触地时的躯干屈曲角度；0=躯干屈曲，1=躯干未屈曲

    d. 触地时的躯干侧屈情况；0=躯干直立，1=躯干未直立

    e. 触地时的踝关节跖屈情况；0=足趾到足跟，1=非足趾到足跟

    f. 首次触地时的足位置，足外旋大于30度；0=否，1=是

    g. 首次触地时的足位置，足内旋大于30度；0=否，1=是

    h. 首次触地时的站立宽度小于肩宽；0=否，1=是

    i. 首次触地时的站立宽度大于肩宽；0=否，1=是

    j. 首次触地时双足对称；0=是，1=否

    k. 屈膝位移（跳跃前膝的位置），大于45度；0=是，1=否

    l. 膝外翻位移（跳跃前膝的位置），膝关节垂直位置在第一足趾内侧；0=否，1=是

    m. 膝关节最大屈曲时，躯干屈曲（上身向前倾）角度大于首次触地时；0=是，1=否

    n. 首次触地时髋关节处在屈曲状态；0=是，1=否

    o. 膝关节最大屈曲时，屈髋角度大于首次触地时；0=是，1=否

    p. 矢状面上的关节位移；0=柔和的，1=普通的，2=僵硬的

    q. 整体印象；0=出色的，1=普通的，2=糟糕的

6. 较高的LESS评分表明出现更多的落地错误和更高的损伤风险。

尽管以上LESS测试过程能为健康和健身专业人员提供详细的受试者的功能状况，但在无法使用摄像机时，此评估可能有困难。在这种情况下，可使用该评估方法的动作变式来评估一些主要的代偿，这些代偿可作为评估潜在损伤的指标。在动作变式中，健康和健身专业人员会从前面来观察受试者。要观察的主要代偿如下。

1. 足的位置

    a. 首次触地时足的位置，足外旋大于30度；0=否，1=是

2. 膝的位置

    a. 首次触地时膝外翻超过中足；0=是，1=否

    b. 膝外翻位移在第一足趾内侧；0=否，1=是

通过观察这些代偿，专业人员可使用表6.1的内容来确定潜在的肌肉不平衡，并采用纠正性训练解决这种不平衡问题。

■ 团身跳测试

目的

    团身跳测试能够帮助健康和健身专业人员鉴别快速伸缩复合练习[23-24]中的下肢技术缺陷。团身跳需要受试者尽力完成。最初，受试者可能会将大部

分的意识放在跳跃动作表现上。健康和健身专业人员在一开始就可鉴别潜在的缺陷，尤其在前几次的重复练习中[23-24]。

动作　步骤

1. 受试者重复进行团身跳10秒，让健康和健身专业人员对整体标准进行视觉评分[23]。为进一步提高评估的准确性，可在额状面和矢状面放置一台标准的二维摄影机，协助健康和健身专业人员进行评估。

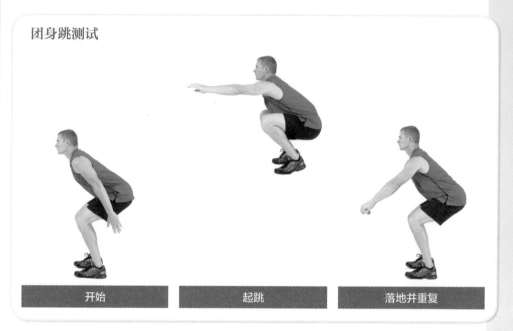

团身跳测试

| 开始 | 起跳 | 落地并重复 |

2. 受试者的技术在主观上与有无（确定的）明显的不足相关。评估为动作不足的姿势列在下一页中。

3. 动作不足会被计入最终评估得分。每个受试者的技术缺陷会被记录，并作为后续训练期的反馈重点[23]。

4. 可将受试者的基线表现同训练方案中期和结束时的重复评估进行比较，从而客观地跟踪起跳和落地技术的提高。

5. 实证研究表明，得分没有提升或确定有6分或以上技术缺陷的受试者，将被确定为需进行后续技术训练的对象[23]。

✔ 团身跳评估观察

团身跳评估	训练前	训练中	训练后	建议
膝和大腿动作				
1. 落地时下肢外翻	❑	❑	❑	
2. 大腿未与地面平行（跳到顶点时）	❑	❑	❑	
3. 两条大腿高度不对称（腾空时）	❑	❑	❑	
落地时足的位置				
4. 双脚距离与肩宽不一致	❑	❑	❑	
5. 双脚位置不平行（前后向）	❑	❑	❑	
6. 足触地时间不同	❑	❑	❑	
7. 触地声过大	❑	❑	❑	
快速伸缩复合训练技术				
8. 跳跃间停顿	❑	❑	❑	
9. 前10秒内技术动作变差	❑	❑	❑	
10. 落地不在同一位置（腾空时有过多动作）	❑	❑	❑	
	合计____	合计____	合计____	

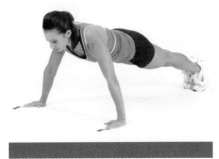

上肢戴维斯测试——姿势

■ 上肢戴维斯测试

目的

本测试用于评估上肢灵敏性和稳定性。该评估可能不适用于有肩关节不稳定问题的受试者。

步骤

位置　　1. 在地上贴2块贴布，间距36英寸（约91厘米）。

2. 让受试者呈俯卧撑姿势，双手分别压于每块贴布上。

动作	1. 指导受试者快速移动右手并触碰左手。
	2. 双手交替进行15秒。
	3. 重复3次。
	4. 记录双手触碰对侧的次数。
	5. 在将来重新进行测试来评估触碰次数和动作效率的提高。

上肢戴维斯测试——动作

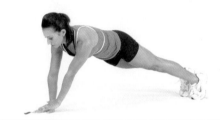 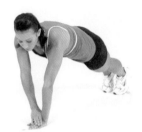

☑ **检查表－戴维斯测试**

两点距离	重复次数	时间	重复表现
36英寸	1	15秒	
36英寸	2	15秒	
36英寸	3	15秒	

什么时候不进行LESS、团身跳和戴维斯测试

　　尽管这些动态动作评估在揭露动作缺陷方面非常有帮助，但它们不一定适用于所有个体。在动态评估前进行主观评估、静态姿势和过渡动作评估非常重要，因为这些评估能用于判断个体有无进行这些测试的能力。举例来说，如果受试者在进行单腿蹲评估时有困难，那么LESS和团身跳测试可能就不适用于该个体。又如，如果受试者在俯卧撑测试中表现出肩胛骨稳定性差，那么不建议进行戴维斯测试了。在这些例子中，过渡动作评估应为制定纠正性训练策略提供所有必要的解答。

评估实施选项

动作评估是确定动作有效性和潜在损伤风险的关键。书中介绍的这些评估能够帮助你设计特定的纠正性训练计划来提高个体的功能性运动能力和整体运动表现，由此降低损伤风险。回顾本章中的许多案例动作评估，尽管这些评估都能为你的客户提供有价值的信息，但都需要一定时间。因此，通过选择不同评估方式，最大限度地利用时间，在最有限的时间内提供最多的信息非常重要。如果时间很紧张，在评估过程中应首选进行的基础动作评估是过顶深蹲和单腿下蹲。这些评估将会在相对较短的时间内提供关于客户功能情况的最多信息。剩余的测试（俯卧撑、站立划船、站立哑铃过头举、星形平衡偏移测试、上肢过渡评估、步态、LESS测试、团身跳和戴维斯测试）可作为第二阶段的评估，并在时间允许下的情况进行。

第二个考虑的选项是本章的所有评估都能作为受试者的第一次训练。健康和健身专业人员能从测试中获得关于受试者的必要信息。客户会认为自己正在进行一次训练，但作为健康和健身专业人员，正在获得客户结构完整的有价值的信息，来帮助设计和实行一项符合客户特定需求的纠正性训练计划。根据个体的身体能力，每项评估并不一定都适用于所有个体，记住这点非常重要，因此仅需选择个体能够安全进行的评估。

第三，使用这些动作评估能帮助建立客户的基本信息。提供30~45分钟的"评估课程"，引导客户进行这些评估，并根据评估的结果设计特定的纠正性训练计划，这可作为一种创造收益的方式，同时能潜在地增强客户黏性。

小结

动作评估是综合评估过程的基础[1-2]。它能够帮助健康和健身专业人员观察整个动力链的长度－张力关系、力偶关系和关节活动。

通过透彻了解人体动作科学知识以及使用动力链检查点，能够系统地发现关节活动的代偿，推测人体动作系统损伤[1-3, 9, 10]。然后可将测试数据与其他诸如角度测量和徒手肌肉测试等评估相关联，从而开发出更为全面的纠正性策略。

参考文献

[1] Sahrmann SA. *Diagnosis and Treatment of Movement Impairment Syndromes*. St. Louis, MO: Mosby; 2002.

[2] Liebenson C. Integrated Rehabilitation Into Chiropractic Practice (blending active and passive care). In: Liebenson C, ed. *Rehabilitation of the Spine*. Baltimore, MD: Williams & Wilkins; 1996: 13–43.

[3] Comerford MJ, Mottram SL. Movement and stability dysfunction—contemporary developments. *Man Ther.* 2001; 6(1): 15–26.

[4] Panjabi MM. The stabilizing system of the spine. Part I: function, dysfunction, adaptation, and enhancement. *J Spinal Disord.* 1992; 5(4): 383–389.

[5] Kendall FP, McCreary EK, Provance PG, Rodgers MM, Romani WA. *Muscles Testing and Function with Posture and Pain*. 5th ed. Baltimore, MD: Lippincott Williams & Wilkins; 2005.

[6] Janda V. Evaluation of Muscle Imbalances. In: Liebenson C, ed. *Rehabilitation of the Spine*. Baltimore, MD: Williams & Wilkins; 1996: 97–112.

[7] Sahrmann SA. Posture and muscle imbalance. Faulty lumbar pelvic alignments. *Phys Ther.* 1987; 67: 1840–1844.

[8] Powers CM. The influence of altered lower–extremity kinematics on patellofemoral joint dysfunction: a theoretical perspective. *J Orthop Sports Phys Ther.* 2003; 33(11): 639–646.

[9] Janda V. Muscles and Motor Control in Low Back Pain: Assessment and Management. In: Twomey LT, ed. *Physical Therapy of the Low Back*. Edinburgh: Churchill Livingstone; 1987: 253–278.

[10] Janda V. Muscle Strength in Relation to Muscle Length, Pain, and Muscle Imbalance. In: Harms–Ringdahl, ed. *International Perspectives in Physical Therapy VIII*. Edinburgh: Churchill Livingstone; 1993: 83–91.

[11] Edgerton VR, Wolf SL, Levendowski DJ, Roy RR. Theoretical basis for patterning EMG amplitudes to assess muscle dysfunction. *Med Sci Sports Exerc.* 1996; 28(6): 744–751.

[12] Neumann DA. *Kinesiology of the Musculoskeletal System: Foundations for Physical Rehabilitation*. St. Louis, MO: Mosby; 2002.

[13] Zeller B, McCrory J, Kibler W, Uhl T. Differences in kinematics and electromyographic activity between men and women during the single–legged squat. *Am J Sports Med.* 2003; 31: 449–456.

[14] Buckley BD, Thigpen CA, Joyce CJ, Bohres SM, Padua DA. Knee and hip kinematics during a double leg squat predict knee and hip kinematics at initial contact of a jump landing task. *J Athl Train.* 2007; 42: S–81.

[15] Ireland ML, Willson JD, Ballantyne BT, Davis IM. Hip strength in females with and without patellofemoral pain. *J Orthop Sports Phys Ther.* 2003; 33: 671–676.

[16] Vesci BJ, Padua DA, Bell DR, Strickland LJ, Guskiewicz KM, Hirth CJ. Influence of hip muscle strength, flexibility of hip and ankle musculature, and hip muscle activation on dynamic knee valgus motion during a double–legged squat. *J Athl Train.* 2007; 42: S–83.

[17] Bell DR, Padua DA. Influence of ankle dorsiflexion range of motion and lower leg muscle activation on knee valgus during a double legged squat. *J Athl Train.* 2007; 42: S–84.

[18] Herrington L, Hatcher J, Hatcher A, McNicholas M. A comparison of star excursion balance test reach distances between ACL deficient patients and asymptomatic controls. *Knee.* 2009; 16(2): 149–152.

[19] McKeon PO, Ingersoll CD, Kerrigan DC, Saliba E, Bennett BC, Hertel J. Balance training improves function and postural control in those with chronic ankle instability. *Med Sci Sports Exerc.* 2008; 40(10): 1810–1819.

[20] Plisky PJ, Rauh MJ, Kaminski TW, Underwood FB. Star excursion balance test as a predictor of lower extremity injury in high school basketball players. *J Orthop Sports Phys Ther.* 2006; 36(12): 911–919.

[21] DiStefano LJ, Padua DA, DiStefano MJ, Marshall SW. Influence of age, sex, technique, and exercise program on movement patterns after anterior cruciate ligament injury prevention in youth soccer players. *Am J Sports Med.* 2009; 37(3): 495–505.

[22] Padua DA, Marshall SW, Boling MC, Thigpen CA, Garrett WE, Beutler AI. The landing error scoring system (LESS) is a valid and reliable clinical assessment tool of jump–landing biomechanics: the JUMP–ACL study. *Am J Sports Med.* 2009; 37(10): 1996–2002.

[23] Myer GD, Ford KR, Hewett TE. Tuck jump assessment for reducing anterior cruciate ligament injury risk. *Athl Ther Today.* 2008; 13(5): 39–44.

[24] Myer GD, Ford KR, Hewett TE. Rationale and clinical techniques for anterior cruciate ligament injury prevention among female athletes. *J Athl Train.* 2004; 39(4): 352–364.

第7章

关节活动度评估

本章目标

完成这一章的学习，你将能够做到以下几点。

- ✔ 明确在人体动作中实现最佳关节活动度的重要性。
- ✔ 解释肌肉、骨骼和神经系统三者的协调功能如何共同影响关节完整活动的能力。
- ✔ 讨论如何使用量角器和角度测量仪测量关节活动度以及健康和健身专业人士需要提高这些测量能力的重要性。
- ✔ 讨论量角器的各种组件及重点解释如何使用该工具以完成关节角度测量。
- ✔ 展示测量足、髋、肩关节活动度的能力。
- ✔ 解释足、髋、肩关节的理想活动度与过顶深蹲和单腿下蹲评估之间的联系。
- ✔ 对于每一个已确定的关节活动，讨论所评估的肌肉、拮抗肌、客户身体位置、角度测量的执行、测量中的常见错误和需要注意的动作代偿。

简介

理想的人体动作需要每个关节都有理想的活动范围（ROM）。识别适当的和已经发生改变的关节活动以及肌肉长度，找出它们和运动功能障碍的联系，并制定解决方案（如健身和健康专业人士要为他们的客户建立一种安全有效的矫正策略）是至关重要的。本章的目的是引导健身和健康专业人士利用角度测量进行关节活动度和肌肉长度评估。

角度测量的科学原理

角度测量是完整全面的评估[1-3]过程中的重要组成部分。完整的评估方法还包括动作评估和肌肉力量评估（徒手肌力测试）[1, 2]。

一个关节在其生物力学关节范围内的活动代表了其人体动作系统（HMS）的完整功能[1, 2, 4]。当运行正常时，这个系统可实现理想的结构排列、最佳的神经肌肉控制（协调）以及最佳的关节活动度[5]。这对保证每块肌肉都有合适的长度和力量以及最佳的关节活动度都很重要[1, 6, 7]。

在每个关节的关节活动范围内实现精准的神经肌肉控制，最终将减少过度作用在人体上的压力[1, 2, 4, 8]。本书列举了评估关节活动度的重要性。当某一关节缺乏适当的活动度时，邻近的关节和组织（之上或之下）则必须为有功能障碍的关节活动得更多，以进行代偿。例如，客户的踝关节背屈不充足，他们的膝部[9, 10]、髋部或者腰部损伤风险可能会更高。

整体来说，每一个关节必须保持适当的活动度来充分转移人体中相互连接的关节在加速、减速和稳定中所承受的力，从而完成理想的人体动作。

理解人体动作系统损伤的概念十分重要，因为它是角度测量的最终评估对象。正如第3章中所提到的，人体动作系统的损伤是肌肉、神经和骨骼系统协同、高效地完成功能任务能力的一种改变[8, 1]。一些肌肉会变得过度活跃、短缩并限制关节活动，其他肌肉则会因此而不够活跃、被拉长、无法再促进关节活动[1, 2, 4, 7, 11, 12]。已表现出的关节活动度下降或许提示着肌肉过度活跃、肌肉不够活跃和/或关节运动学上的改变[3]。

关节活动度

关节活动度是指特定关节所能活动的范围。准确理解关节起始位置对于掌握关节活动度的测量十分重要。除旋转以外，其他运动的测量都要求身体处于标准解剖学体位（图7.1）。这个体位下，身体屈、伸、内收、外展均为0°。而关节活动度的数值则受到活动类型的影响（主动或被动）。

被动关节活动度是指测量者在没有任何客户主体协助的情况下测量所获得的值。对于大部分正常的受试者来说，他们的被动活动度稍大于主动活动度。被动活动度提供了关节运动和生理终末感的信息。这有助于客观地评估关节的关节面以及有弹性或无弹性的组织的延展性。

主动关节活动度是指客户通过自主动作能够独立获得的关节活动范围。主动关节活动度可以通过"过顶深蹲"等动作评估来确定。它提供的信息包括肌肉力量、神经肌肉控制、疼痛弧和整体的功能能力。主动

关节活动度　特定关节所能活动的范围。

被动关节活动度　测量者在没有任何客户主体协助的情况下测量所获得的值。

主动关节活动度　客户通过自主动作能够独立获得的关节活动范围。

图7.1

标准解剖学体位

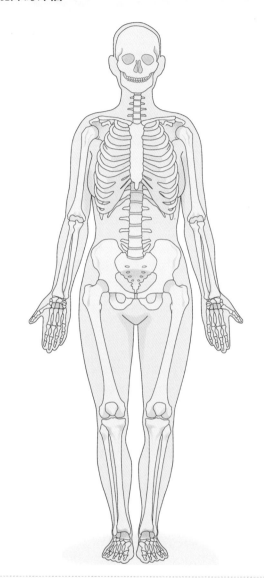

关节活动度和被动关节活动度的对比为关节以及包裹关节和使关节运动的软组织提供了完整客观的评估。

生理终末感

一些关节通过关节囊在关节运动中起限制作用，而另一些关节是单独通过韧带结构来保持稳定的（图7.2）。被动关节活动度受限于所评估关节的特有结构。例如，过软的关节终末感可能说明有肿胀的存在。较硬的关节终末感可能说明肌肉紧张度增高或者是韧带组织正常。这些信

息十分重要，因为它们体现了所评估组织的完整性。采取不能矫正动作
力学错误和不能提高神经肌肉控制效率的训练计划将会导致更加严重
的功能障碍，最终造成更严重的功能损伤。库克森（Cookson）和肯特
（Kent）[13] 对生理和病理（不正常的）关节终末感进行了描述（表 7.1）。

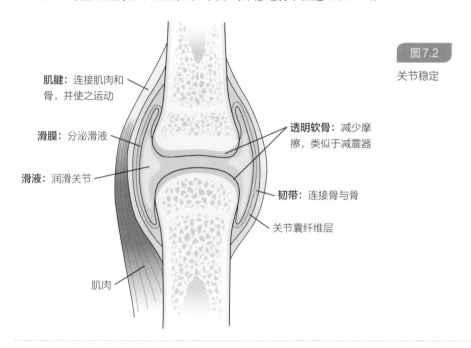

图 7.2

关节稳定

肌腱：连接肌肉和
　　　骨，并使之运动

滑膜：分泌滑液

滑液：润滑关节

肌肉

透明软骨：减少摩
　　　擦，类似于减震器

韧带：连接骨与骨

关节囊纤维层

表7.1	病理（非正常）终末感	
终末感	描述	举例
软	终末感比正常情况下提前或延后，或者是发生在通常感觉比较硬或坚硬的关节	软组织肿胀 滑囊炎
硬	终末感比正常情况下提前或延后，或者是发生在通常感觉比较坚硬或软的关节	肌肉张力提高 关节囊、韧带、肌肉缩短
坚硬	终末感比正常情况下提前或延后，或者是发生在通常感觉比较软或硬的关节	软骨软化 骨关节炎 关节空间破裂而丧失关节外形 骨折
空	因为疼痛、肌肉保护或韧带完整性的损坏，信号无法到达关节运动的末端，所以没有真实的终末感	急性关节炎症 滑囊炎 脓肿 骨折

技术和步骤

掌握并熟练使用角度测量来进行可靠、有效的测试，测试者需具备以下知识和技能。

所需知识如下。

1. 推荐的测试体位

2. 可替换的测试体位

3. 解剖骨性标志

4. 正常的关节终末感

5. 仪器矫正

6. 稳定技术

7. 关节结构和功能

所需技能如下。

1. 在适当的关节活动范围内移动肢体

2. 保持良好的测量姿势和稳定性

3. 触诊体表骨性标志点

4. 正确地放置量角器

5. 在进行被动活动时判断关节终末感

6. 正确地读取测量结果

7. 正确地记录测量结果

体位

体位是角度测量中的一个重要部分。适当的体位可以使关节在起始位与0标位对齐，这有助于增加测量的信度和效度。体位会在测试开始前影响到关节周围所涉及组织的紧张程度。

知识延伸

测试的信度和效度

通过角度测量获取的客观信息必须是可靠并有效的。信度代表了成功的测量结果之间的一致性。测量结果的一致性越高，信度越高。在角度测量中有两种信度很重要，即组内和组间的信度。组内信度代表了同一测量者通过角度测量所得出结果的一致性。组间信度表示不同测量者通过角度测量所得出的测试结果的一致性。关节活动评估的效度反映了测试结果与实际关节角度的接近程度或者整体所能达到的关节活动范围。既能够反映出真实关节角度又能反映出可达到角度的评估才是有效的。两个成功的测量结果可能都是可靠的，但未必都是有效的。信度和效度分别在（组内和组间）使用同样的方法和步骤测试时得以体现。

稳定

在角度测量开始之前，须适当稳定邻近的关节结构。没有良好的稳定，评估的信度和效度都会降低。稳定则通常由测量者保证，或者通过合适的姿势加上主体意识和自我稳定来保证。

角度测量的使用

很多测量关节活动度的装置在设计上都可以适应不同大小的关节和涉及不止一种关节的复杂关节运动[14-16]。这些装置中最简单且应用最广泛的就是量角器（图7.3）。量角器是一种测量关节活动度的工具[3]。使用角度测量能让健身和健康工作者客观地测出任一特定关节的活动度。但是关节活动度的精确测量还需要健身和健康专业人士不断进行练习。被动地将客户的关节活动至终末端（无法进一步活动的点或者该关节出现代偿动作的点），将客户实际可达到的关节活动范围同正常范围进行比较来确定该关节活动受限的程度。表7.2列出了正常的主动关节活动度。

角度测量可以在确定关节活动受限的原因和程度时提供有效的帮助[3]。这在率先进行了过顶深蹲、单腿下蹲等主动关节活动度评估时格外准确[1, 3]。此外，动作评估和角度测量应在肌肉力量测试（徒手肌力测试）之前进行，以确定所测关节所能达到的活动范围[3]。使用角度测量为健康和健身工作者提供了客观、可靠、有效的数据，以帮助他们制定循证的正确的策略[3]。

量角器是一种较大的角度测量标尺。它有各种各样的形状和尺寸，也可以由不同的材料制成，但是它们都有着同样的基础设计。典型的量角器设计包括了尺身、轴心、固定臂和移动臂几个部分。

◆ 尺身代表了测量弧度。图7.3中显示了量角器可以记录一周的角度（0°~360°）。

◆ 轴心（A）是量角器的中心，用于对准假定的关节线（或关节旋转的轴）。

◆ 固定臂（SA）是量角器中与尺身相连的结构部分。固定臂要放置在稳定且不会移动的肢体上或者构成所测量关节的骨骼节段上。

◆ 移动臂（MA）是量角器中唯一会移动的部分。移动臂应置于所测关节移动的一侧，从而提供测量结果。

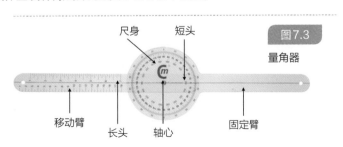

图7.3

量角器

尺身　　短头

移动臂　　长头　　轴心　　固定臂

表7.2	正常关节活动范围简介	
关节	运动方式	活动角度
肩	屈曲	160°
	伸展	50°
	外展	180°
	内旋	45°
	外旋	90°
肘	屈曲	160°
	伸展	0°
前臂	旋前	90°
	旋后	90°
腕	屈曲	90°
	伸展	70°
	桡偏	20°
	尺偏	30°
髋	屈曲	120°
	伸展	0° ~10°
	外展	40°
	内收	15°
	内旋	45°
	外旋	45°
膝	屈曲	140°
	伸展（髋中立）	0°
	伸展（髋屈曲）	20°
踝	跖屈	45°
	背屈	20°
足	内翻	30°
	外翻	10°

（源自：American Academy of Orthopaedic Surgeons. Joint Motion: Method of Measuring and Recording. Chicago, IL: AAOS; 1983.）

为了便于测量，尺身、轴心和固定臂要直接放在客户的关节以及稳定且不移动的肢体上（或者放在距离客户肢体最近的位置），移动臂应始终保持在外侧，移动自如，不受干扰。结果的读取要么参考移动臂长

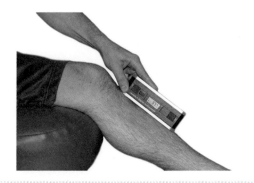

图7.4

角度测量仪

头的数据，要么参考移动臂短头的数据。短头是从轴心到移动臂底端的部分，长头是从轴心向上直至移动臂上有刻度一侧的部分。

通过调整量角器两个臂，使其与特定关节的两部分运动纵轴相平行，可以获得可靠准确的关节活动范围值。

在一些案例中，健身和健康工作者可能会使用角度测量仪来替代量角器（图7.4）。角度测量仪是一种更加可靠、精确的测量仪器，通常在科学研究中使用。角度测量仪价格便宜，而且可以很容易地测出全身所有关节的活动范围、复杂的脊柱运动、简单的四肢大关节运动以及手指脚趾的小关节运动[17, 18]。

NASM 选择性角度测量

人体有许多关节，而且绝大多数都能用量角器测量。然而，NASM只选择性地测量一部分关节。下文提及的测量之所以会被筛选出来，是因为它们对于理想的人体动作至关重要，而且它们的功能与动作评估有所关联。下表中所涉及的角度测量并未涵盖身体所有关节。其目的是成为完整评估流程的一个实用的组成部分。

■ 下肢

足部和踝部
◆ 背屈

膝
◆ 伸展（屈髋90°/屈膝90°体位）

髋

◆ 屈曲（屈膝）

◆ 外展

◆ 内旋

◆ 外旋

◆ 伸展

■ 上肢

肩

◆ 肩关节屈曲

◆ 盂肱关节内旋

◆ 盂肱关节外旋

■ 足部和踝部

背屈

1. 关节运动评估

    a. 距上关节背屈

2. 肌肉评估

    a. 腓肠肌和比目鱼肌

    b. 胫骨后肌、腓骨长肌、腓骨短肌、踇长屈肌、趾长屈肌和跖肌

3. 关节活动受限时潜在的不够活跃的拮抗肌

    a. 胫骨前肌

    b. 趾长伸肌、趾短伸肌、踇长伸肌和第三腓骨肌群

4. 正常角度[22]：20°

体位　客户呈仰卧位，膝完全伸直，距下关节处于中立位（距下关节内外翻均为

踝背屈评估——体位

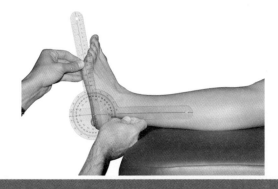

0°）。用拇指和食指捏住客户距骨颈，被动内翻，然后外翻直至拇指和食指所感受到的压力均衡。客户足部可能因为处于非负重位而出现轻微的内翻。

操作　按照以下要求放置量角器。

◆ **轴心：** 直接放在外踝下方紧贴足底。

◆ **固定臂：** 胫骨外侧。

◆ **移动臂：** 第五跖骨中线。

握住客户足底表面（在跖趾关节下方或者足底的"球面"），使距下关节处于中立位，然后在被动指引动作路线的同时引导客户主动踝背屈至最初限制或即将有代偿处。应关注的最初代偿是踝关节背屈时的外翻和/或膝关节屈曲。让客户保持这个体位并记录测量结果。读取移动臂长头上的0°~20°之间的红色数字。

踝背屈评估——测量

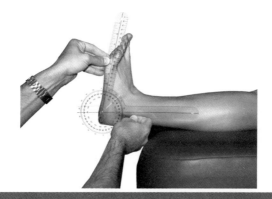

常见错误　健身和健康工作者在此项测试中常犯的并必须避免的错误是不能在测试期间维持距下关节中立位。

人体动作系统损伤　这项测试在足出现代偿（足向外转、扁平足或者足跟抬起）和/或在过顶深蹲测试时过度前倾的人身上会明显受限。

平衡椅下蹲（过顶深蹲的进阶）和跑步等功能活动中需要踝关节有20°的背屈，即便是步行也要求踝背屈多达15°[19-20]。踝背屈受限会导致膝关节损伤[10]。

■ 膝

伸展（屈髋90°，屈膝90°）

1. 关节运动评估

　a. 胫股关节伸展

　b. 髋股关节屈曲

2. 肌肉和组织评估

　a. 腘绳肌、腓肠肌和神经组织（坐骨神经）

3. 关节活动受限时潜在的不够活跃的拮抗肌

　a. 屈髋肌群

　b. 股四头肌

4. 正常角度[22]：20°

体位　客户呈仰卧位，屈髋屈膝90°，髋关节处于中立位（旋转、内收、外展均为0°）。

膝关节伸展评估——体位

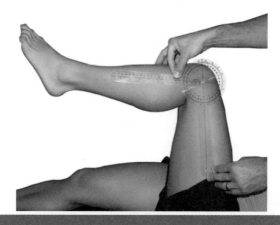

操作　按照以下要求放置量角器。

◆ **轴心：** 量角器中心正对胫股关节外侧。

◆ **固定臂：** 股骨中线外侧。

◆ **移动臂：** 腓骨中线外侧。

　一只手握住客户的小腿，另一只手握住其大腿，让其被动伸展膝关节，直至最初受限或即将有代偿处。

应关注的最初代偿是骨盆后倾或者髋关节伸展。让客户保持这个体位并记录测量结果。读取移动臂短头处的黑色数字。

膝关节伸展评估——测量

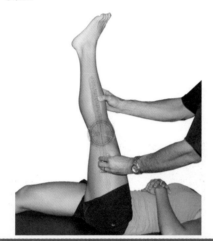

常见错误　健身和健康工作者在此项测量中常犯的并必须避免的错误包括：不能在测试期间维持客户髋关节中立位或者保持其大腿位置，过于缓慢地移动客户的肢体，或者没有及时发现代偿。

人体动作系统损伤　这项测试在足转向外侧（外旋）、扁平足、膝内扣（股二头肌短头）、膝外移（股二头肌长头）或者在过顶深蹲测试或单腿蹲测试中弓腰的人身上会明显受限。

■ 髋

髋关节屈曲（屈膝）

1. 关节运动评估

　　a. 髂股关节屈曲

2. 肌肉评估

　　a. 臀大肌、大收肌和腘绳肌上部

　　b. **注意：** 如果客户在评估过程中出现髋关节前部的不适感，说明腰大肌和股直肌可能过分活跃

3. 关节活动受限时潜在的不够活跃的拮抗肌

　　a. 屈髋肌群

　　b. 伸髋肌群（臀大肌）

4. 正常角度[22]：120°

体位	客户呈仰卧位，膝关节呈完全屈曲，髋关节处于中立位（内收、外展、旋转均为0°）。屈膝是为了缩短可能限制髋关节屈曲的腘绳肌。

髋关节屈曲（屈膝）评估——体位

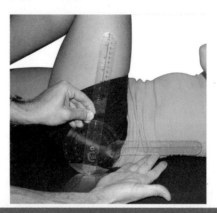

操作	按照以下要求放置量角器。

- ◆ **轴心：**量角器中心正对股骨大转子。
- ◆ **固定臂：**骨盆外侧中线和腋中线。
- ◆ **移动臂：**股骨外侧中线。

握住客户的膝部（胫骨粗隆），被动屈髋直至最初受限或即将有代偿处。应关注的最初代偿是骨盆前倾，对侧腿离开桌面或股骨外展。让客户保持这个体位并记录测量结果。读取移动臂短头处的黑色数字。

常见错误	健身和健康工作者在此项测量中常犯的并必须避免的错误包括：不能在测试期间维持客户髋关节中立位或者保持大腿位置，过于缓慢地移动客户的肢体，或者没有及时发现代偿。
人体动作系统损伤	这项测试在过顶深蹲测试中弓腰的人身上会明显受限。向后坐到平均高度（过顶深蹲的深度）的椅子上，要求在屈膝位屈髋的最大角度达到112°，下蹲则需要最大角度达到115°[21]。

髋关节屈曲（屈膝）评估——测量

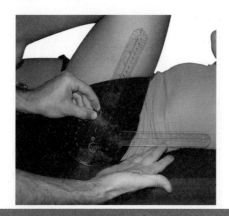

髋外展

1. 关节运动评估

   a. 髂股关节外展

2. 肌肉和韧带评估

   a. 髋内收肌群、耻骨韧带、髂股韧带和髋关节关节囊内侧

   b. 内侧腘绳肌

3. 关节活动受限时潜在的不够活跃的拮抗肌

   a. 臀中肌、臀小肌、阔筋膜张肌和缝匠肌

   b. 股二头肌

4. 正常角度[22]：40°

体位　客户呈仰卧位，膝关节伸直，髋关节处于中立位（旋转、屈伸均为0°）

操作　按照以下要求放置量角器。

◆ **轴心：**量角器中心正对需要测量一侧下肢的髂前上棘（ASIS）。

◆ **固定臂：**两侧髂前上棘间的连线。

◆ **移动臂：**股骨前侧中线，参照髌骨中线。

握住客户的小腿，让客户被动外展大腿直至最初受限或即将有代偿处。应关注的最初代偿是对侧髂前上棘或者脊柱侧屈（或测量侧的髋抬高）。让客户保持这个体位并记录测量结果。读取移动臂短头侧上方的0°~40°之间的红色数字。

髋关节外展评估——体位

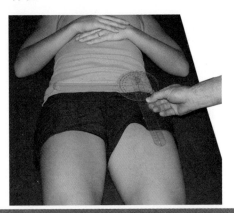

髋关节外展评估——测量

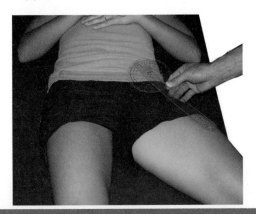

常见错误	健身和健康工作者在此项测量中常犯的并必须避免的错误包括：不能在测试期间维持客户髋关节中立位或者保持大腿位置，过于缓慢地移动客户的肢体，或者没有及时发现代偿。
人体动作系统损伤	这项测试在膝呈现内扣、过顶深蹲或单腿蹲测试中重心偏移不对称的人身上会明显受限。

髋内旋

1. 关节运动评估

   a. 髂股关节内旋

2. 肌肉和韧带评估

   a. 梨状肌、髋外旋肌群（上孖肌、下孖肌、闭孔内肌、闭孔外肌和股方肌）、大收肌（斜形纤维）和坐股韧带

   b. 臀中肌（后侧纤维）和臀大肌

3. 关节活动受限时潜在的不够活跃的拮抗肌

   a. 大收肌（纵行纤维）、阔筋膜张肌、臀小肌、臀中肌（前侧纤维）、长收肌、短收肌、耻骨肌、股薄肌和内侧腘绳肌

4. 正常角度[22]：45°

体位　客户呈仰卧位，屈髋90°，髋内收外展均为0°，膝关节同样屈曲90°。

髋关节内旋评估——体位

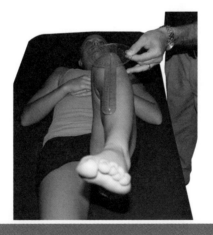

操作　按照以下要求放置量角器。

◆ **轴心：**量角器中心正对髌骨前面中心。

◆ **固定臂：**平行于身体中心下方的延长线。

◆ **移动臂：**小腿前侧正中线，参考胫骨粗隆。

一只手握住客户的小腿，另一只手握住大腿，被动向内旋转股骨直至最初受限或即将有代偿处。应关注的最初代偿是测量侧的髋关节抬高（脊柱侧屈）。让客户保持这个体位并记录测量结果。读取移动臂长头处的黑色数字。

髋关节内旋评估——测量

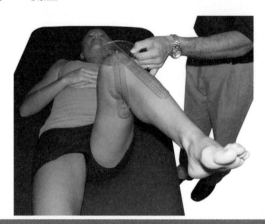

常见错误　　健身和健康工作者在此项测量中常犯的并必须避免的错误包括：不能在测试期间维持客户髋关节中立位或者保持大腿位置固定，过于缓慢地移动客户的肢体，没有及时发现代偿，或者对固定臂的放置不正确。

人体动作系统损伤　　这项测试在膝呈现内扣或外翻、过顶深蹲或单腿蹲测试中重心偏移不对称的人身上会明显受限。

髋外旋

1. 关节运动评估
   a. 髂股关节外旋
2. 肌肉和韧带评估
   a. 大收肌（纵行纤维）、髂骨韧带和耻骨韧带
   b. 阔筋膜张肌、臀小肌和臀中肌（前侧纤维）
3. 关节活动受限时潜在的不够活跃的拮抗肌
   a. 梨状肌、髋外旋肌群（上孖肌、下孖肌、闭孔内肌、闭孔外肌和股方肌）和大收肌（斜形纤维）
   b. 臀中肌（后侧纤维）和臀大肌
4. 正常角度[22]：45°

体位　　客户呈仰卧位，屈髋90°，髋内收外展均为0°，膝关节同样屈曲90°。

操作　　按照以下要求放置量角器。

◆ **轴心：**量角器中心正对髌骨外侧。

◆ **固定臂：**平行于身体中心线。

◆ **移动臂：**小腿前侧正中线，参考胫骨粗隆。

髋关节外旋评估——体位

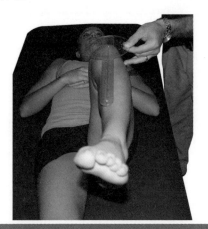

一只手握住客户的小腿，另一只手握住其大腿，被动向外旋转股骨直至最初受限或即将有代偿处。应关注的最初代偿是对侧髂前上棘的运动。让客户保持这个体位并记录测量结果。读取移动臂长头处的黑色数字。

髋关节外旋评估——测量

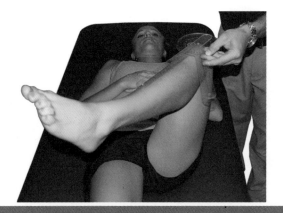

常见错误　　健身和健康工作者在此项测量中常犯的并必须避免的错误包括：不能在测试期间维持客户髋关节中立位或者保持大腿位置，过于缓慢地移动客户的肢体，没有及时发现代偿，或者对固定臂的放置不正确。

人体动作系统损伤　　这项测试在膝呈现内扣、过顶深蹲或单腿蹲测试中重心偏移不对称的人身上会明显受限。

髋伸展

1. 关节运动评估

　　a. 髂股关节伸展

2. 肌肉和组织的评估

　　a. 腰大肌、髂肌、股直肌、阔筋膜张肌和缝匠肌

　　b. 髋内收肌群和髋关节囊前部

3. 关节活动受限时潜在的不够活跃的拮抗肌

　　a. 臀大肌和臀中肌（后侧纤维）

　　b. 腘绳肌和大收肌

4. 正常角度[22]：0°~10°

体位　　客户呈仰卧位，骨盆置于桌子外，对侧髋关节屈曲来帮助下腰背平贴在桌上，同时向后旋转骨盆，测试腿膝屈曲约90°。

髋关节伸展评估——体位

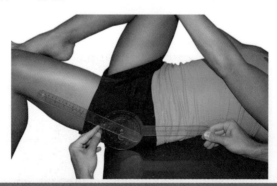

操作　　按照以下要求放置量角器。

◆ **轴心：**量角器的中心正对股骨大转子。

◆ **固定臂：**躯干外侧中线。

◆ **移动臂：**股骨外侧中线，参考外侧踝。

握住客户的大腿，被动伸髋直至最初受限或即将有代偿处。应关注的最初代偿是骨盆前倾或者下背部弓起离开桌面。让客户保持这个体位并记录测量结果。读取移动臂短头处的黑色数字。

髋关节伸展评估——测量

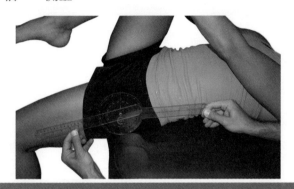

| 变化情况 | 这项评估涉及多块肌肉，而且可以通过在膝和髋处的代偿来识别。下面列出了每一种肌肉可能出现的情况。 |

变化情况　这项评估涉及多块肌肉，而且可以通过在膝和髋处的代偿来识别。下面列出了每一种肌肉可能出现的情况。

- ◆ 如果引起最初受限的是腰大肌，骨盆会出现旋前（下腰背开始弓起），大腿保持在中立位，膝保持屈曲。
- ◆ 如果引起最初受限的是股直肌，骨盆会出现旋前，大腿保持在中立位，膝伸展。
- ◆ 如果引起最初受限的是阔筋膜张肌，骨盆会出现旋前，大腿外展并内旋，膝由于髂胫束的牵拉而伸展。
- ◆ 如果引起最初受限的是缝匠肌，骨盆会出现旋前，大腿外展并外旋，膝保持屈曲。
- ◆ 如果引起最初受限的是髋外展肌群，骨盆会出现旋前，大腿内收，膝保持屈曲。

常见错误　健身和健康工作者在此项测量中常犯的并必须避免的错误包括：不能在测试期间维持客户髋关节中立位或者保持大腿位置（大腿有外展倾向），过于缓慢地移动客户的肢体，或者没有及时发现代偿。

人体动作系统损伤　这项测试在下腰段曲度增大、过顶深蹲或单腿蹲测试中过度前倾的人身上会明显受限。

■ 肩

肩关节屈曲

1. 关节运动评估
   a. 肩关节屈曲
2. 肌肉评估
   a. 背阔肌、大圆肌、小圆肌、冈下肌、肩胛下肌、胸大肌（下部纤维）和肱三头肌（长头）
3. 关节活动受限时潜在的不够活跃的拮抗肌
   a. 三角肌前束、胸大肌（上部纤维、锁骨部）和三角肌中束
   b. 斜方肌中束和下束及菱形肌
4. 正常角度[22]：160°

体位　客户呈仰卧位，肩关节处于中立位（内收外展和旋转均为0°）。

肩关节屈曲评估——体位

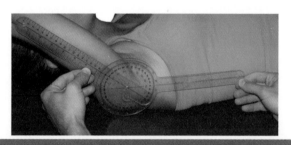

操作　按照以下要求放置量角器。

◆ **轴心：** 量角器中心正对肩关节外侧，距离肩峰远端1英寸。

◆ **固定臂：** 上胸段的腋中线。

◆ **移动臂：** 肱骨的外侧中线，参照肱骨外上髁。

在外旋位握住客户的手臂，拇指放在其肩胛骨外侧缘，被动屈曲肩关节直到客户的肩胛骨外侧能感受到肩胛骨的过度运动或者出现最初抵抗。让客户保持这个体位并记录测量结果。读取移动臂长头处的黑色数字。

肩关节屈曲评估——测量

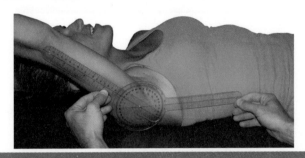

常见错误　健身和健康工作者在此项测量中常犯的并必须避免的错误包括：不能在测试期间维持客户肩关节中立位，过于缓慢地移动客户的肢体，或者没有及时发现代偿。

人体动作系统损伤　这项测试在过顶深蹲测试中下腰段曲度增大、上肢向前落及肩屈曲墙面测试中上肢受限的人身上会明显受限。

盂肱关节内旋

1. 关节运动评估
   a. 盂肱关节内旋
2. 肌肉和组织评估
   a. 冈下肌、小圆肌和盂肱关节后关节囊
3. 关节活动受限时潜在的不够活跃的拮抗肌
   a. 肩胛下肌、大圆肌、胸大肌、背阔肌和三角肌前束
4. 正常角度[22]：45°

体位　客户呈仰卧位，肱骨外展90°，肘屈曲90°。前臂对应0°线，掌心朝向地面。为了保证肱骨和肩峰在同一平面内，可以在肱骨下垫一条毛巾。将一只手的掌心或掌根放在客户的肩关节前部。

操作　按照以下要求放置量角器。

◆ **轴心**：量角器中心正对肘部鹰嘴。
◆ **固定臂**：调整至与地面垂直。
◆ **移动臂**：调整至尺骨外侧中线，参照尺骨茎突和鹰嘴。

握住客户的前臂，通过施加向下的力被动放低肱骨，直至注意到最初的阻力和代偿。应关注的最初代偿是放置在肩关节上方的手感受到肱骨头向上移动。让客户保持这个体位并记录测量结果。读取移动臂长头处的黑色数字。

盂肱关节内旋——体位

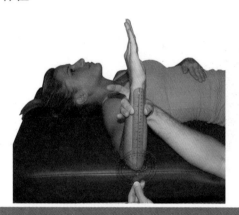

盂肱关节内旋——测量

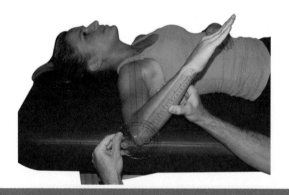

常见错误　　健身和健康工作者在此项测量中常犯的并必须避免的错误包括：不能在测试期间维持客户肩关节中立位，过于缓慢地移动客户的肢体，或者没有及时发现代偿。

人体动作系统损伤　　这项测试在过顶深蹲测试中双臂向前落或肩旋转墙面测试中活动受限的人身上会明显受限。

盂肱关节外旋

1. 关节运动评估
   a. 盂肱关节外旋
2. 肌肉和组织评估
   a. 肩胛下肌、背阔肌、大圆肌、胸大肌、三角肌前束和盂肱关节关节囊前部
3. 关节活动受限时潜在的不够活跃的拮抗肌
   a. 冈下肌和小圆肌
4. 正常角度[22]：90°

体位　客户呈仰卧位，肱骨外展90°，肘屈曲90°。前臂对应0°线，掌心朝向天花板。为了保证肱骨和肩峰在同一平面内，可以在肱骨下垫一条毛巾。将一只手的掌心或掌根放在客户的肩关节前侧。

盂肱关节外旋——体位

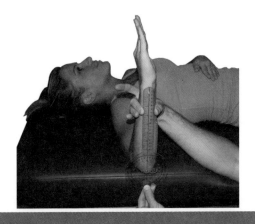

操作　按照以下要求放置量角器。

◆ **轴心**：量角器中心正对肘部鹰嘴。

◆ **固定臂**：调整至与地面垂直。

◆ **移动臂**：调整至尺骨外侧中线，参照尺骨茎突和鹰嘴。

握住客户的小臂，通过施加向下的力被动外旋肱骨，直至注意到最初的阻力和代偿。应关注的最初代偿是放置在肩关节上方的手感受到肱骨头向上移动。让客户保持这个体位并记录测量结果。读取移动臂长头处的黑色数字。

盂肱关节外旋——测量

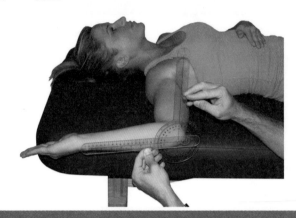

常见错误　健身和健康工作者在此项测量中常犯的并必须避免的错误包括：不能在测试期间维持客户肩关节中立位，过于缓慢地移动客户的肢体，或者没有及时发现代偿。

人体动作系统损伤　这项测试在过顶深蹲测试中双臂向前落或肩旋转墙面测试中活动受限的人身上会明显受限。

 小结

关节活动度测量是完整评估过程中一个重要的环节。使用量角器或角度测量仪测量关节活动度可以帮助证实可疑的、引起动作评估中动作受限的那些原因。关节活动度评估结合动作和肌肉力量的评估也能帮助查明必须纠正的特定身体部位，从而帮助健身和健康专业人士制定满足客户需求的个性化纠正训练方案。

参考文献

[1] Sahrmann SA. *Diagnosis and Treatment of Movement Impairment Syndromes*. St. Louis, MO: Mosby; 2002.

[2] Liebenson C. Integrated Rehabilitation Into Chiropractic Practice (blending active and passive care). In: Liebenson C, ed. *Rehabilitation of the Spine*. Baltimore, MD: Williams & Wilkins; 1996: p13–43.

[3] Norkin CC, White DJ. *Measurement of Joint Motion: A Guide to Goniometry*. 3rd ed. Philadelphia, PA: FA Davis; 2003.

[4] Comerford MJ, Mottram SL. Movement and stability dysfunction—contemporary developments. *Man Ther*. 2001; 6(1):15–26.

[5] Panjabi MM. estabilizing system of the spine. Part I: function, dysfunction, adaptation, and enhancement. *J Spinal Disord*. 1992; 5(4): 383–389.

[6] McCreary EK, Provance PG, Rogers MM, Rumani WA. *Muscles: Testing and Function with Posture and Pain*. 5th ed. Philadelphia, PA: Lippincott Williams & Wilkins; 2005.

[7] Janda V. Evaluation of Muscle Imbalances. In: Liebenson C, ed. *Rehabilitation of the Spine*. Baltimore, MD: Williams & Wilkins; 1996: p97–112.

[8] Sahrmann SA. Posture and muscle imbalance: faulty lumbar–pelvic alignments. *Phys Ther*. 1987; 67: 1840–1844.

[9] Lun V, Meeuwisse WH, Stergiou P, Stefanyshyn D. Relation between running injury and static lower limb alignment in recreational runners. *Br J Sports Med*. 2004; 38(5): 576–580.

[10] Powers CM. The in uence of altered lower–extremity kinematics on patellofemoral joint dysfunction: a theoretical perspective. *J Orthop Sports Phys Ther*. 2003; 33(11): 639–646.

[11] Janda V. Muscle Strength in Relation to Muscle Length, Pain, and Muscle Imbalance. In: Harms–Ringdahl K, ed. *International Perspectives in Physical erapy 8*. Edinburgh: Churchill Livingstone; 1993: p83–91.

[12] Janda V. Muscles and Motor Control in Low Back Pain: Assessment and Management. In: Twomey LT, ed. *Physical Therapy of the Low Back*. Edinburgh: Churchill Livingstone; 1987: p253–278.

[13] Cookson JC, Kent BE. Orthopedic manual therapy—an overview: part I. *Phys Ther*. 1979; 59: 136–146.

[14] American Academy of Orthopaedic Surgeons. *Joint Motion: Method of Measuring and Recording*. Chicago, IL: AAOS; 1983.

[15] Kersey R. Measurement of joint motion: a guide to goniometry. *Athl Ther Today*. 2005; 10(1): 42.

[16] American Medical Association. *Guidelines to the Evaluation to Permanent Impairment*. 3rd ed. Chicago, IL: AMA; 1988.

[17] Clapis P, Davis SM, Davis RO. Reliability of inclinometer and goniometric measurements of hip exor length used during the Thomas test. *J Orthop Sports Phys Ther*. 2006; 36(1): 135–141.

[18] Mullaney M, Johnson C, Banz J. Reliability of active shoulder range of motion comparing a goniometer to a digital level. *J Orthop Sports Phys Ther*. 2006; 36(1): A80.

[19] McPoil TG, Cornwall MW. Applied Sports Mechanics in Rehabilitation Running. In: Zachazeweski JE, Magee DJ, Quillen WS, eds. *Athletic Injuries and Rehabilitation*. Philadelphia, PA: WB Saunders; 1996.

[20] Ostrosky KM. A comparison of gait characteristics in young and old subjects. *Phys Ther*. 1994; 74(7): 637–644.

[21] Magee DJ. *Orthopedic Physical Assessment*. 4th ed. Philadelphia, PA: WB Saunders; 2002.

[22] Greene WB, Heckman JD. American Academy of Orthopedic Surgeons. *The Clinical Measurement of Joint Motion*. Chicago, IL: AAOS; 1994.

[23] Greene BL, Wolf SL. Upper extremity joint movement: comparison of two measurement devices. *Arch Phys Med Rehabil*. 1989; 70: 288–290.

第8章

力量测试

完成这一章的学习，你将能够做到以下几点。

✔ 理解综合评估过程中徒手肌力测试的基本原理。

✔ 对所选肌肉进行恰当的徒手肌力测试。

✔ 解释徒手肌力测试中发现的问题。

✔ 能够根据综合评估结果确定合适的训练策略。

简介

力量 神经肌肉系统产生内部张力，以克服外部力量的能力。

为了完成最佳的动作，神经系统必须适当激活肌肉。力量的简单定义是神经肌肉系统产生内部张力，以克服外部力量的能力[1]。因此，神经系统募集肌肉的能力决定了肌肉力量的大小。理解肌肉力量和懂得如何评价肌肉力量涉及广泛的人体运动科学知识，尤其是功能解剖学、运动机能学、生物力学、生理学和动作控制学。对于健康和健身专业人员来说，为了给客户制定安全有效的纠正策略，准确分辨肌肉力量的能力是非常重要的。本章的目的就是指导健康和健身专业人员利用徒手肌力测试（MMT，Manual Muscle Testing）评估肌肉力量。需要注意的是，操作者必须是健康和健身专业人员（如有相关认证的专家），才能在客户身上使用徒手肌力测试技术。

等速肌力测试 用专业的可变阻力设备测试肌肉力量，所以无论用多大力量，活动均以等速进行。通常使用该种测试进行肌力评估和训练，尤其是在伤后康复训练中。

徒手肌力测试的科学原理

徒手肌力测试是综合评估的一个主要组成部分[2-4]。该测试体现了肌肉募集的能力，同时也反映了肌肉在运动中的动作及保持肌体稳定的能力[3]。虽然有等速肌力测试（图8.1）和测力计测试这些更客观、更可信的肌力评价方法，但是徒手肌力测试提供了一种低成本、低难度的测试选择[3,5]。

如前所述，肌肉若要表现出正常的肌力，必须有恰当的神经肌肉控制使肌肉加速、减速以及稳定体内相连的关节，从而产生最佳人体运动。最佳肌肉力量和肌肉募集只有在骨骼、肌肉和神经系统功能的联合作用下才会实现（第2章）[1-2,6,7]。运转正确时，这三大系统能实现每个关节的最佳结构排列、神经肌肉控制（协调和募集）和关节活动度[1-2,6,7]。为了确保每块肌肉保持恰当的平衡和力量，这些系统之间的协调是非常必要的[1-4,7,8]。

然而，许多原因如重复压力、撞击损伤、疾病和静坐少动的生活方式，会导致人体动作系统障碍[2-3,8]。当人体动作系统出现障碍时，肌肉平衡、肌肉募集和关节活动度就会改变（第3章）[1,3,8,9]。这些障碍会影响肌肉、神经和骨骼系统共同协作完成其功能性任务，最终导致损伤[1,8-11]。例如，有研究表明，髋外展肌（如臀中肌）力量薄弱与髌股疼痛综合征[10-11]、髂胫束综合征[12]、整体下肢损伤[13]有关。股骨额状面的主要稳定肌——臀中肌力量薄弱，与阔筋膜张肌的过度活跃（或协同主要发力）有关[2]。阔筋膜张肌附着在髂胫束上，通过髂胫束与腓骨外侧相连。当阔筋膜张肌过度活跃时，会引起整个髂胫束和膝关节外侧张力的增加（髂胫束综合征）（图8.2）。同样，阔筋膜张肌会引起胫骨外旋，使关节上的压力增加，从而可能引起髌股疼痛[14]。理解人体动作系统障碍的概念很重要，因为健康和健身专业人员要运用徒手肌力测试来鉴定其障碍。

测力计测试　该测试使用手持设备（测力计）进行肌肉收缩时的肌力测定。

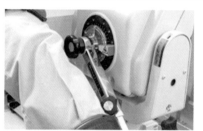

图8.1

等速肌力测试

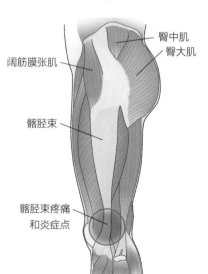

图8.2

髂胫束综合征

臀中肌
臀大肌
阔筋膜张肌
髂胫束
髂胫束疼痛和炎症点

髂胫束综合征　髂胫束和股骨外上髁反复摩擦造成该处出现炎症。

NASM 使用的徒手肌力测试

徒手肌力测试是一种评估肌肉或动作的募集能力和收缩质量的方法[15]。虽然很多动作不只是一个肌肉运作的结果，但在恰当的姿势下，可重点测试某个肌肉[3]。

徒手肌力测试的前提是将测试肌肉置于引起阻力的姿势中。可应用向心或等长的肌肉收缩形式由重力或徒手加阻力的方式来完成[3]。等长徒手肌力测试也叫作平衡打破测试，被认为是最常见、最易操作的测试[3]。等长测试比向心测试更容易操作，理论上说也更可靠，因为一些混杂因素都被移除了，如收缩速度及在不同姿势和方向下的阻力[15]。

客户抵抗不同级别阻力的能力可分为明确的等级，通常用数字表示，从0到5分（表8.1）[3]。

虽然，徒手肌力测试有各种方法和分级系统，NASM选择使用的是一种2步的等长徒手肌力测试，分为3级（表8.2），此系统是由肯德尔和其同事一起提出的[1]。当徒手肌力测试用来确定预后、诊断或评估时，建议使用更广泛的分级系统[3]。3分代表客户有良好的结构排列，在活动末端能抵抗测试者的阻力，可以完成单纯的等长收缩[15]。2分代表客户总体力量良好，但是有其他肌肉的代偿或者不能维持等长收缩，表现为一旦测试者增加压力，就会引起客户身体或肢体位置的改变。1分表明客户没有或仅有一点抵抗测试者阻力的能力。

平衡打破测试 在活动度末端或在肌肉发力最具挑战的位置，要求客户维持该姿势，不要让测试者用徒手阻力打破平衡。

表8.1	6分徒手肌力测试系统
计分	力量水平
5	正常
4	良好
3	一般
2	差
1	微小活动
0	无活动

表8.2	NASM 3分徒手肌力测试系统
计分	力量水平
3	正常
2	有代偿（使用其他肌肉）
1	弱（很少或无活动）

评价肌力的2步过程能帮助健康与健身专业人员评估客户肌力弱的可能原因，据此制定纠正性训练策略。肌力弱可归因于多种方面，但是对于健康的个体来说，最常见的原因是肌肉萎缩和肌肉抑制[16]。抑制的肌肉产生的反作用力总是比测试者要求的要小[15]。

NASM徒手肌力测试评估过程第1步包括（表8.3）以下内容。

◆ 检查特定肌肉时，将关节置于要求的姿势位置。

◆ 要求客户保持该姿势，同时向特定肌肉施加阻力。

◆ 阻力应该逐渐增加，而不是迅速达到最大的力。

◆ 客户必须保持该姿势，不要让测试者用徒手阻力打破平衡。保持姿势4秒。

◆ 为客户的肌力水平打分。

◆ 若肌力测试正常，没有代偿或运动，则认为该肌肉力量强。

◆ 若姿势改变（肌肉离心收缩）或有代偿，则进行第2步。

第2步与第1步过程类似，区别在于是将肌肉置于中间范围的位置（中间位）来延长肌肉。使用第2步的原因是根据简单的关节力学，若肌肉在关节一侧缩短，那么相反侧的肌肉一定会被拉长；若拉长的肌肉没有很好的延展性（延长的能力），将会限制对侧肌群的功能（该例中被测试的肌肉处于缩短位）。这就是交互抑制，已经有不少学者[2, 3, 7]提出了该观点。虽然在缩短位置，紧张的肌肉可能导致肌力弱，但皮肤、神经组织或关节韧带组织的限制也可导致肌肉抑制[15]。

表8.3	NASM 2步徒手肌力测试
第1步	**第2步**
• 使肌肉处于缩短位置，或者到关节发生代偿之前的位置。	• 使肌肉处于中间位，重新开始肌力测试。
• 在施加阻力时，要求客户保持该姿势。	• 若中间位肌力正常，则可能拮抗肌过度活跃或关节活动度减少——抑制或拉长。
• 逐渐增加阻力。	
• 给客户的肌力水平打分。	
• 若客户能无代偿保持该姿势，则说明该肌肉力量很强。	• 若在中间位肌力弱或出现代偿——该肌肉很可能确实无力，需重新激活和恢复。
• 若肌力弱或有代偿，则进行第2步。	

缩短肌肉的过度活跃会使其功能拮抗肌发生交互抑制[2, 3, 8]。该抑制会导致对肌肉力弱的错误解读，然而实际上仅是由于关节位置的原因。若在中间位肌力正常（强），那么可能是关节对侧肌肉长度的问题，也可能是关节限制的问题[15]。在这种情况下，健康与健身专业人员就可以简单地通过关节测量来评估肌肉长度，利用合适的技术（抑制和拉长）处理肌肉问题，并重新测试肌肉力量。

以肌力弱或不够活跃的臀中肌为例。若髋内收肌过度活跃，限制恰当的髋外展、伸展和外旋，臀中肌功能就会受到限制（抑制）。这经常会导致阔筋膜张肌的过度活跃（协同发力）[2, 9]。当髋内收肌（和阔筋膜张肌，如有必要）获得足够的延展性，臀中肌重新获得足够的力量，那么潜在的问题可能不是真正的肌肉力弱，而是拮抗肌群（髋内收肌和阔筋膜张肌）造成的交互抑制。若处于中间位测试，肌力仍然弱或有代偿，很可能真的存在肌力弱的情况。在这种情况下，健康和健身专业人员应该重新激活客户肌肉，然后将其重新整合到功能协同之中。

NASM选择的徒手肌力测试

身体中有很多肌肉可以用徒手肌力测试来评估。然而NASM只选择检查某些肌肉（表8.4）。选择表8.4中的这些肌肉是因为它们对保证最佳人体动作发挥着重要作用，同时这些肌肉具备将动作测试和活动度测试联系起来的能力。以下列表并不以详尽为目的，而是为了实用，并能在综合评估中使用。肌肉部位详情和整合功能可参考本书第2章。

任何徒手肌力测试都有变化性和主观性的限制。健康和健身专业人员应该牢记徒手肌力测试只是在一个特定的姿势下一个特定的等长收缩过程中测试肌肉产生的力。为了提高可靠性和安全性，同时减少徒手肌力测试评估中的错误，应遵守以下指导原则。

◆ 为减少测试者之间变化性，同一客户应由同一个健康和健身专业人员评估。

◆ 不要在充分拉长的位置测试肌力，这会导致过度拉伸和受伤。

◆ 测试前确保关节处于正确位置。

◆ 确保稳定，最大限度减少代偿。

◆ 客户等长肌力收缩需维持一段时间（4秒）。

◆ 匀速逐渐增加压力。

◆ 徒手阻力应该与身体某部分主轴呈90°[17]。

◆ 客户与健康和健身专业人员都应处于舒适和稳定的位置。

表8.4	NASM选择的徒手肌力测试	
下肢	躯干	上肢和颈椎
足部和踝部	• 腹直肌	• 背阔肌
• 胫骨前肌	• 腹斜肌	• 肩外旋肌
• 胫骨后肌		• 肩内旋肌
膝		• 菱形肌
• 内侧腘绳肌		• 斜方肌下束
• 股二头肌		• 前锯肌
髋		• 颈前屈肌
• 髂腰肌		• 颈前外侧屈肌
• 阔筋膜张肌		• 颈后外侧伸肌
• 缝匠肌		
• 髋内收肌		
• 股薄肌		
• 大收肌		
• 臀中肌		
• 髋外旋肌		
• 臀大肌		

徒手肌力测试

■ 足部和踝部

胫骨前肌

1. 关节位置检查

   a. 踝背屈和内翻

2. 肌肉评估

   a. 胫骨前肌（原动肌）

   b. 趾长伸肌、长伸肌和第三腓骨肌群（协同肌）

3. 力量受限时可能过度活跃的肌肉

   a. 腓肠肌、比目鱼肌、腓骨长肌和腓骨短肌

姿势　客户呈仰卧位伸膝姿势，踝背屈内翻。

操作
- ◆ 操作者用手支撑小腿后侧踝关节上方。
- ◆ 要求客户保持这个姿势。
- ◆ 另一只手置于足背中间，向踝跖屈外翻方向施加压力，并逐渐增加力量。
- ◆ 观察是否有脚趾伸的代偿动作或足外翻。

- 客户力量得分：3=正常，2=有代偿，1=弱。
- 若得分为1或2，使客户足踝处于中间位并重新测试。

胫骨前肌评估及操作

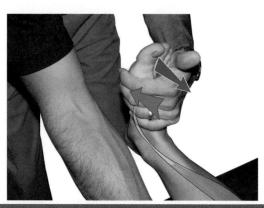

人体动作系统障碍　在过顶深蹲测试中出现扁平足（过度旋前）的人，可能存在该肌肉肌力弱的情况。该肌肉力弱也有可能出现在背屈末端受限的情况中，活动受限是由腓肠肌、比目鱼肌以及腓骨长短肌的过度活跃导致的。

胫骨后肌

1. 关节位置检查
   a. 踝关节跖屈内翻
2. 肌肉评估
   a. 胫骨后肌
   b. 胫前肌、趾长屈肌、长屈肌、比目鱼肌和长伸肌
3. 力量受限时可能过度活跃的肌肉
   a. 腓骨长肌、腓骨短肌和第三腓骨肌群、趾长伸肌和趾短伸肌
   b. 腓肠肌外侧头

姿势　客户呈仰卧位伸膝姿势，踝跖屈内翻。

操作
- 操作者用手支撑小腿背侧踝关节上方。
- 要求客户保持这个姿势。
- 另一只手置于足跖面中间，向背屈外翻方向施加压力，并逐渐增加力量。
- 观察是否有脚趾屈曲或足外翻的代偿动作。
- 客户力量得分：3=正常，2=有代偿，1=弱。
- 若得分为1或2，使客户脚踝处于中间位并重新进行测试。

胫骨后肌评估及操作

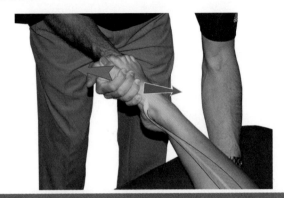

人体动作系统障碍　　　　在过顶深蹲测试中出现扁平足（过度旋前）的人，可能存在该肌肉肌力弱的情况。对于跖屈活动度受限的客户，在关节活动的末端也可能表现出该肌肉肌力弱。踝背屈受限将影响踝关节矢状面的运动，将引起额状面和水平面外翻和过度旋前的代偿活动。

■ 膝

内侧腘绳肌：半腱肌和半膜肌

1. 关节位置检查
    a. 屈膝
    b. 胫骨内旋
2. 肌肉评估
    a. 半膜肌和半腱肌
    b. 腓肠肌、腘肌、股薄肌、缝匠肌和跖肌
3. 力量受限时可能过度活跃的肌肉
    a. 股四头肌（股直肌、股外侧肌、股内侧肌和股中肌）
    b. 股二头肌

姿势　　客户呈卧位屈膝50°~70°，大腿轻微内旋，胫骨内旋。

操作
- ◆ 一只手按客户膝关节下方稳定大腿。
- ◆ 要求客户保持这个姿势。
- ◆ 另一只手置于客户小腿后侧，向伸膝和胫骨外旋方向施加压力，并逐渐增加力量。
- ◆ 观察是否有踝背屈、髋内收、髋屈曲或脊柱伸展的代偿。
- ◆ 客户力量得分：3=正常，2=有代偿，1=弱。
- ◆ 若得分为1或2，使客户腿处于中间位并重新测试。

内侧腘绳肌评估及操作

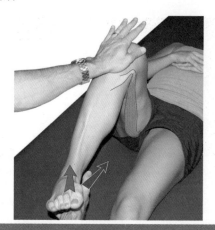

人体动作系统障碍　　在过顶深蹲测试中出现扁平足（过度旋前）、塌腰、足外八字和/或膝内扣的人，可能存在该肌肉肌力弱的情况。对于伸髋（主要是股直肌和/或髂胫束活跃）活动度受限的客户，在关节活动的末端也可能表现出该肌肉肌力弱。

股二头肌

1. 关节位置检查
   a. 屈膝
   b. 胫骨外旋
2. 肌肉检查
   a. 股二头肌
   b. 腓肠肌和跖肌
3. 力量受限时可能过度活跃的肌肉
   a. 股四头肌（股直肌、股外侧肌、股内侧肌和股中肌）
   b. 内侧腘绳肌、腘肌、股薄肌和缝匠肌

姿势　　客户卧位屈膝50°~70°。大腿轻微外旋，胫骨外旋。

操作
◆ 一只手按客户膝关节下方稳定大腿。
◆ 要求客户保持这个姿势。
◆ 另一只手置于客户足跟，向伸膝和胫骨内旋方向施加压力，并逐渐增加力量。
◆ 观察是否有踝背屈、髋外展、髋屈曲和/或脊柱伸展的代偿。
◆ 客户力量得分：3=正常，2=有代偿，1=弱。
◆ 若得分为1或2，使客户腿处于中间位并重新测试。

股二头肌评估及操作

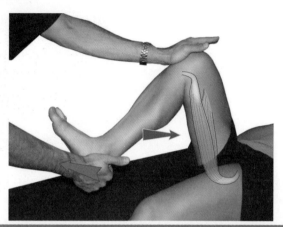

人体动作系统障碍   在过顶深蹲测试中出现塌腰的人，可能存在该肌肉肌力弱的情况。对于伸髋（主要是股直肌活跃）活动度受限的客户，在关节活动的末端也可能表现出该肌肉肌力弱。

■ 髋

髂腰肌：髂肌和腰大肌

1. 关节位置检查
   a. 屈髋
2. 肌肉评估
   a. 髂肌和腰大肌
   b. 股直肌、缝匠肌、阔筋膜张肌、长收肌、臀小肌和臀中肌（前侧纤维）
3. 力量受限时可能过度活跃的肌肉
   a. 大收肌和内侧腘绳肌
   b. 长收肌、短收肌、耻骨肌和股薄肌

姿势   客户呈仰卧位，屈髋屈膝，大腿轻微外旋外展。

操作
◆ 检查者一只手稳定客户小腿。
◆ 要求客户保持这个姿势。
◆ 另一只手置于客户股骨远端，向伸髋方向施加压力，并逐渐增加力量。
◆ 观察是否有膝屈曲、髋外展、髋内旋和/或脊柱伸展的代偿。
◆ 客户力量得分：3=正常，2=有代偿，1=弱。
◆ 若得分为1或2，使客户腿处于中间位并重新测试。

髂腰肌评估及操作

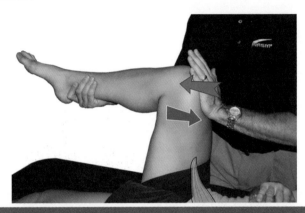

人体动作系统障碍

在过顶深蹲测试中出现弓腰的人，可能存在该肌肉肌力弱的情况。对于伸膝（内侧腘绳肌活跃）或髋内旋（大收肌斜束活跃）活动度受限的客户，在关节活动的末端也可能表现出该肌肉肌力弱。

阔筋膜张肌

1. 关节位置检查
    a. 髋屈曲、髋内旋和髋外展
2. 肌肉评估
    a. 阔筋膜张肌
    b. 臀小肌、股直肌、缝匠肌和臀中肌前束
3. 力量受限时可能过度活跃的肌肉
    a. 大收肌和股二头肌

姿势　患者呈仰卧位，屈髋约30°，膝伸展，大腿轻微内旋，外展。

操作
- 检查者一只手稳定客户对侧腿。
- 要求客户保持这个姿势。
- 另一只手置于客户的足或踝处，向髋伸展、内收和外旋方向施加压力，并逐渐增加力量。
- 观察是否有膝屈曲、髋外旋和/或脊柱伸展的代偿。
- 客户力量得分：3=正常，2=有代偿，1=弱。
- 若得分为1或2，使客户腿处于中间位并重新测试。

阔筋膜张肌评估及操作

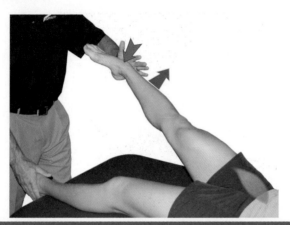

人体动作系统障碍　　　在过顶深蹲测试中出现弓腰的人，可能存在该肌肉肌力弱的情况。对于伸膝（内侧腘绳肌活跃）和/或外旋活动度受限的客户，在关节活动的末端也可能表现出该肌肉肌力弱。

缝匠肌

1. 关节位置检查

   a. 髋屈曲、髋外旋和髋外展并屈膝

2. 肌肉评估

   a. 缝匠肌

   b. 股直肌、髂腰肌、内侧腘绳肌、股薄肌和髋外旋肌

3. 力量受限时可能过度活跃的肌肉

   a. 大收肌

   b. 腘绳肌、长收肌、短收肌和耻骨肌

姿势　　　客户呈仰卧位，屈髋，屈膝，大腿外旋外展。

操作
- 客户可以通过紧握按摩床的床沿来支撑自己。
- 检查者在正确姿势下稳定客户的小腿和膝关节。
- 要求客户保持这个姿势。
- 检查者手置于客户的大腿和小腿上，向髋伸展、内收和内旋方向以及伸膝方向施加压力，并逐渐增加力量。
- 观察是否有伸膝、髋内旋和/或脊柱伸展的代偿。
- 客户力量得分：3=正常，2=有代偿，1=弱。
- 若得分为1或2，使客户腿处于中间位并重新测试。

缝匠肌评估及操作

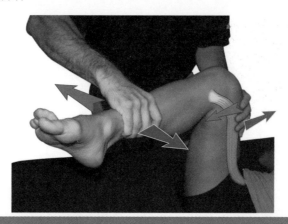

人体动作系统障碍　在过顶深蹲测试中出现扁平足、足外八字、膝内扣和/或弓腰的人，可能存在该肌肉肌力弱的情况。髋外展和/或内旋活动度受限的客户，在关节活动的末端也可能表现出该肌肉肌力弱。

髋内收肌

1. 关节位置检查

　　a. 髋屈曲、髋内旋和髋内收

2. 肌肉评估

　　a. 耻骨肌、长收肌和短收肌

　　b. 大收肌、股薄肌

3. 力量受限时可能过度活跃的肌肉

　　a. 股二头肌、梨状肌、臀中肌（后束）和臀大肌

姿势　客户仰卧位屈髋伸膝。大腿内旋、内收。

操作
- ◆ 检查者一只手稳定客户的对侧腿。
- ◆ 要求客户保持这个姿势。
- ◆ 另一只手置于小腿上，向髋伸展、外展和外旋方向施加压力，并逐渐增加力量。
- ◆ 观察是否有膝屈曲、髋外旋和/或脊柱伸展的代偿。
- ◆ 客户力量得分：3=正常，2=有代偿，1=弱。
- ◆ 若得分为1或2，使客户腿处于中间位并重新测试。

髋内收肌评估及操作

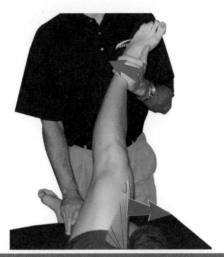

人体动作系统障碍　　在过顶深蹲测试中出现膝外翻和/或弓腰的人，可能存在该肌肉肌力弱的情况。对于伸膝（股二头肌活跃）或髋内旋（梨状肌活跃）活动度受限的客户，在关节活动的末端也可能表现出该肌肉肌力弱。

股薄肌

1. 关节位置检查
   a. 髋内收和膝内旋
2. 肌肉评估
   a. 股薄肌
   b. 长收肌、短收肌、大收肌和耻骨肌
3. 力量受限时可能过度活跃的肌肉
   a. 股二头肌、梨状肌、臀中肌（后束）和臀大肌

姿势　　客户呈仰卧位，髋处于中间位，膝伸展，大腿内旋、内收。

操作
◆ 检查者一只手稳定客户的对侧腿。
◆ 要求客户保持这个姿势。
◆ 另一只手置于客户的小腿上，向外展和外旋方向施加压力，并逐渐增加力量。
◆ 观察是否有膝屈曲、髋外旋和/或脊柱伸展的代偿。
◆ 客户力量得分：3=正常，2=有代偿，1=弱。
◆ 若得分为1或2，使客户腿处于中间位并重新测试。

股薄肌评估及操作

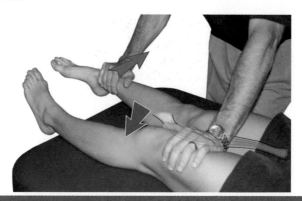

人体动作系统障碍　　在过顶深蹲测试中出现足外八字、膝外翻和/或弓腰的人，可能存在该肌肉肌力弱的情况。对于髋内旋活动度受限的客户，在关节活动的末端也可能表现出该肌肉肌力弱。

大收肌

　　1. 关节位置检查

　　　　a. 髋伸展、内旋和内收（垂直束）

　　　　b. 髋伸展、外旋和内收（斜束）

　　2. 肌肉评估

　　　　a. 大收肌

　　　　b. 长收肌、短收肌、股薄肌和耻骨肌

　　3. 力量受限时可能过度活跃的肌肉

　　　　a. 髂腰肌、股直肌和缝匠肌

　　　　b. 阔筋膜张肌、臀小肌

姿势　　客户俯卧位，伸髋伸膝。测试垂直束时大腿内旋、内收，测试斜束时外旋、内收。

操作
- 检查者一只手扶客户的对侧髋。
- 要求客户保持这个姿势。
- 检查垂直束：另一只手置于客户的小腿上，向髋屈曲和外展方向施加压力，并逐渐增加力量。
- 检查斜束：另一只手置于客户的小腿上，向髋屈曲和内收方向施加压力，并逐渐增加力量。
- 观察是否有膝屈曲、髋外旋和/或脊柱伸展的代偿。
- 客户力量得分：3=正常，2=有代偿，1=弱。
- 若得分为1或2，使客户腿处于中间位并重新测试。

大收肌评估及操作

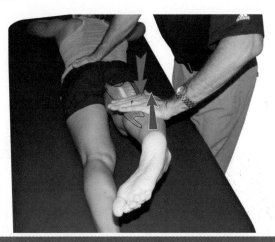

人体动作系统障碍　　在过顶深蹲测试中出现膝外翻和/或塌腰的人，可能存在该肌肉肌力弱的情况。对于伸髋活动度受限的客户，在关节活动的末端也可能表现出该肌肉肌力弱。

臀中肌

1. 关节位置检查
   a. 伸髋、外旋和外展
2. 肌肉评估
   a. 臀中肌
   b. 臀小肌、臀大肌（上束）和阔筋膜张肌
3. 力量受限时可能过度活跃的肌肉
   a. 短收肌、长收肌、耻骨肌和股薄肌
   b. 阔筋膜张肌、臀小肌、股直肌和髂腰肌

姿势　　客户呈侧卧位，待测下肢髋关节略微伸展，膝关节伸展，大腿外旋、外展。

操作　　
◆ 固定髋关节。
◆ 要求客户保持这个姿势。
◆ 另一只手置于客户的小腿外侧，踝关节稍上方处，向髋关节屈曲、内收方向施加压力，并逐渐增加力量。
◆ 观察是否有膝屈曲、髋屈曲、髋内旋和/或脊柱伸展的代偿。
◆ 客户力量得分：3=正常，2=有代偿，1=弱。
◆ 若得分为1或2，使客户腿处于中间位并重新测试。

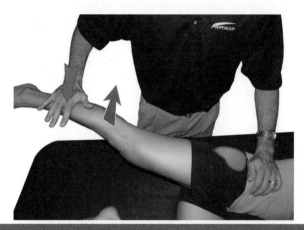

臀中肌评估及操作

人体动作系统障碍　在过顶下蹲的评估中出现扁平足、膝内扣和/或塌腰的人，可能存在该肌肉肌力弱的情况。此外，对于髋关节外展（髋内收肌活跃）受限和/或髋关节伸展（屈髋肌群过度活跃）受限的客户，在关节活动的末端也可能表现出该肌肉肌力弱。

髋外旋肌：梨状肌、上孖肌、下孖肌、闭孔内肌和闭孔外肌

1. 关节位置检查
   a. 髋关节伸展外旋
2. 肌肉评估
   a. 梨状肌、上孖肌、下孖肌、闭孔内肌和闭孔外肌
   b. 股二头肌、臀中肌（后束）、臀大肌、缝匠肌、大收肌（斜束）和髂腰肌
3. 力量受限时可能过度活跃的肌肉
   a. 短收肌、长收肌、耻骨肌和股薄肌
   b. 内侧腘绳肌和阔筋膜张肌

姿势　客户呈仰卧位，髋关节和膝关节屈曲90°，大腿置于外旋位。

操作
◆ 固定下肢上部。
◆ 要求客户保持这个姿势。
◆ 对小腿向髋内旋方向施加压力，并逐渐增加力量。
◆ 观察是否膝屈曲或伸展和/或髋屈曲的代偿。
◆ 客户力量得分：3＝正常，2＝有代偿，1＝弱。
◆ 若得分为1或2，使客户腿处于中间位并重新测试。

髋关节外旋评估及操作

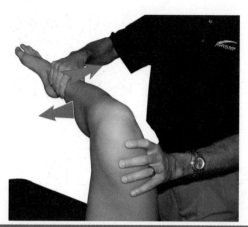

人体动作系统障碍　　在过顶深蹲或单腿蹲评估中出现扁平足或膝内扣的人，可能存在该肌肉肌力弱的情况。此外，对于髋关节外展（髋内收肌活跃）受限和髋关节外旋受限的客户，在关节活动的末端也可能表现出该肌肉肌力弱。

臀大肌

1. 关节位置检查
   a. 髋关节伸展，外旋并外展
2. 肌肉评估
   a. 臀大肌
   b. 大收肌、腘绳肌和臀中肌（后束）
3. 力量受限时可能过度活跃的肌肉
   a. 髂腰肌、股直肌、长收肌、短收肌和耻骨肌
   b. 阔筋膜张肌、缝匠肌和臀小肌

姿势　　客户呈俯卧位，髋关节伸展，膝关节屈曲，大腿外旋并外展。

操作
- ◆ 固定客户对侧髋关节。
- ◆ 要求客户保持这个姿势。
- ◆ 在待测下肢膝关节稍上方的大腿后侧向髋关节屈曲、内收和内旋方向施加压力，并逐渐增加力量。
- ◆ 观察是否有膝屈曲、髋内旋和/或脊柱伸展的代偿。
- ◆ 客户力量得分：3=正常，2=有代偿，1=弱。
- ◆ 若得分为1或2，使客户腿处于中间位并重新测试。

臀大肌评估及操作

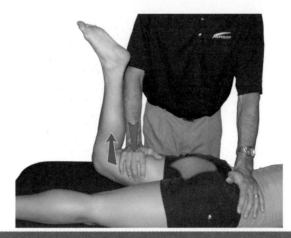

人体动作系统障碍　在过顶下蹲的评估中出现扁平足、膝内扣和/或塌腰的人，可能存在该肌肉肌力弱的情况。此外，对于髋关节伸展（屈髋肌群活跃）受限的客户，在关节活动的末端也可能表现出该肌肉肌力弱。

■ 躯干

腹直肌

1. 关节位置检查

   a. 脊柱（躯干）屈曲

2. 肌肉评估

   a. 腹直肌

   b. 腹外斜肌和腹内斜肌

3. 力量受限时可能过度活跃的肌肉

   a. 竖脊肌

   b. 背阔肌、髂腰肌、股直肌、阔筋膜张肌、缝匠肌和腰方肌

姿势　客户呈仰卧位，躯干屈曲。

操作
- ◆ 固定客户大腿。
- ◆ 要求客户保持这个姿势。
- ◆ 在躯干上部，向脊柱伸展方向施加压力，并逐渐增加力量。
- ◆ 观察是否有髋屈曲或躯干旋转的代偿。
- ◆ 客户力量得分：3=正常，2=有代偿，1=弱
- ◆ 若得分为1或2，使客户处于中间位并重新测试。

腹直肌评估及操作

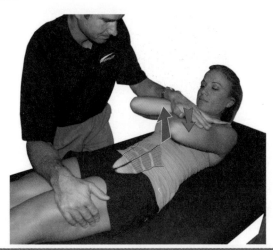

人体动作系统障碍　　在过顶深蹲评估中出现塌腰或在俯卧撑测试中出现腰下沉的人，可能存在该肌肉肌力弱的情况。

腹斜肌：腹外斜肌和腹内斜肌

1. 关节位置检查
   a. 脊柱（躯干）屈曲和旋转
2. 肌肉评估
   a. 腹外斜肌和腹内斜肌
   b. 腹直肌
3. 力量受限时可能过度活跃的肌肉
   a. 束脊肌
   b. 背阔肌、髂腰肌、股直肌、阔筋膜张肌、缝匠肌、腰方肌、长收肌、短收肌、大收肌、耻骨肌和股薄肌

姿势　　客户呈仰卧位，躯干屈曲旋转。

操作　　◆ 固定客户大腿。

◆ 要求客户保持这个姿势。

◆ 在躯干上部，向脊柱对侧旋转和伸展的方向施加压力，并逐渐增加力量。

◆ 观察是否有髋屈曲和/或髋关节内收的代偿。

◆ 客户力量得分：3=正常，2=有代偿，1=弱。

◆ 若得分为1或2，使客户处于中间位并重新测试。

腹斜肌评估及操作

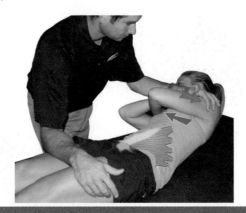

人体动作系统障碍　在双手过顶深蹲评估中出现塌腰，在单腿蹲测试中出现躯干旋转，和/或在俯卧撑测试中出现腰下沉的人，可能存在该肌肉肌力弱的情况。

■ 肩

背阔肌

1. 关节位置检查
   a. 肩关节伸展、内收、内旋
2. 肌肉评估
   a. 背阔肌
   b. 三角肌后束、大圆肌、三角肌、斜方肌下束、菱形肌和斜方肌中束
3. 力量受限时可能过度活跃的肌肉
   a. 三角肌前束、斜方肌上束、胸大肌、胸小肌、肱二头肌（长头）、冈下肌和小圆肌
   b. 股二头肌、内侧腘绳肌、大收肌、腹直肌和腹斜肌

姿势　客户呈俯卧姿，肩关节伸展、内收、内旋。

操作
- 固定客户对侧肩关节。
- 要求客户保持这个姿势。
- 向着让肩关节屈曲、外展的方向对前臂施加压力，并逐渐增加力量。
- 观察是否有躯干伸展、耸肩或肩胛骨内收的代偿。
- 客户力量得分：3=正常，2=有代偿，1=弱。
- 若得分为1或2，使客户手臂处于中间位并重新测试。

背阔肌评估及操作

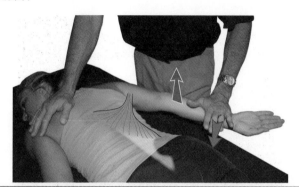

人体动作系统障碍　　　在过顶深蹲评估中出现手臂向前落和/或塌腰的人可能存在该肌肉紧张的情况。在过顶深蹲测试中出现弓腰的人，可能存在该肌肉肌力弱的情况。对于盂肱关节外旋活动范围受限的客户，在关节活动的末端也可能表现出该肌肉肌力弱。

肩外旋肌：冈下肌和小圆肌

1. 关节位置检查
   a. 肩关节外旋
2. 肌肉评估
   a. 冈下肌和小圆肌
   b. 三角肌后束/中束
3. 力量受限时可能过度活跃的肌肉
   a. 肩胛下肌
   b. 背阔肌、大圆肌、胸大肌和胸小肌

姿势　　　客户呈坐姿，将上肢置于身体两侧，待测上肢肘关节屈曲90°。

操作
- 固定客户对侧肩关节。
- 要求客户保持这个姿势。
- 在腕关节上方外的前臂处，向肩关节内旋方向施加压力，并逐渐增加力量。
- 观察是否有耸肩和/或肩胛骨内收的代偿。
- 客户力量得分：3=正常，2=有代偿，1=弱。
- 若得分为1或2，使客户手臂处于中间位并重新测试。

肩外旋肌评估及操作

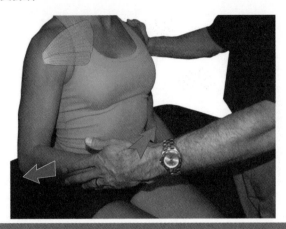

人体动作系统障碍　　在过顶深蹲评估和双手过头举评估中双臂向前落或前移，或者在俯卧撑测试或拉力评估中出现耸肩的人，可能存在该肌肉肌力弱的情况。对于肩关节内旋受限的客户，在关节活动的末端也可能表现出该肌肉肌力弱。

肩关节内旋肌：肩胛下肌和大圆肌

1. 关节位置检查
    a. 肩关节内旋
2. 肌肉评估
    a. 肩胛下肌和大圆肌
    b. 三角肌前束、背阔肌和胸大肌
3. 力量受限时可能过度活跃的肌肉
    a. 三角肌后束
    b. 冈下肌和小圆肌

姿势　　客户呈坐姿，将上肢置于身体两侧，待测上肢肘关节屈曲90°。

操作
- ◆ 固定客户肩关节。
- ◆ 要求客户保持这个姿势。
- ◆ 在腕关节上方的前臂处向肩关节外旋方向施加压力，并逐渐增加力量。
- ◆ 观察是否有耸肩和/或肩胛骨内收的代偿。
- ◆ 客户力量得分：3=正常，2=有代偿，1=弱。
- ◆ 若得分为1或2，使客户手臂处于中间位并重新测试。

肩内旋肌评估及操作

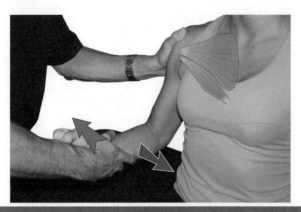

人体动作系统障碍　　在过顶深蹲测试和双手过头举评估中双臂向前落或前移，或者在俯卧撑评估或拉的动作评估中出现耸肩的人，可能存在该肌肉肌力弱的情况。对于肩关节外旋受限的客户，在关节活动的末端也可能表现出该肌肉肌力弱。

菱形肌

1. 关节位置检查
    a. 肩胛骨内收和下回旋
2. 肌肉评估
    a. 菱形肌
    b. 斜方肌中束、斜方肌上束和肩胛提肌
3. 力量受限时可能过度活跃的肌肉
    a. 前锯肌和胸小肌
    b. 背阔肌、胸大肌和三角肌前束

姿势　　客户呈俯卧位，肘关节屈曲，肩胛骨内收并稍上提。将待测处肩关节置于90°外展及稍内旋位。

操作
- ◆ 固定客户对侧肩胛骨。
- ◆ 要求客户保持这个姿势。
- ◆ 在上臂远端肘关节上方处向下施加压力，并逐渐增加力量。
- ◆ 观察是否有耸肩的代偿。
- ◆ 客户力量得分：3=正常，2=有代偿，1=弱。
- ◆ 若得分为1或2，使客户手臂处于中间位并重新测试。

菱形肌评估及操作

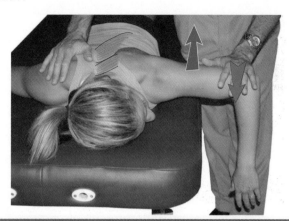

人体动作系统障碍　　在过顶深蹲评估中出现双臂向前落，在拉的动作评估中出现圆肩，和/或在俯卧撑评估中出现翼状肩的人，可能存在该肌肉肌力弱的情况。

　　斜方肌下束

1. 关节位置检查

　　a. 肩胛骨内收下压，使之处于外旋位置（肩胛下角处在胸椎侧面）

2. 肌肉评估

　　a. 斜方肌下束

　　b. 斜方肌中束

3. 力量受限时可能过度活跃的肌肉

　　a. 胸小肌、斜方肌上束和肩胛提肌

　　b. 胸大肌、背阔肌和前锯肌

姿势　　客户呈俯卧位，肘关节伸展，肩胛骨内收下压，将待测肩关节置于接近145°的外展、外旋位。

操作
- 固定客户对侧肩关节。
- 要求客户保持这个姿势。
- 在腕关节稍上方的前臂处向下施加压力，并逐渐增加力量。
- 观察是否有耸肩的代偿。
- 客户力量得分：3=正常，2=有代偿，1=弱。
- 若得分为1或2，使客户手臂处于中间位并重新测试。

斜方肌下束评估及操作

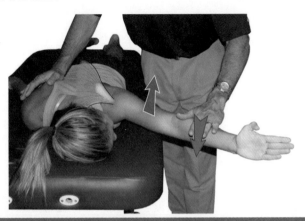

人体动作系统障碍　　在过顶深蹲评估中出现双臂向前落，在推与拉的动作评估中出现耸肩，和/或在俯卧撑评估中出现翼状肩的人，可能存在该肌肉肌力弱的情况。

前锯肌

1. 关节位置检查
   a. 肩胛骨外展
2. 肌肉评估
   a. 前锯肌
3. 力量受限时可能过度活跃的肌肉
   a. 胸小肌
   b. 斜方肌中束
   c. 菱形肌

姿势　　客户呈坐姿，肩关节屈曲120°~130°，使肩胛骨在中间位旋转和前引。

操作
◆ 固定客户肩胛骨外侧。
◆ 要求客户保持这个姿势。
◆ 逐渐向上臂施加压力，并沿肩胛内旋方向抵住肩胛骨外缘，协助追踪肩胛骨运动。
◆ 观察是否有耸肩或躯干屈曲的代偿。
◆ 客户力量得分：3=正常，2=有代偿，1=弱。
◆ 若得分为1或2，使客户手臂处于中间位并重新测试。

前锯肌评估及操作

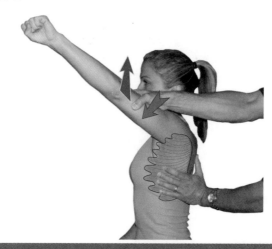

| **人体动作系统障碍** | 在俯卧撑评估中出现翼状肩的人，可能存在该肌肉肌力弱的情况。 |

■ 颈椎

颈前屈肌

1. 关节位置检查

    a. 颈部屈曲

2. 肌肉评估

    a. 头长肌

    b. 颈长肌

    c. 头直肌

3. 力量受限时可能过度活跃的肌肉

    a. 胸锁乳突肌

    b. 斜角肌

    c. 斜方肌上束

姿势　　　客户呈仰卧位，肘关节屈曲，双手放松置于头上方床面上，颈椎屈曲（下颌向胸部靠近）。

操作

◆ 要求客户保持这个姿势。

◆ 在头前部，向颈椎伸展的方向施加压力，并逐渐增加力量。

◆ 观察是否有颈椎过伸（头前部的位置）的代偿。

◆ 客户力量得分：3＝正常，2＝有代偿，1＝弱。

◆ 若得分为1或2，使客户头部处于中间位并重新测试。

颈前屈肌评估及操作

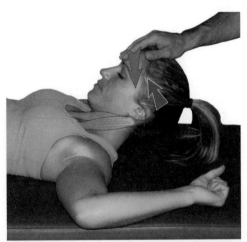

人体动作系统障碍 在推、拉和举的动作评估中出现头部前伸姿势的人，可能存在该肌肉肌力弱的情况。

颈前外侧屈肌

1. 关节位置检查
   a. 颈部屈曲旋转
2. 肌肉评估
   a. 胸锁乳突肌
   b. 斜角肌
3. 力量受限时可能过度活跃的肌肉
   a. 斜方肌上束

姿势 客户呈仰卧位，肘关节屈曲，双手放松置于头上方床面上，颈椎屈曲旋转。

操作
- ◆ 要求客户保持这个姿势。
- ◆ 在头部侧面（颞骨部），向斜后方施加压力，并逐渐增加压力。
- ◆ 观察是否有耸肩或抬离床面的代偿。
- ◆ 客户力量得分：3=正常，2=有代偿，1=弱。
- ◆ 若得分为1或2，使客户手臂处于中间位并重新测试。

颈前外侧屈肌评估及操作

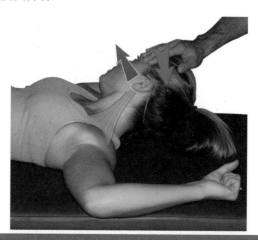

人体动作系统障碍	出现头部前伸姿势的人可能存在该肌肉肌力弱的情况。

颈后外侧伸肌

1. 关节位置检查
   a. 颈部伸展旋转
2. 肌肉评估
   a. 颈部和头部位置的横突棘肌
3. 力量受限时可能过度活跃的肌肉
   a. 斜方肌上束

姿势 客户呈俯卧位，肘关节屈曲，双手放松置于头上方床面上，颈椎伸展旋转。

操作
- ◆ 要求客户保持这个姿势。
- ◆ 在头部后外侧面向前外侧施加压力，并逐渐增加力量。
- ◆ 观察是否有耸肩的代偿。
- ◆ 客户力量得分：3=正常，2=有代偿，1=弱。
- ◆ 若得分为1或2，使客户手臂处于中间位并重新测试。

颈后外侧伸肌评估及操作

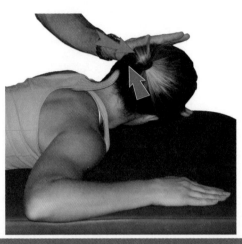

人体运动系统障碍　　出现头部前伸姿势的人或在推和拉的动作评估中出现耸肩的人，可能存在该肌肉肌力弱的情况。

 ## 小结

　　为了更好地理解人体动作功能障碍，健康与健身专业人员必须能准确地评估客户的肌肉力量。根据NASM肌力评价指南，可以找出可能造成肌肉力量减弱的原因，包括肌肉不平衡或肌肉长度－张力关系改变。健康与健身专业人员要能够在客户身上熟练应用这些技术。通过这些技术并结合动作及关节活动范围的评估，健康与健身专业人员在设计纠正性训练计划时才能够更好地关注要点。

参考文献

[1] Clark MA, Lucett SC, Corn RJ. *NASM Essentials of Personal Fitness Training*. 3rd ed. Baltimore, MD: LippincottWilliams &Wilkins; 2008.

[2] Sahrmann S. *Diagnosisand Treatment of Movement Impairment Syndromes*. St. Louis, MO: Mosby; 2002.

[3] Kendall F, McCreary E, Provance P, Rodgers M, Romani. *Muscles: Testing and Function With Postureand Pain*. 5th ed. Philadelphia, PA: Lippincott Williams & Wilkins; 2005.

[4] Liebenson C. Integrated Rehabilitation Into Chiropractic Practice (blending active and passive care). In: Liebenson C, ed. *Rehabilitation of the Spine*. Baltimore, MD: Williams & Wilkins; 1996: 13–43.

[5] Schwartz S, Cohen ME, Herbison GJ, Shah A. Relationship between two measures of upper extremity strength: manual muscle test compared to hand–held myometry. *Arch Phys Med Rehabil*. 1992; 73(11): 1063–1068.

[6] Panjabi M. The stabilizing system of the spine. Part I. Function, dysfunction, adaptation, and enhancement. *J Spinal Disord*. 1992; 5(4): 383–389.

[7] Comerford M, Mottram S. Movement and stability dysfunction—contemporary developments. *Man Ther*. 2001; 6(1): 3–14.

[8] Janda V. Evaluation of Muscle Imbalances. In: Liebenson C, ed. *Rehabilitation of the Spine*. Baltimore, MD: Williams & Wilkins; 1996: 97–112.

[9] Janda V. Muscle Strength in Relation to Muscle Length, Pain, and Muscle Imbalance. In Harms–Ringdahl, ed.: *International Perspectives in Physical Therapy VIII*. Edinburgh: Churchill Livingstone; 1993: 83–91.

[10] Ireland ML, Willson JD, Ballantyne BT, Davis IM. Hip strength in females with and without patellofemoral pain. *J Orthop Sports Phys Ther*. 2003; 33(11): 671–676.

[11] Powers CM. The influence of alteredlower–extremity kinematics on patellofemoral joint dysfunction: atheoretical perspective. *J Orthop Sports Phys Ther*. 2003; 33(11): 639–646.

[12] Janda V. Muscles and Motor Controlin Low Back Pain: Assessment and Management. In: Twomey L, ed. *Physical Therapy of the Low Back*. Edinburgh: Churchill Livingstone; 1987: 253–278.

[13] Edgerton V, Wolf S, Levendowski D, Roy R. Theoretical basis for patterning EMG amplitudes to assess muscle dysfunction. *Med Sci Sports Exerc*. 1996; 28(6): 744–751.

[14] Fredericson M, Cookingham CL, Chaudhari AM, Dowdell BC, Oestreicher N, Sahrmann SA. Hip abductor weakness in distance runners with iliotibial band syndrome. *Clin J Sport Med*. 2000; 10(3): 169–175.

[15] Leetun D, Ireland ML, Wilson J, Ballantyne B, Davis I. Core stability measures as risk factors for lower extremity injury in athletes. *Med Sci Sports Exerc*. 2004; 36(6): 926–934.

[16] Vasilyeva L, Lewit K. Diagnosis of Muscular Dysfunction by Inspection. In: Liebenson C, ed. *Rehabilitation of the Spine*. Baltimore, MD: Williams & Wilkins; 1996: 113–142.

[17] Warmerdam A. *Manual Therapy: Improve Muscleand Joint Functioning*. Wantagh, NY: Pine Publications; 1998.

[18] Hurley MV. The effects of joint damage on muscle function, proprioception and rehabilitation. *Man Ther*. 1997; 2(1): 11–17.

[19] Hislop H. *Daniels and Worthingham's Muscle Testing: Techniques of Manual Examination*. 8th ed. Philadelphia, PA: Saunders; 2007.

[20] Bitter NL, Clisby EF, Jones MA, Magarey ME, Jaber-zadeh S, Sandow MJ. Relative contributions of infraspinatus and deltoid during external rotation in healthy shoulders. *J Shoulder Elbow Surg*. 2007; 16(5): 563–568.

第**3**部分

纠正性训练连续体

第**9**章

抑制技术：自我筋膜松解

本章目标

完成这一章的学习，你将能够做到以下几点。

✔ 理解自我筋膜松解技术的应用原理。

✔ 熟悉自我筋膜松解的不同方式及应用。

✔ 使用泡沫轴应用自我筋膜松解技术，帮助抑制过度活跃的筋膜组织。

简介

自我筋膜松解 用于抑制过度活跃的肌纤维的一种柔韧性技术。

纠正性训练连续体（图9.1）的第一个阶段是抑制。确切来讲，抑制是指降低神经–筋膜组织的过度活跃。可使用的最主要技术是自我筋膜松解（SMR：Self–Myofascial Release）技术，当然还有许多其他手法技术，如定位放松、按摩治疗、软组织放松、主动放松和关节松动等。

自我筋膜松解

在过去的十年间，使用自我引导式神经–筋膜松解技术（如泡沫轴滚动，如图9.2所示）已经成为健康和健身产业中一个相对普遍和实操性较强的柔韧性技术。这项技术被NASM称为自我筋膜松解（SMR）。有趣的是，现存针对SMR技术及其对柔韧性或组织反馈作用的文献研究却很少。这可能引起人们对其在一个典型的训练环境下的作用和效果产生许多批评和质疑。然而，根据筋膜松解技术和缺血性按压的相关研究，以柔韧性为目的使用SMR的基本原理已经得到证实[1-8]。下面几节会介绍NASM对自我筋膜松解的定位及其原理。

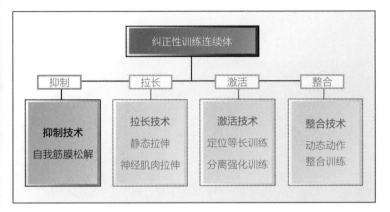

图9.1

纠正性训练连续体

自我筋膜松解和累积损伤循环

　　健康和健身专业人员一定要了解，不良姿势和重复性动作可能造成人体动作系统中结缔组织的功能障碍[9–16]。这种功能障碍会被机体当成损伤来对待，于是便开始了累积损伤循环（图9.3）[10, 13]。这个过程在第3章已经介绍过，本章会详细介绍，因为其与SMR有直接的联系。

　　机体组织创伤会导致炎症。炎症会刺激机体的疼痛接收器，引发自我保护机制，使得肌张力提高并且引起肌肉痉挛。这种肌肉痉挛并不像小腿抽筋那样，而是特定肌肉中的某些位置的肌梭活性加剧而形成的一种微观痉挛。微观痉挛会导致软组织中形成粘连（打结或扳机点）。这种粘连形成了一种脆弱、弹性较小（无法拉伸）的集合，降低了该软组织的正常的弹性[9–10, 13–16]（图9.4）。结果便是长度–张力关系的改变

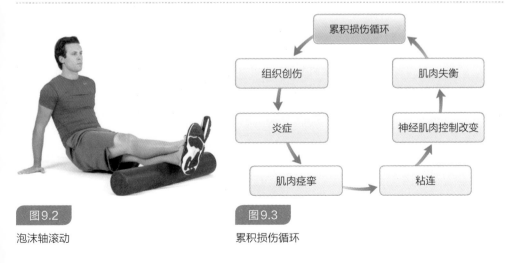

图9.2

泡沫轴滚动

图9.3

累积损伤循环

图9.4

筋膜粘连

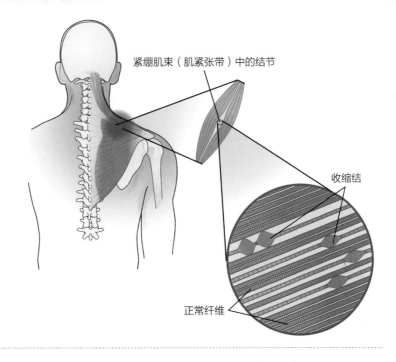

紧绷肌束（肌紧张带）中的结节

收缩结

正常纤维

Davis定律　软组织会根据应力作用线排列成形。

相对柔韧性　人体动作系统在功能运动模式（或运动代偿）下寻求最少阻力路径的现象。

（导致交互抑制的改变）、力偶关系的改变（导致协同主导）和关节运动功能障碍（导致关节运动的改变）[17-19]。根据戴维斯（Davis）定律，如果任其发展，这些粘连会导致在软组织中形成永久性的结构变化。

戴维斯定律是指软组织会根据应力作用线排列成形[9-10]。软组织重新塑形或再生是通过无弹性的胶原蛋白集合随机成形的。简单来讲，就是再生的软组织与原有肌纤维的方向往往不一致。当肌肉被拉长，这些无弹性的结缔组织便像路障一样，阻止肌纤维正确地移动。这会造成正常组织延展性的改变并引起相对柔韧性[17]。相对柔韧性是人体动作系统在功能运动模式（或运动代偿）下寻求最少阻力路径的现象[17]。持续的运动代偿会进一步导致肌肉失衡和潜在损伤。

自我筋膜松解技术可以帮助"松开"在有创伤的组织中产生的微观痉挛，同时"打破"在累积损伤循环中形成的筋膜粘连。从而通过拉伸技术促进组织延展拉长能力。下一章将详细阐述此内容。

自我筋膜松解的科学原理

使用SMR的两个主要原因：

1. 减轻活跃扳机点或潜在扳机点的副作用；
2. 影响自主神经系统。

自我筋膜松解和扳机点

通过外部压力刺激人体动作系统中位于肌肉、筋膜和结缔组织中的受体，来纠正累积损伤循环引起的保护机制造成的功能失常。高尔基腱器（GTO）（或高尔基感受器）是一个对张力反应的感受器。研究表明，作用于肌肉–肌腱单元上的静态张力可以激活高尔基腱器，也就产生了自体抑制（肌肉被自身的感受器所抑制）[20]。然而，其他研究则认为高尔基腱器对肌肉收缩最敏感，并不是对肌肉拉伸产生的张力敏感[9, 21]，同时，高尔基腱器与其他感受器（低激活阈值的关节囊和皮肤内感受器）共同作用产生自体抑制效应[22]。研究者也发现了贯穿于筋膜中的间质感受器（Ⅲ型和Ⅳ型）和鲁菲尼小体（Ⅱ型）能够专门接受缓慢、深入、持续的压力[5-6]。

> **自体抑制**　高尔基腱器被刺激致使肌梭被抑制。

SMR因此被认为是通过特定强度、特定量和特定时间的持续压力来产生对肌梭的抑制作用，并减少伽马环路的活动（图9.5）。这个概念被候（Hou）及其同事的随机对照实验所证实[2]，研究报告称，在高强度（最大疼痛阈值）、短时间（30秒）或低强度（最小疼痛阈值）、长时间（90秒）的缺血性按压（使用外物进行按压）的条件下显著降低了疼痛和扳机点敏感性。而且,SMR与拉伸技术一起应用时，能够显著增加关节活动度[2]。

汉滕（Hanten）及其同事先前的研究证实，采用缺血性按压和静态拉伸作为家庭训练计划能够有效地减少颈和上背痛的患者的扳机点疼痛和敏感程度。

> **伽马环路**　由前角神经细胞和其能够激发梭内肌收缩的小纤维共同形成的反射弧，它们的共同作用能够激发传入冲动，从后角到前角神经细胞，依次出现整个肌肉的反射性收缩。

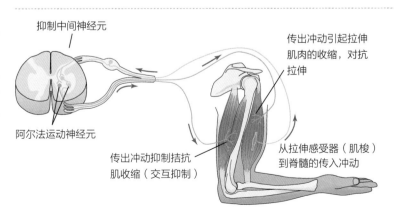

抑制中间神经元

阿尔法运动神经元

传出冲动抑制拮抗肌收缩（交互抑制）

传出冲动引起拉伸肌肉的收缩，对抗拉伸

从拉伸感受器（肌梭）到脊髓的传入冲动

图9.5

伽马环路

实际应用中发现，在一段时间内持续按压组织的酸痛位置（扳机点）可以降低扳机点的活跃度。接着，便可以采用静态拉伸等拉伸技术（或者拉长技术）来提高被缩短肌肉的延展性，发展最佳的长度–张力关系。有了最佳的长度–张力关系，接下来应用纠正性激活训练和整合训练，便能很好地提升肌肉内协调性与肌肉间协调性，提高耐力力量，并且发展最佳的力偶关系，以产生正确的关节运动。总的来说，这些过程使人体动作系统能够重建神经肌肉效率。这就是NASM将纠正柔韧性技术和纠正性练习视为一个完整的纠正性训练计划系统的一部分进行设计和应用的基本原理。

自我筋膜松解对自主神经系统的影响

众所周知，对人体动作系统的其中一个部分（神经系统、肌肉系统和骨骼系统）施加作用，能够对其他部分产生深远的影响。然而，除了以上三大系统，人体中还有很多支持系统，比如心肺系统和内分泌系统[23]。讨论对肌肉系统进行压力和张力应用时，应该料想到这可能不只会对神经系统和骨骼系统产生影响，而是最终对全身所有系统产生影响。事实上，在SMR中对肌肉系统进行按压时就是这种情况，可以看到其是如何影响人体动作系统的多个方面的。

一些教科书中详细说明了I型和II型感受器的功能，它们包括了肌梭、高尔基腱器、帕西尼小体和鲁菲尼小体[9]。然而，这些感受器只占所有感受器中的20%[6]，剩下的80%由III型和IV型感受器组成，它们被称为间质感受器，通常认为它们仅仅是疼痛感受器。但是，已经证明，它们能够对机械压力和张力做出反应，而这正是力学感受器所具备的功能[6]。

这些III型和IV型感受器（间质感受器）联同鲁菲尼小体具有调节心率、血压和呼吸的自主神经功能。它们还有经下丘脑前叶降低交感神经兴奋度的自主神经功能，这样可以整体降低肌肉张力、增加血管扩张和调节局部血液动力，从而改变组织黏稠度[6, 24]。

从神经机制的角度来说，上述这些效果能够显著地、综合地降低（身体或心理）压力对人体动作系统的影响。

- ◆ 促进血管扩张，令组织可以得到充足的氧气和营养物质，同时垃圾代谢物得以通过血液流动排出，从而促进组织的恢复和修复。对于健康的组织，则可以减少肌肉募集模式被改变的概率，从而减少损伤概率[25]。
- ◆ 调节组织黏稠度可以实现更好的组织动力，从而实现更好的整体肌肉收缩和关节运动。

◆ 降低交感神经兴奋度可减少肌肉组织长时间的错误收缩，从而避免进入累积损伤循环[6, 13]。

◆ 影响呼吸，能使血液有更佳的氧含量并减少焦虑和疲劳的感觉[26]。人们已经注意到，错误的呼吸方式（比如与横膈膜呼吸相对的气息浅的胸式呼吸）会影响血液中二氧化碳和氧的含量，降低呼吸的效率，导致参与呼吸的肌肉出现协同主导[26]。

应用神经－筋膜松解技术（压力和张力）对自主神经系统的重要作用在于，这个技术可以影响[6]：

1. 组织体液的属性，从而影响组织的黏度（粘滞性）；
2. 下丘脑，增加迷走神经张力和降低整体的肌张力；
3. 可能与调节筋膜张力有关的筋膜内平滑肌细胞。

组织压力的作用

图9.6展示了组织变化相关的整个过程。持续或缓慢的组织压力会刺激力学感受器向中枢神经系统和自主神经系统发出信号。中枢神经系统会改变肌肉的张力（降低过高的肌张力）。自主神经系统也会改变全身肌肉张力，同时也会改变血流动力来降低筋膜中平滑肌细胞的黏度和张力。

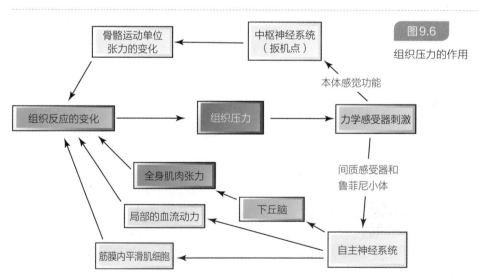

图9.6

组织压力的作用

（源自：Bandy WD, Sanders B. *Therapeutic exercise: Techniques for intervention*. Philadelphia, PA: Lippincott Williams & Wilkins; 2001. 已获使用许可）

自我筋膜松解的应用指南

■ 自我筋膜松解工具

筋膜松解工具有很多，不同尺寸和结构材质的工具有不同的作用。较软材质做出来的工具更多的是影响筋膜表层，而硬度较高的工具能够增加对软组织的按压强度，从而影响筋膜深层[27]。

圆柱滚轴

滚轴可由多种材质制造，有不同的长度和直径。通常从硬度较小的柔软泡沫轴开始，提供浅层按摩，因为其压缩性较高。对于从未接触过筋膜松解的个体来讲，泡沫轴是很容易上手的选择。久而久之，可以使用硬度较高的滚轴来进行深层软组织按压。大直径的滚轴作用到的软组织没有小直径的滚轴那样深。可以从大直径的滚轴开始，进阶到小直径滚轴。一个直径为6英寸（约15厘米）的滚轴是一个很好的开始。

硬度较小的滚轴必须在坚硬的支撑面上使用，比如地板。直径3英寸（约7.6厘米）、管壁厚1/4英寸（约6毫米）的PVC滚轴，或者钢管制作的滚轴，都能抵抗压力，且不易弯曲。泡沫轴比较便宜，并且容易学习。然而与其他SMR工具相比，使用滚轴比较难以掌握软组织的按压深度。

使用泡沫轴进行SMR	使用PVC管进行SMR
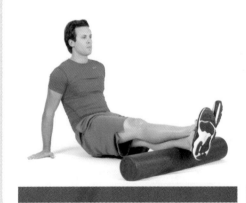	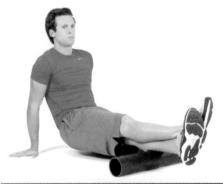

球类

　　与滚轴一样，SMR球也由不同的材质制成，有不同的直径。进阶难度从大直径球（比如药球）开始到小直径、更坚固的球（比如网球、壁球、棒球和高尔夫球）。球也比较便宜，易于掌握，可以作为滚轴的进阶。然而与滚轴一样，同其他SMR工具相比，使用球比较难以掌握软组织的按压深度。

使用药球进行SMR

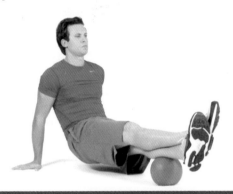

手持滚轴（按摩棒）

　　市场上的手持滚轴各式各样，有些较硬并且抗弯曲，有些较软，使用时很容易变形。使用者可以控制手持滚轴给软组织带来的压力的大小。力度越大，按压越深入。那些较软的手持滚轴可以有更大的接触面积，也需要更大的力度才能深入按压。这种工具对于那些不太方便躺下起身的群体来讲更容易，例如老年人和超重人群。手持滚轴比较便宜、易于学习使用。此外，与传统的泡沫滚轴或药球相比，使用手持滚轴更容易控制软组织的按压深度。

使用手持滚轴（按摩棒）进行SMR

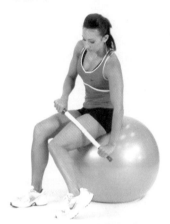

软组织松解辅助工具

　　市场上的手动辅助工具各式各样，大小不一，材质也有所不同，包括塑料、陶瓷和不锈钢。这些工具可用于难以到达的区域，如腰椎，或是其他SMR工具不适合的区域，如颈部。这样的设计为用户提供了更好的机械优势以便施加恰当的压力。使用者能够手动控制工具在软组织上的按压力的大小。通常用法是对局部软组织进行按压，直到不适感消失。增加压力可作用到深层的软组织，较轻的压力会作用到浅层的软组织。根据工具的大小和形状，可以精确地作用到目标位置。

使用辅助工具对腰部进行SMR

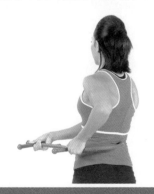

使用辅助工具对颈部进行SMR

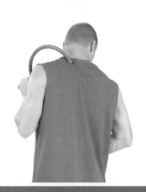

振动或深层击打工具

　　一些手持式深层击打按摩工具能够提供强振动效果，从软组织治疗区域向外扩散可达到松解效果。振动或深层击打工具比较昂贵，但很容易操作。尽管这类工具自己也可以使用，但更倾向于在客户卧位且充分放松的情况下，由另外一个人对所需治疗的身体部位进行按摩。

使用深层击打工具进行SMR

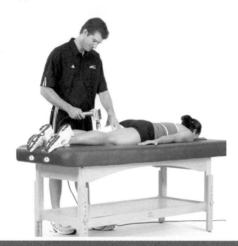

■ 自我筋膜松解的应用要点

　　1. 进行SMR时，确保客户维持恰当的姿势和关节排列。

　　2. 指导客户一直保持肚脐向脊柱收缩的状态，以保证松解期间腰椎－骨盆－髋关节复合体的稳定性。

　　3. 客户可以用自己的四肢来改变放松位置上施加的重量，以减少或增加对软组织的压力。例如，用泡沫轴滚动放松小腿三头肌时，客户可以将自由腿放于被放松的腿上来增加压力，或将自由腿放下来以来减少压力。

　　4. 客户应将筋膜松解工具在目标区域上缓慢滚动。不应该快速地滚动工具，这样才能减少进一步激惹组织的风险。记住，我们的目标是抑制过度活跃的组织。

　　5. 指导客户学会放松，在治疗过程中身体不要紧张。软组织收紧不利于深度的按压。

6. 指导客户学会在酸痛位置停留一段时间，直到感觉到组织放松或酸痛感减弱并且组织变软（大致地讲，酸感程度较高保持30秒，酸痛感程度较低保持90秒）。

7. 有筋膜限制的区域在松解时会更为酸痛。随着筋膜松解的一次又一次实施，这个区域的酸痛感会逐渐减轻。

■ 注意事项和禁忌症

使用SMR技术也应该与使用按摩和其他筋膜松解技术一样遵循同样的预防措施。任何的训练和练习，都应向持专业执照的医疗人士咨询进一步的信息和指导。患有以下疾病的人群应该避免进行SMR，或者向其提出警告：充血性心力衰竭、肾衰竭或任何器官衰竭（如肝脏和胰腺）、出血性疾病和传染性皮肤病[28]。如果客户患有癌症，教练应在应用SMR前咨询医生，因为在某些情况下是不能使用这些治疗方法的。例如，按摩、压力或张力都会损伤化疗或放疗后已受损的组织[28]。其他SMR的禁忌列于下表（表9.1）[4, 29]。

表9.1	自我筋膜松解的禁忌
恶性肿瘤	甲状腺肿（甲状腺肿大）
骨质疏松	湿疹及其他皮肤病变
骨髓炎（骨组织感染）	过敏性皮肤问题
静脉炎（浅表静脉感染）	开放性伤口
蜂窝织炎（软组织感染）	未愈合的骨折
急性风湿性关节炎	梗阻性水肿
血凝块	糖尿病晚期
动脉瘤	血肿、全身或局部感染
抗凝治疗	发热状态
滑囊炎	退变晚期
术后缝合	器官衰竭
充血性心力衰竭	
出血性疾病	

■ 参考变量

要想有效进行SMR，必须遵循一些参考变量，如表9.2所示。目前，还没有相关证据表明不能每天进行SMR。表中所呈现的是NASM针对健康个体进行的实践。然而，SMR的具体实践最终由客户自身、是否存在值得注意的问题和禁忌、持证医疗人士的建议等来决定的。每个目标区域或者目标肌肉群每一次做一组SMR就足够了。如前所述，使用泡沫轴（或其他SMR工具）时，应该在疼痛感强的酸痛点保持大约30秒（最大疼痛阈值），在疼痛感较轻的酸痛点保持90秒（最小疼痛阈值），然后再移到下一个区域[2]。

表9.2	自我筋膜松解的参考变量			
频率		组数	重复次数	时间
每天（除非有特殊要求）		1	n/a	根据强度，酸痛点处保持30~90秒

n/a = 不适用。

自我筋膜松解练习

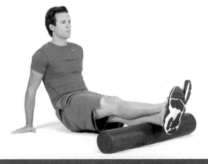

小腿三头肌

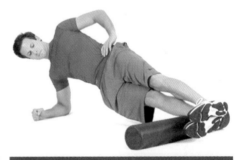

腓骨肌群

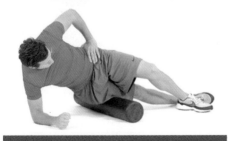

髂胫束

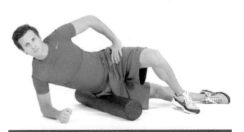

阔筋膜张肌

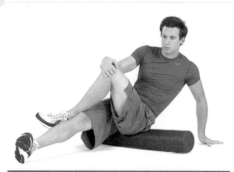

梨状肌

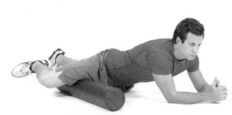

髋内收肌

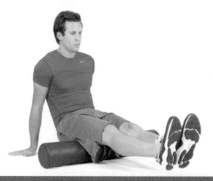

腘绳肌

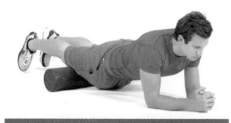

股四头肌

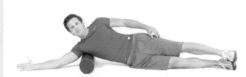

背阔肌

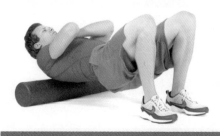

胸椎

小结

SMR是纠正性训练连续体第一阶段中的主要抑制技术。SMR用于减少肌张力或降低身体中神经肌肉筋膜组织的过度活跃状态。根据使用目的以及要放松的组织结构，有很多SMR工具可用。SMR工具根据其尺寸、形状和材质有不同的效果。硬度越大的SMR工具对软组织的压力越大，允许客户触及较深层的筋膜组织。选择SMR工具时还要考虑到费用、使用难易程度、控制直达深层软组织的能力。通过正确使用SMR，客户能够达到其期望的软组织松解、神经肌肉效率重塑和避免损伤等目的。

参考文献

[1] Hanten WP, Olson SL, Butts NL, Nowicki AL. Effectiveness of a home program of ischemic pressure followed by sustained stretch for treatment of myofascial trigger points. *Phys Ther*. 2000; 80: 997–1003.

[2] Hou C–R, Tsai L–C, Cheng K–F, Chung K–C, Hong C–Z. Immediate effects of various therapeutic modalities on cervi–calmyofascial pain and trigger–point sensitivity. *Arch Phys Med Rehabil*. 2002; 83: 1406–1414.

[3] Simons DG, Travell JG, Simons LS. *Myofascial Pain and Dysfunction: The Trigger Point Manual, The Upper Extremities*. 2nd ed. Baltimore, MD: Williams & Wilkins; 1999.

[4] Barnes JF. Myofascial Release. In: Hammer WI, ed. *Functional Soft Tissue Examination and Treatment by Manual Methods*. 2nd ed. Gaithersburg, MD: Aspen Publishers; 1999; 533–547.

[5] Schleip R. Facial plasticity—a new neurobiological explanation: Part 1. *J Bodyw Mov Ther*. 2003; 7(1): 11–9.

[6] Schleip R. Facial plasticity—a new neurobiological explanation: Part 2. *J Bodyw Mov Ther*. 2003; 7(2): 104–116.

[7] Arroyo–Morales M, Olea N, Martinez M, Moreno–Lorenzo C, Díaz–Rodríguez L, Hidalgo–Lozano A. Effects of myofascial release after high–intensity exercise: a randomized clinical trial. *J Manipulative Physiol Ther*. 2008; 31(3): 217–223.

[8] Aguilera FJ, Martín DP, Masanet RA, Botella AC, Soler LB, Morell FB. Immediate effect of ultrasound and ischemic compression techniques for the treatment of trapezius latent myofascial trigger points in healthy subjects: a randomized controlled study. *J Manipulative Physiol Ther*. 2009; 32(7): 515–520.

[9] Alter MJ. *Science of Flexibility*. 2nd ed. Champaign, IL: Human Kinetics; 1996.

[10] Chaitow L. *Muscle Energy Techniques*. New York, NY: Churchill Livingstone; 1997.

[11] Grant R. *Physical Therapy of the Cervical and Thoracic Spine*. Edinburgh: Churchill Livingstone; 1988.

[12] Lewitt K. *Manipulation in Rehabilitation of the Locomotor System*. London: Butterworths; 1993.

[13] Leahy PM. Active Release Techniques: Logical Soft Tissue Treatment. In: Hammer WI, ed. *Functional Soft Tissue Examination and Treatment by Manual Methods*. Gaithersburg, MD: Aspen Publishers; 1999. 549–560

[14] Menéndez CC, Amick BC 3rd, Jenkins M, et al. Upper extremity pain and computer use among engineering graduate students: a replication study. *Am J Ind Med*. 2009; 52(2): 113–123.

[15] Smith J. Moving beyond the neutral spine: stabilizing the dancer with lumbar extension dysfunction. *J Dance Med Sci*. 2009; 13(3): 73–82.

[16] Beach TA, Parkinson RJ, Stothart JP, Callaghan JP. Effects of prolonged sitting on the passive flexion stiffness of the in vivo lumbar spine. *Spine*. 2005; 5(2): 145–154.

[17] Gossman MR, Sahrman SA, Rose SJ. Review of length–associated changes in muscle: experimental evidence and clinical implications. *Phys Ther*. 1982; 62: 1799–1808.

[18] Janda V. Muscle spasm—a proposed procedure for differential diagnosis. *Man Med*. 1991; 6(4): 136–139.

[19] Clark MA, Lucett SL, Corn RJ. *NASM Essentials of Personal Fitness Training*. 3rd ed. Baltimore, MD: Lippincott, Williams and Wilkins: 2008.

[20] Bandy WD, Sanders B. *Therapeutic Exercise: Techniques for Intervention*. Philadelphia, PA: Lippincott Williams & Wilkins; 2001.

[21] Jami L. Golgi tendon organs in mammalian skeletal muscle: functional properties and central actions. *Physiol Rev*. 1992; 73(3): 623–666.

[22] Moore JC. The Golgi tendon organ: a review and update. *Am J Occup Ther*. 1984; 38(4): 227–236.

[23] Sahrmann S. *Diagnosis and Treatment of Movement Impairment Syndromes*. St. Louis, MO: Mosby; 2002.

[24] Delaney JP, Leong KS, Watkins A, Brodie D. The

shortterm effects of myofascial trigger point massage therapy on cardiac autonomic tone in healthy subjects. *J Adv Nurs*. 2002; 37(4): 364–371.

[25] Edgerton VR, Wolf SL, Levendowski DJ, Roy RR. Theoretical basis for patterning EMG amplitudes to assess muscle dysfunction. *Med Sci Sports Exerc*. 1996; 28(6): 744–751.

[26] Timmons B. *Behavioral and Psychological Approaches to Breathing Disorders*. New York, NY: Plenum Press; 1994.

[27] Curran PF, Fiore RD, Crisco JJ. A comparison of the pressure exerted on soft tissue by 2 myofascial rollers. *J Sport Rehabil*. 2008; 17: 432–442.

[28] Ramsey SM. Holistic manual therapy techniques. *Primary Care*. 1997; 24(4): 759–786.

[29] Harris RE, Clauw DJ. The use of complementary medical therapies in the management of myofascial pain disorders. *Curr Pain Headache Rep*. 2002; 6(5): 370–374.

第10章

拉长技术

完成这一章的学习，你将能够做到以下几点。

✔ 解释不同的拉伸和拉长肌肉与结缔组织的方法。

✔ 描述综合纠正性训练计划中拉长技术的科学原理。

✔ 作为综合纠正性训练计划的一部分，合理地应用拉长技术来改善活动范围和抑制过度活跃、紧张的组织。

简介

如上一章所述，纠正性训练连续体的第一阶段中要使用抑制技术。它能减少神经肌肉筋膜组织的过度活跃，进而为之后的纠正性训练技术做好准备。纠正性训练连续体的第二阶段是拉长那些过度活跃或短缩的神经肌肉筋膜组织（图10.1）。拉长意味着延长对恢复关节活动度（ROM）至关重要的、已经发生机械性短缩的肌肉与结缔组织。有很多拉伸方式可以达到这种拉长目的。这里着重讲解两种最常用的拉伸方法：静态拉伸和神经肌肉拉伸（表10.1）。尽管其他拉伸方法的目标也是相似的（改善关节可达到的活动范围，增加组织的延展性，加强神经肌肉效率），但这两种方法可以单独使用或配合其他技术整体使用，以实现训练计划的目标。

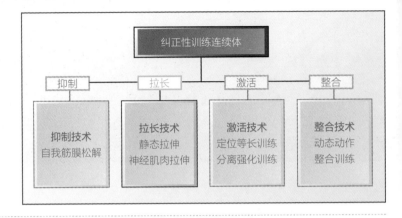

图10.1

纠正性训练连续体

表10.1	拉伸技术描述
技术	**描述**
静态拉伸	静态拉伸是利用低强度和长时间的拉伸而产生自体抑制作用。这种拉伸方式能够让肌肉在放松的同时被拉长。为了正确地进行静态拉伸，应在达到第一个阻力点或在有阻力障碍的位置保持30秒。这种拉伸方式的原理是降低肌梭活跃度与运动单位的兴奋性。
神经肌肉拉伸	神经肌肉拉伸（通常称为本体感觉神经肌肉促进疗法），它要求将肌肉拉伸到关节活动末端（关节代偿点），主动收缩被拉长肌肉7~15秒，之后将关节被动地移动到一个新的关节活动末端，并在这个位置上保持20~30秒。以上过程可重复数次，以实现进一步改善关节活动度的目的。一般来讲，神经肌肉拉伸技术需要他人的协助来为肌肉主动收缩时提供阻力，以及将关节被动地移动到新的活动范围。

拉伸技术的类型

静态拉伸

确切的证据表明，在过去的半个世纪，静态拉伸已成为健康和健身专家广泛使用的柔韧性改善方法[1-2]。静态拉伸技术通过增加肌肉和结缔组织的延展性，从而改善柔韧性和关节活动度[1-2]。尽管人们对静态拉伸的效果所对应的确切机制尚未完全明了，但现在普遍认为静态拉伸可以带来机械性适应和神经性适应，进而改变关节活动度[1, 3-5]。

从机械的角度讲，静态拉伸似乎可以影响神经肌筋膜组织中的粘弹性[6-7]。更确切地讲，静态拉伸可使肌肉在大部分关节活动范围内被牵拉时的阻力降低，而又不会影响肌肉肌腱相连处张力的发展[8-10]。换句话说，尽管肌肉可能不会抵抗牵拉的力（也就是这块肌肉有了更好的延展性），但它仍然保持对刺激做出反应所需的张力发展速度（也就是仍保持对牵拉的力做出反应的能力）。

从神经系统的角度来说，静态拉伸神经肌筋膜组织至关节活动范围的末端，似乎能够降低运动神经元的兴奋性，这可能是利用了高尔基腱器的抑制作用（自体抑制），还可能利用了闰绍反馈回路（回返性抑制）[6]。回返性抑制是一个反馈回路，它通过名为闰绍细胞的中间神经元来降低运动神经元的兴奋性（图10.2）[11]。这些因素总体上会减少牵张反射（图10.3），增加组织的耐拉伸性，进而增加关节活动度。

通常来说，静态拉伸20~30秒会造成一个粘弹性压力快速释放的反应，从而导致关节活动度立即增加。最大关节活动度的增加，从长期来说，未必是肌筋膜的粘弹性特质产生变化所致，有可能是因为组织的耐拉伸性提高，还可能因为肌肉质量增大和肌纤维中的肌小节增多[4]。

静态拉伸的实践操作具有如下特征[1-2]：

◆ 拉长神经筋膜组织到活动度末端并在这个位置上静态保持一段时间；

> **回返性抑制**　一种反馈回路，能够通过一种叫作闰绍细胞的中间神经元降低运动神经元的兴奋性。
>
> **牵张反射**　肌肉被牵拉以后出现的反馈性收缩。

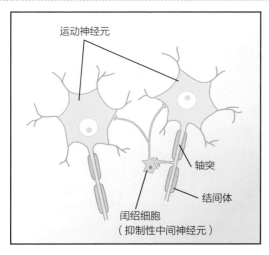

闰绍细胞和回返性抑制

运动神经元

轴突

结间体

闰绍细胞
（抑制性中间神经元）

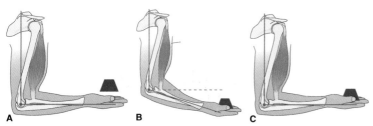

牵张反射

A　　　B　　　C

◆ 尽可能控制好关节排列；

◆ 尽量缓慢地进入和离开拉伸位置。

静态拉伸可以由个体独自完成，这种柔韧性训练方式动作缓慢甚至零速度，是损伤风险最低的拉伸方式，也被认为是最安全的柔韧性训练[13]。此外，静态拉伸通常可独自进行（不需要他人帮助），所以可轻松地将其添加到任何整体训练计划中（图10.4）。

神经肌肉拉伸（NMS）

神经肌肉拉伸（NMS: Neuromuscular Stretching）在过去20年被当作一种改善神经肌筋膜组织长度的方法而越发受到关注。许多临床与科研工作者认为这种拉伸可以达到静态拉伸和主动拉伸的双重效果，同时可以将组织损伤风险维持在低水平[14-16]。许多近期的研究证实了NMS在改善关节活动度方面的效果等同于静态拉伸[14-15, 17]，也有一些研究表明，与静态拉伸相比，NMS更有效并且对肌肉爆发力的影响更小[18-19]。NMS通常具有以下特征：

1. 将肌肉拉伸到关节活动末端（关节代偿点）；

2. 主动收缩被拉长的肌肉；

3. 被动（或主动）移动到一个新的关节活动度；

4. 在新的关节活动度上静态保持20~30秒，重复3次。

NMS要求肌肉在被拉长的位置进行等长收缩，以此促进肌肉组织放松，进而可以进一步被拉长[1, 15]。人们认为，NMS中使用的等长收缩可降低运动神经元的兴奋性，因其刺激了高尔基腱器，导致产生自体抑制。如此一来，肌肉对长度改变的抵抗减少（或者说，肌肉变长的能力提高）[15]。等长收缩过后，肌肉会出现一个"延迟期"，特点是运动神经元兴奋性显著降低，这个效果据称至多可持续15秒[20]。NMS操作与静态拉伸类似，不同的是通常需要另一个人的帮忙，因此NMS通常需要在

图10.4

静态拉伸

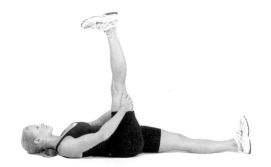

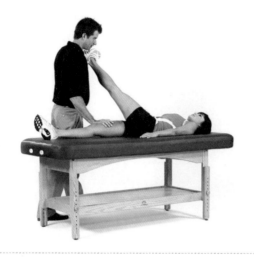

图10.5

神经肌肉拉伸

健康或健身专业人员的监督下进行（图10.5）。

拉伸的科学原理

拉伸背后的传统理论

关于拉伸的讨论已经持续了数十年，直到现在还有许多研究人员不断地进一步探索其效果、持续时间及背后的方法论。如今，拉伸可能已经成了与人体运动表现有关的最多元、研究最丰富的话题之一。传统观念认为，规律地进行拉伸可改善柔韧性，从而降低运动损伤的风险，提升运动表现[21-23]。因此，人们建议将规律的拉伸练习添加到训练计划中，比如添加到准备活动或者整理活动当中。图10.6阐述了通过拉伸预防肌肉损伤的可能的作用机制。肌肉肌腱单元的顺应性（柔韧性）影响着肌肉与肌腱吸收能量的多少[24]。

◆ 高顺应性（↑柔韧性）=↓肌肉能量吸收

◆ 低顺应性（↓柔韧性）=↑肌肉能量吸收

◆ ↑肌肉能量吸收=↑对肌纤维的作用力与创伤

因此，通过拉伸增加肌肉肌腱的柔韧性，从而减少肌肉的能量吸收以及减少肌纤维的创伤，并且有可能降低损伤风险。

图10.7阐述了普遍认可的通过拉伸提高运动表现的作用机制。肌肉肌腱单元的僵硬度可影响移动肢体所需做功的多少：

◆ 高僵硬度（↓柔韧性）→↑所需做功

◆ 低僵硬度（↑柔韧性）→↓所需做功

◆ ↓柔韧性限制了关节活动度

图10.6

通过拉伸预防肌肉损伤
的可能的作用机制

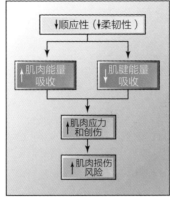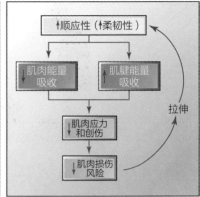

图10.7

通过拉伸提高运动表现
的可能的作用机制

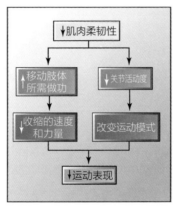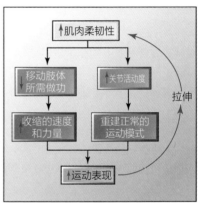

因此，通过拉伸来缓解肌肉的僵硬度可减少需要执行某个活动的做功，并且潜在提升整体的运动表现。

但是，最近也有研究表明，在准备活动中做拉伸会对力量的产生（运动表现）造成消极影响，并且可能不会减小受伤的风险；然而，相应的生理学依据比较令人费解。关于拉伸如何消极地影响力量的产生，这个机理的可能的解释如图10.8所示。概括地说，拉伸能够影响肌肉的结构成分和神经成分，从而能够导致肌肉无法有效产生力量。

关于准备活动中的拉伸，传统的理论和最近研究之间的冲突在业内不同专业之间和专业人员之间造成了困惑。常见的问题就是"拉伸练习能提高运动表现并且减小受伤的风险吗？"接下来，本书将回顾拉伸练习在提高关节活动度、提升运动表现和减小受体风险方面的作用的相关证据。

改善关节活动度

拉伸练习是增加特定关节可用的关节活动度的主要方法，尤其是在

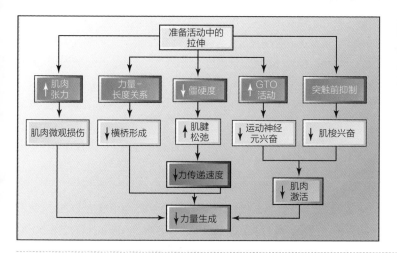

图10.8

准备活动中的拉伸对于肌肉发力能力可能的影响机制

该关节的活动幅度被过紧的神经筋膜（neuromyofascial）组织所限制的情况下。许多科学文献中都支持用拉伸练习来实现这一目标[16, 25–49]。很多优秀的文献表示，无论是短期的还是长期的拉伸，都有助于增加目标关节的活动度[50–51]。在有关拉伸的研究文献当中，腘绳肌是最被广泛讨论的肌肉群之一，而拉伸对于改善腘绳肌柔韧性的作用尤其受到肯定。根据研究，拉伸（特别是静态拉伸）对于其他肌肉群未显示出像对腘绳肌那样程度的积极作用，但是关于人体其他关节和肌群的科研证据相对不够翔实（研究的可控性也相对不够）[43, 52–53]。数位研究者表示，每个关节及肌群可能对拉伸训练计划的反应都不相同。因此，应该仔细评估每一个被拉伸的组织，并且可能需要根据每一个发现的关节活动受限个案来有针对性地调整拉伸训练计划，使其变得各不相同。例如，一个持续6周的腘绳肌拉伸训练计划有效地增加了关节活动度，但相同的计划应用于腓肠肌却并没有导致其关节活动度发生改变[25, 49, 53]。临床医生应该通过合适的评估手段仔细评估每个组织，并通过持续不断的多次评估，来确定一个训练计划对改变关节活动度是否有效。

　　大多数围绕拉伸训练计划的讨论包括了为了改变关节活动度而应采取的必要的持续时间和拉伸频率。班迪（Bandy）及其同事们的出色研究发现，为了显著改变膝关节伸展的活动度，静态的腘绳肌拉伸需要持续6周，每周5次，每次30秒[25, 49]。其他的研究中，大部分发现无论是短期的还是长期的、持续时间为15~30秒的拉伸都能显著改变关节活动度[16, 27, 41]。然而研究者们至今未对每周的拉伸频率如何缓慢地增进关节活动度做足够深入的研究。现在还不清楚的是，拉伸训练是应该每天都做，还是只需以每周3次的频率做就能显著地改变关节活动度[25, 27–28, 49]。

更进一步说，新增关节活动度的持续时间（关节活动度的增加能维持多长时间）至今还没有得到足够深入的研究[54]。尽管一些研究表明，在4周没有拉伸后，增加的关节活动度会消退[54]，但其他研究却发现拉伸确实长时间地提高了关节活动度[55]。最后，大多数这类研究运用的是静态拉伸，所以主动拉伸或者神经肌肉拉伸（NMS）的持续时间、训练频率以及长期的改变需要进一步研究。一些最初的证据显示，NMS或者主动拉伸的方法相比于静态拉伸能更好地增加关节活动度，并且那些变化可能出现得更快[33, 35, 43–44, 56]。然而，其他研究发现在增加关节活动度方面，静态拉伸、主动拉伸和NMS并没有什么不同[26, 29, 31, 46, 57–58]。

最近，研究者们不仅测试了拉伸对于关节活动中被拉长的肌肉的影响，还测试了拉伸对于关节活动的原动肌的影响。例如，放松姿势下的骨盆可能会影响髋关节的可用关节活动度。一个过紧或变短的髋部屈肌可能造成骨盆前倾，这会导致骨盆自然放松姿势下腘绳肌被拉长，这有可能抑制髋关节正常屈曲的关节活动度。克拉克（Clark）及其同事测试了拉伸同侧过紧的股四头肌和髋屈肌群将如何影响髋关节屈曲的活动度[59]。他们发现，拉伸股四头肌和髋屈肌有效增加了髋关节屈曲的活动度，这也表明，围绕关节的多个软组织共同影响该关节的可用的活动度。沙利文（Sullivan）及其同事也发现，骨盆倾斜位置对增加关节活动度的影响要大于单独的拉伸，更进一步表明了一个关节的综合运动取决于围绕该关节的所有肌肉的最适宜长度以及位置[60]。这提供了一个更有力的证据，证明通过运动、关节活动度和肌肉力量进行的综合评估应该用于每一个客户，从而确定他们每个人的整体动作系统的具体需求。

提升运动表现

与探究柔韧性训练对关节活动度影响的研究文献相比，探究拉伸对运动表现影响的研究文献的观点不是十分清晰。首先，"运动表现"一词可能包含肌肉力量、爆发力或跳跃能力、短距离冲刺能力或敏捷性等方面的变化。对现有最佳研究的文献综述指出，剧烈的拉伸可能对肌肉力量和爆发力有不利的影响[18, 61–63]。许多研究发现，与不做拉伸相比，在准备活动中做拉伸会对单次最大力量（1RM）、纵跳高度和冲刺速度造成不利影响[18–19, 61, 63–67]。这种影响通常会持续不超过10分钟，但是一些研究发现拉伸过后力量受损可能长达一小时[61, 68]。然而，另一些研究发现在准备活动中做拉伸不会对肌肉力量或者爆发力的产生造成短期影响[69–71]。拉伸对力量和爆发力的短期影响一定程度上可以用拉伸的类型来解释。通常，静态拉伸保持30秒或以上确实会出现减少肌肉的力量和爆发力的情况，然而弹振拉伸或NMS则没有相同的影响[19, 72–73]。因此，需要更多的研究去检验哪种拉伸形式更适用于运动前的准备活动。其次要考虑肌肉中是否存在限制关节活动范围的因素。几乎没有研究调查过拉伸紧张的或短缩的肌肉会如何影响该肌肉的力量或爆发力，或者会如何影响整体运动能力测试（例如短距离冲刺能力、敏捷性或纵跳）的结果。可能主要在没有功能性关节活动范围受限的个体身上会看到拉伸对力量和爆发力的负面影响，但他们也因此未必需要做拉伸。这也说明了综合的、实事求是的研究方法对于了解人体的重要性。

　　长期、缓慢的拉伸训练会对运动表现产生各种各样的影响。虽然通过对肌肉进行试验，发现关节活动范围有较持久的提高，但对诸如肌肉力量、爆发力、纵跳、冲刺速度、灵敏性或平衡等其他变量并没有发现类似的持久的反应。虽然有一项研究发现，规律的拉伸训练降低了纵跳的表现、短跑速度或延长了反应时间[66]，但是大部分研究证明了规律的拉伸训练后纵跳、肌肉力量、爆发力和平衡能力得到增强[5, 74-79]。

损伤预防

　　很多教练和运动员习惯把拉伸作为热身活动的一部分，因为他们认为拉伸可以预防某些损伤。当下的证据指出，准备活动中的拉伸对损伤的风险和概率没有重大的影响[80-82]，尽管从长期习惯性拉伸练习的影响看更倾向于减少损伤概率[21, 80-85]。一些文献作者和研究人员表示，长期规律的拉伸可以降低损伤的发生率和在损伤中失去的时间成本，并且与研究中的控制组相比，在进行了拉伸的实验组中较少发生严重的肌肉/肌腱损伤[21, 83-84]。这其中的一部分研究中，受伤率降低了18%~43%[21, 83-84]。在这里引用的全部研究中，执行规律的拉伸或在准备活动中做拉伸时，没有出现任何与受伤风险相关的消极结果。

实证总结

　　通过对之前关于柔韧性的研究和文献的总结，得出以下结论。

- ◆ 一定数量的证据表明，对于无柔韧性受限的健康个体，规律的拉伸可以改善关节活动度、力量和运动表现，还可以降低运动损伤发生率。
- ◆ 一定数量的证据表明，仅在训练前的准备活动中进行的短暂的拉伸会降低力量和运动表现，对运动损伤发生率没有影响。

研究的局限性和建议

　　这些围绕拉伸有效性所进行的研究也存在一些局限性。这些局限性包括以下几个方面。

知识延伸

拉伸前的热身运动是否有必要

　　大多数人认为，在拉伸训练前必须经由中低强度的有氧运动来让肌肉预先激活[1-2]。一般认为这样做可以提高软组织的温度，减小粘滞性（对应力的抵抗性），减少拉伸时组织的抵抗[1]。然而，这个结论的得出主要是基于将动物组织加热到一个不太现实的温度（是指不太可能在人体上实现的温度）下的实验研究[1-3]。更多的近期研究表明，可以通过运用加热或冰敷的方式（无论是加热还是冰敷）来提高关节活动度，这表明为了提高关节活动度而对肌肉组织做的热身运动是没有必要的[4-5]。其他研究已经发现，无论是主动还是被动的热身运动都不能有效地改变拉伸的效果[5-6]。一项由马格努森（Magnusson）及其同事们完成的研究发现，一次持续10分钟的热身运动（以70%最大摄氧量的强度跑步）没有改变目标肌肉组织的粘滞性，即使它提升了组织的温度[3]。而且，这项研究发现有4种不同的静态拉伸确实对组织的弹性造成了改变。尽管这些拉伸（持续90秒）相比于典型的拉伸训练持续的时间更长，但这项研究确实表明了在让肌肉组织变得更有顺应性和更少抵抗，从而更容易被拉长这方面，拉伸比短时间的耐力训练更有效。因此，当以增加关节活动度为目标时，拉伸前的主动热身可能没什么必要。

[1] Alter MJ. *Science of Flexibility*. Champaign, IL: Human Kinetics; 2004.

[2] Weijer VC, Gorniak GC, Shamus E. The effect of static stretch and warm-up exercise on hamstring length over the course of 24 hours. *J Orthop Sports Phys Ther*. 2003; 33(12): 727-733.

[3] Magnusson SP, Aagaard P, Nielson JJ. Passive energy return after repeated stretches of the hamstring muscle-tendon unit. *Med Sci Sports Exerc*. 2000; 32(6): 1160-1164.

[4] Brodowicz GR, Welsh R, Wallis J. Comparison of stretching with ice, stretching heat, or stretching alone on hamstring flexibility. *J Athl Train*. 1996; 31: 324-327.

[5] Peres SE, Draper DO, Knight KL, Ricard MD. Pulsed shortwave diathermy and prolonged long-duration stretching increase dorsiflexion range of motion more than identical stretching without diathermy. *J Athl Train*. 2002; 37(1): 43-50.

[6] DeWeijer VC, Gorniak GC, Shamus E. The effect of static stretch and warm-up exercise on hamstring length over the course of 24 hours. *J Orthop Sports Phys Ther*. 2003; 33(12): 727-733.

1. 没有针对柔韧性受限的个体进行研究。
   a. 准备活动中的拉伸可能对柔韧性不足个体的运动表现有积极影响，并降低运动损伤的风险。
2. 很多研究把拉伸看作了唯一的训练方式。
   a. 柔韧性训练只是提高运动表现、降低损伤发生概率的因素之一。
   b. 整合的训练可能产生不同的结果。
   　　抑制→拉长→激活→整合到功能性动作中

3. 应当基于评估来确定个性化干预措施。

   a. 研究多采用了"以偏概全"的思路。

   b. 研究需要调查在准备活动中做拉伸对柔韧性不足的肌肉群的效果。

4. 个体化的纠正性策略在提升运动表现并减少损伤方面可能更有效。

知识延伸

拉伸的心理学益处

    尽管大多数临床工作者和患者更关注拉伸后的身体变化，但拉伸带来的心理学益处也是非常显著的。数名研究者研究了拉伸对肌肉张力（通过肌电活动进行测量）、自述的情绪变化、自身对肌肉张力的感觉以及唾液中压力激素的水平[1-4]产生的作用。这些研究发现，拉伸可以降低生理性（肌电）和自觉肌肉张力，使得悲伤情绪减退并能够降低压力激素的水平[1-4]。据观察，许多患者报告在例行的拉伸后有相似的肌张力减轻感，这让他们做好了继续进行体力活动的"精神准备"。因此，尽管拉伸本身可能并没有对运动表现产生显著的影响，但这些心理学的益处，同样是临床工作时不可忽略的重要部分。

[1] Carlson CR, Collins FL, Nitz AJ, Sturgis ET, Rogers JL. Muscle stretching as an alternative relaxation training procedure. *J Behav Ther Exp Psychiatry*. 1990; 21(1): 29-38.

[2] Carlson CR, Curran SL. Stretch-based relaxation training. *Patient Educ Couns*. 1994; 23(1): 5-12.

[3] Hamaguchi T, Fukudo S, Kanazawa M, et al. Changes in salivary physiological stress markers induced by muscle stretching in patients with irritable bowel syndrome. *Biopsychosoc Med*. 2008; 2: 20.

[4] Sugano A, Nomura T. Influence of water exercise and land stretching on salivary cortisol concentrations and anxiety in chronic low back pain patients. *J Physiol Anthropol Appl Human Sci*. 2000; 19(4): 175-180.

拉长技术应用指南

    与其他训练形式一样，应该在了解任何可能风险的前提下使用拉伸技术。可在表10.2中了解已知的注意事项和禁忌症。所列出的注意事项和禁忌症可能只是适用于某一块肌肉或某个肌肉群，而不是说符合这里所列情况的客户全身的肌肉都不可以拉伸。在拉伸过程中，始终应该关注的要点是不应该出现疼痛。在拉伸过程中可能出现轻微的不适感，这应该由健康和健身专业人员为客户提供专业的解释。

表10.2	拉伸注意事项和禁忌症
注意事项	**禁忌症**
特殊人群 　　老年人 　　高血压病人 神经肌肉障碍 关节置换	目标肌肉拉伸时产生急性损伤、肌肉拉伤或撕裂 被急性类风湿性关节炎累及的关节 骨质疏松（NMS）

■ 静态拉伸的参考变量

　　大多数关于静态拉伸的研究显示，每周进行5天拉伸练习，每天1~4次，每次保持15~30秒，对15~45岁的明显健康人群是最有益的[3, 5, 16, 25-27, 36, 49, 52, 60, 85-87]。尽管拉伸时长说法不一，但20~30秒的拉伸持续时间实际上可能产生更可靠的效果，甚至可能更快见效[25-26, 88]。对于65岁及以上的人群，研究结果显示拉伸持续时间长达60秒可能产生更好以及持续时间更长的效果[16]。在纠正性训练计划中，静态拉伸应该仅适用于那些在评估中已经被确定过于活跃或紧张的肌肉（表10.3）。

表10.3	静态拉伸参考变量		
频率	**组数**	**重复次数**	**每次持续时间**
每天（除非特殊情况）	n/a	1~4	保持20~30秒；老年人（≥65岁）保持60秒

n/a =不适用。

静态拉伸练习

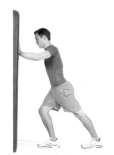

静态腓肠肌拉伸

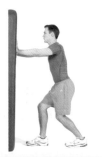

静态比目鱼肌拉伸

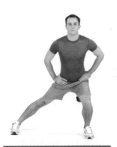

静态站姿髋内收肌拉伸

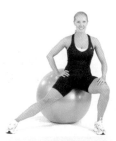

静态坐球髋内收肌拉伸

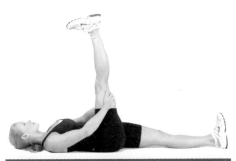

静态仰卧腘绳肌拉伸

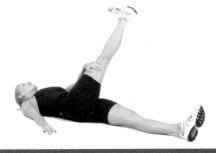

静态仰卧股二头肌拉伸

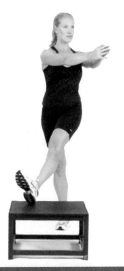

静态站姿股二头肌拉伸

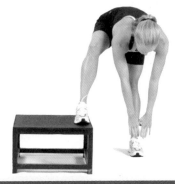

静态大收肌拉伸

静态拉伸练习

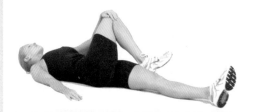

静态梨状肌拉伸

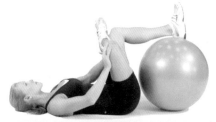

静态仰卧瑞士球梨状肌拉伸

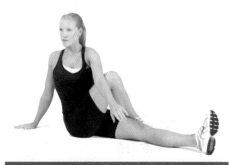

静态竖脊肌拉伸

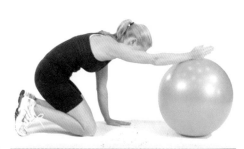

静态瑞士球背阔肌拉伸

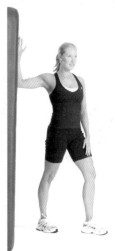

静态胸肌拉伸

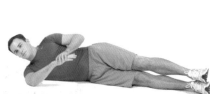

静态肩后肌群拉伸

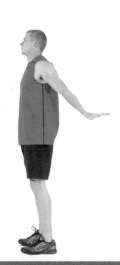

静态肱二头肌长头拉伸

静态拉伸练习

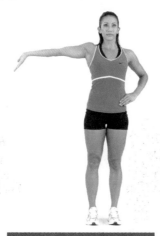
静态屈腕肌群拉伸

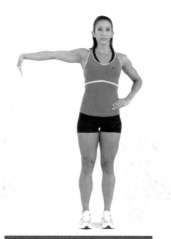
静态伸腕肌群拉伸

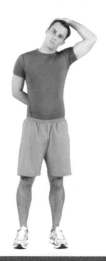
静态斜方肌上束拉伸

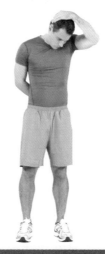
静态肩胛提肌拉伸

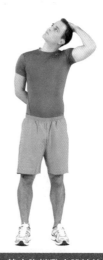
静态胸锁乳突肌拉伸

静态拉伸练习：静态半跪姿屈髋肌群拉伸

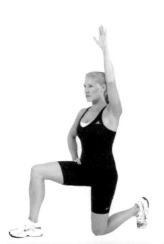
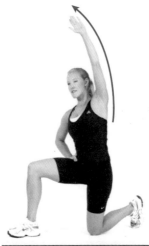
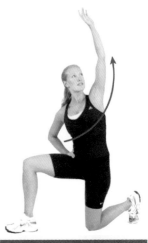

| 开始姿势 | 动作过程 | 结束姿势 |

静态拉伸：静态站姿屈髋肌群拉伸

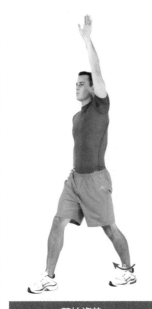
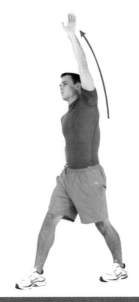
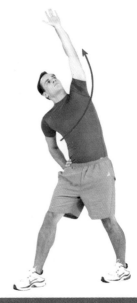

| 开始姿势 | 动作过程 | 结束姿势 |

静态拉伸练习：静态阔筋膜张肌拉伸

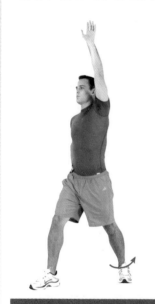
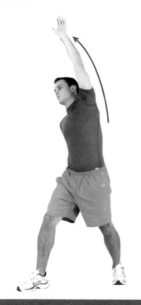
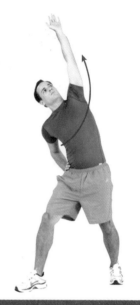

开始姿势	动作过程	结束姿势

■ 神经肌肉拉伸参考变量

　　除非特殊情况，否则可以每天使用神经肌肉拉伸技术。一般每天做1~3次（1~3个收缩－放松循环），每次收缩时间为7~15秒，不少于10秒最理想[6, 14, 31, 42]。如果运用一些静态拉伸的相关研究，被动拉伸保持20~30秒可能会产生最佳的效果。研究结果显示，3秒、6秒、10秒的等长收缩保持时间在短期效果上并没有实际意义上的不同[14]。然而从长期提升来说，更长的持续时间可能会产生更好的效果[42]。研究还显示，以最大强度的20%的"次最大强度"收缩可显著地增加关节活动度[36]。与静态拉伸一样，神经肌肉拉伸技术应仅用于那些已经在评估中被确定过度活跃或过紧的肌肉。表10.4是神经肌肉拉伸技术的应用示例。

表10.4	神经肌肉拉伸的参考变量		
频率	组	重复次数	每次持续时间
每天（特殊情况除外）	n/a	1~3	收缩：7~15秒 拉伸：20~30秒 强度："次最大强度"，大约最大收缩力量的20%~25%

n/a＝不适用。

神经肌肉拉伸练习

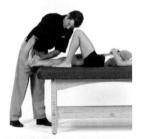

腓肠肌/比目鱼肌神经肌肉拉伸

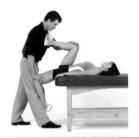

屈髋肌群神经肌肉拉伸

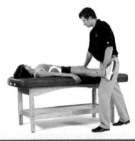

髋内收肌——直膝神经肌肉拉伸

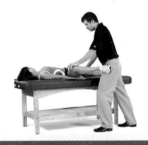

髋内收肌——屈膝神经肌肉拉伸

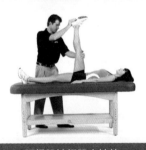

腘绳肌神经肌肉拉伸

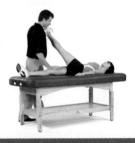

股二头肌神经肌肉拉伸

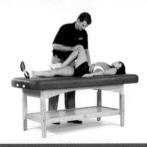

梨状肌神经肌肉拉伸

小结

　　拉长（拉伸）技术是健康和健身专业人员最常用的方法之一，但是仍然被广泛地误用和误解。客户的需求和健身计划的目标决定了什么拉伸技术才是恰当的，也决定了纠正性训练连续体各个环节的具体实施方式。拉伸技术应该用于纠正错误的动作模式（在功能性动作评估中发现），尤其是拉长已缩短的神经筋膜组织，而不应该在进行动作评估之前使用拉伸技术。不同类型的拉伸技术（静态拉伸或神经肌肉拉伸）都能够有效增加关节活动度。将拉长技术和抑制、激活与整合技术整合在一起后，可更加有效地改善客户的身体素质和健康状态。

参考文献

[1] Alter MJ. *Science of Flexibility*. 3rd ed. Champaign, IL: Human Kinetics; 2004.

[2] *Nelson RT, Bandy WD. An update on flexibility. Strength Cond J.* 2005; 27(1):10–16.

[3] Guissard N, Duchateau J. Effect of static stretch training on neural and mechanical properties of the human plantar-flexor muscles. *Muscle Nerve*. 2004; 29(2): 248–255.

[4] Reid DA, McNair PJ. Passive force, angle, and stiffness changes after stretching of hamstring muscles. *Med Sci Sports Exerc*. 2004; 36(11): 1944–1948.

[5] Shrier I. Does stretching improve performance? A systematic and critical review of the literature. *Clin J Sport Med*. 2004; 14(5): 267–273.

[6] Guissard N, Duchateau J, Hainaut K. Mechanisms of decreased motoneurone excitation during passive muscle stretching. *Exp Brain Res*. 2001; 137(2): 163–169.

[7] Magnusson SP, Simonsen EB, Aagaard P, Kjaer M. Biome-chanical responses to repeated stretches in human hamstring muscle in vivo. *Am J Sports Med*. 1996; 24(5): 622–628.

[8] Cornwell A, Nelson AG, Sidaway B. Acute effects of stretching on the neuromechanical properties of the triceps surae muscle complex. *Eur J Appl Physiol*. 2002; 86(5): 428–434.

[9] Kubo K, Kanehisa H, Fukunaga T. Is passive stiffness in human muscles related to the elasticity of tendon structures? Eur *J Appl Physiol*. 2001; 85(3–4): 226–232.

[10] Kubo K, Kanehisa H, Fukunaga T. Effect of stretching training on the viscoelastic properties of human tendon structures in vivo. *J Appl Physiol*. 2002; 92(2): 595–601.

[11] Enoka RM. *Neuromechanics of Human Movement*. 3rd ed. Champaign, IL: Human Kinetics; 2002.

[12] Magnusson SP, Aagaard P, Nielson JJ. Passive energy return after repeated stretches of the hamstring muscle–tendon unit. *Med Sci Sports Exerc*. 2000; 32(6): 1160–1164.

[13] Smith CA. The warm-up procedure: to stretch or not to stretch. A brief review. *J Orthop Sports Phys Ther*. 1994; 19(1): 12–17.

[14] Bonnar BP, Deivert RG, Gould TE. The relationship between isometric contraction durations during hold–relax stretching and improvement of hamstring flexibility. *J Sports Med Phys Fitness*. 2004; 44(3): 258–261.

[15] Burke DG, Culligan CJ, Holt LE. The theoretical basis of proprioceptive neuromuscular facilitation. *J Strength Cond Res*. 2000; 14(4): 496–500.

[16] Feland JB, Myrer JW, Schulthies SS, Fellingham GW, Measom GW. The effect of duration of stretching of the hamstring muscle group for increasing range of motion in people aged 65 years or older. *Phys Ther*. 2001; 81(5): 1110–1117.

[17] Higgs F, Winter SL. The effect of a four-week proprio-ceptive neuromuscular facilitation stretching program on isokinetic torque production. *J Strength Cond Res*. 2009; 23(5): 1442–1447.

[18] Marek SM, Cramer JT, Fincher AL, et al. Acute effects of static and proprioceptive neuromuscular facilitation stretching on muscle strength and power output. J Athl Train. 2005; 40(2): 94–103.

[19] Young W, Elliott S. Acute effects of static stretching, proprioceptive neuromuscular facilitation stretching, and maximum voluntary contractions on explosive force production and jumping performance. *Res Q Exerc Sport*. 2001; 72(3): 273–279.

[20] Chaitow L. *Muscle Energy Techniques*. London: Chur-chill Livingstone; 1999.

[21] Hartig DE, Henderson JM. Increasing hamstring flexibility decreases lower extremity overuse injuries in military basic trainees. *Am J Sports Med*. 1999; 27(2): 173–176.

[22] Witvrouw E, Bellemans J, Lysens R, Danneels L, Cambier D. Intrinsic risk factors for the development of patellar tendinitis in an athletic population. A two-year prospective study. *Am J Sports Med*. 2001; 29(2): 190–195.

[23] Witvrouw E, Danneels L, Asselman P, D'Have T, Cambier D. Muscle flexibility as a risk factor for developing muscle injuries in male professional soccer players. A prospective study. *Am J Sports Med*. 2003; 31(1): 41–46.

[24] Safran MR, Seaber AV, Garrett WE Jr. Warm-up and

muscular injury prevention. An update. *Sports Med.* 1989;8(4):239–249.

[25] Bandy WD, Irion JM, Briggler M. The effect of time and frequency of static stretching on flexibility of the hamstring muscles. *Phys Ther.* 1997; 77(10): 1090–1096.

[26] Bandy WD, Irion JM, Briggler M. The effect of static stretch and dynamic range of motion training on the flexibility of the hamstring muscles. *J Orthop Sports Phys Ther.* 1998;27(4):295–300.

[27] Ford GS, Mazzone MA, Taylor K. The effect of 4 diff-erentdurations of static hamstring stretching on passive knee–extension range of motion. *J Sport Rehabil.* 2005; 14(2): 95–107.

[28] Godges JJ, MacRae PG, Engelke KA. Effects of exercise on hip range of motion, trunk muscle performance, and gait economy. *Phys Ther.* 1993; 73(7): 468–477.

[29] Gribble PA, Guskiewicz KM, Prentice WE, Shields EW. Effects of static and hold–relax stretching on hamstring range of motion using the FlexAbility LE1000. (Effets de l'etirement statique et relache sur l'amplitude des mouvements des ischio–jambiers en utilisant l'appareil "Flexability LE 100" .). *J Sport Rehabil.* 1999; 8(3): 195–208.

[30] Chan SP, Hong Y, Robinson PD. Flexibility and passive resistance of the hamstrings of young adults using two different static stretching protocols. *Scand J Med Sci Sports.* 2001; 11(2): 81–86.

[31] Davis DS, Ashby PE, McCale KL, McQuain JA, Wine JM. The effectiveness of 3 stretching techniques on hamstring flexibility using consistent stretching parameters. *J Strength Cond Res.* 2005; 19(1): 27–32.

[32] deWeijer VC, Gorniak GC, Shamus E. The effect of static stretch and warm–up exercise on hamstring length over the course of 24 hours. *J Orthop Sports Phys Ther.* 2003; 33(12): 727–733.

[33] Decicco PV, Fisher MM. The effects of proprioceptive neuromuscular facilitation stretching on shoulder range of motion in overhand athletes. *J Sports Med Phys Fitness.* 2005; 45(2): 183–187.

[34] Depino GM, Webright WG, Arnold BL. Duration of maintained hamstring flexibility after cessation of an acute static stretching protocol. *J Athl Train.* 2000; 35(1): 56–59.

[35] Etnyre BR, Lee EJ. Chronic and acute flexibility of men and women using three diff erent stretching techniques. (La souplessechronique et aigue chez des hommes et des femmesutil–isanttrois techniques d' etirement differentes.). *Res Q Exerc Sport.* 1988; 59(3): 222–228.

[36] Feland JB, Marin HN. Effect of submaximal contraction intensity on contractrelax proprioceptive neuromuscular facilitation stretching. *Br J Sports Med.* 2004; 38(4): E18.

[37] Hubley CL, Kosey JW, Stanish WD. The effects of static stretching exercises and stationary cycling on range of motion at the hip joint. *J Orthop Sports Phys Ther.* 1984; 6(2): 104–109.

[38] McNair PJ, Stanley SN. Effect of passive stretching and jogging on the series elastic muscle stiffness and range of motion of the ankle joint. *Br J Sports Med.* 1996; 30(4): 313–318.

[39] Nelson RT, Bandy WD. Eccentric training and static stretching improve hamstring flexibility of high school males. *J Athl Train.* 2004; 39(3): 254–258.

[40] Osternig LR, Robertson RN, Troxel RK, Hansen P. Differential responses to proprioceptive neuromuscular facilitation (PNF) stretch techniques. *Med Sci Sports Exerc.* 1990; 22(1): 106–111.

[41] Roberts JM, Wilson K. Effect of stretching duration on active and passive range of motion in the lower extremity. *Br J Sports Med.* 1999; 33(4): 259–263.

[42] Rowlands AV, Marginson VF, Lee J. Chronic flexibility gains: effect of isometric contraction duration during proprioceptive neuromuscular facilitation stretching techniques. *Res Q Exerc Sport.* 2003; 74(1): 47–51.

[43] Sady SP, Wortman M, Blanke D. Flexibility training: ballistic, static or proprioceptive neuromuscular facili-tation? *Arch Phys Med Rehabil.* 1982; 63(6): 261–263.

[44] Schuback B, Hooper J, Salisbury L. A comparison of a selfstretch incorporating proprioceptive neuromuscular facilitation components and a therapist–applied PNF–technique on hamstring flexibility. *Physiotherapy.* 2004; 90(3): 151–157.

[45] Wallin D, Ekblom B, Grahn R, Nordenborg T. Improve-ment of muscle flexibility. A comparison between two techniques. *Am J Sports Med.* 1985; 13(4): 263–268.

[46] Webright WG, Randolph BJ, Perrin DH. Comparison of nonballistic active knee extension in neural slump position and static stretch techniques on hamstring flexibility. *J Orthop Sports Phys Ther.* 1997; 26(1): 7–13.

[47] Williford HN, East JB, Smith FH, Burry LA. Evaluation of warm–up for improvement in flexibility. (Evaluation de l'utilite de l'echauffement pour ameliorer la sou-plesse.). *Am J Sports Med.* 1986; 14(4): 316–319.

[48] Winters MV, Blake CG, Trost JS, et al. Passive versus active stretching of hip flexor muscles in subjects with limited hip extension: a randomized clinical trial. *Phys Ther.* 2004; 84(9): 800–807.

[49] Bandy WD, Irion JM. The effect of time on static stretch on the flexibility of the hamstring muscles (including commentary by Walker JM with author response). *Phys Ther.* 1994; 74(9): 845–852.

[50] Decoster LC, Cleland J, Altieri C, Russell P. The effects of hamstring stretching on range of motion: a systematic literature review. *J Orthop Sports Phys Ther.* 2005; 35(6): 377–387.

[51] Radford JA, Burns J, Buchbinder R, Landorf KB, Cook C. Does stretching increase ankle dorsiflexion range of motion? A systematic review. *Br J Sports Med.* 2006; 40(10): 870–875.

[52] Nelson AG, Kokkonen J, Arnall DA. Acute muscle stretching inhibits muscle strength endurance performance. *J Strength Cond Res.* 2005; 19(2): 338–343.

[53] Youdas JW, Krause DA, Egan KS, Therneau TM, Laskowski ER. The effect of static stretching of the calf muscle–tendon unit on active ankle dorsiflexion range of motion. *J Orthop Sports Phys Ther.* 2003; 33(7): 408–417.

[54] Willy RW, Kyle BA, Moore SA, Chleboun GS. Effect of cessation and resumption of static hamstring muscle stretching on joint range of motion. *J Orthop Sports Phys Ther.* 2001; 31(3): 138–144.

[55] Harvey L, Herbert R, Crosbie J. Does stretching induce lasting increases in joint ROM? A systematic review. *Physiother Res Int.* 2002; 7(1): 1–13.

[56] Fasen JM, O'Connor AM, Schwartz SL, et al. A randomized controlled trial of hamstring stretching: comparison of four techniques. *J Strength Cond Res*. 2009; 23(2): 660–667.

[57] Lucas RC, Koslow R. Comparative study of static, dynamic, and proprioceptive neuromuscular facilitation stretching techniques on flexibility. *Percept Mot Skills*. 1984; 58(2): 615–618.

[58] Winters MV, Blake CG, Trost JS, et al. Passive versus active stretching of hip flexor muscles in subjects with limited hip extension: a randomized clinical trial. *Phys Ther*. 2004; 84(9): 800–807.

[59] Clark S, Christiansen A, Hellman DF, Hugunin JW, Hurst KM. Effects of ipsilateral anterior thigh soft tissue stretching on passive unilateral straight–leg raise. *J Orthop Sports Phys Ther*. 1999; 29(1): 4–12.

[60] Sullivan MK, Dejulia JJ, Worrell TW. Effect of pelvic position and stretching method on hamstring muscle flexibility. *Med Sci Sports Exerc*. 1992; 24(12): 1383–1389.

[61] Fowles JR, Sale DG, MacDougall JD. Reduced strength after passive stretch of the human plantarflexors. *J Appl Physiol*. 2000; 89(3): 1179–1188.

[62] Knudson D, Noftal G. Time course of stretch–induced isometric strength deficits. Eur *J Appl Physiol*. 2005; 94(3): 348–351.

[63] Kokkonen J, Nelson AG, Cornwell A. Acute muscle stretching inhibits maximal strength performance. *Res Q Exerc Sport*. 1998; 69(4): 411–415.

[64] Young WB, Behm DG. Effects of running, static stretching and practice jumps on explosive force production and jumping performance. *J Sports Med Phys Fitness*. 2003; 43(1): 21–27.

[65] Beckett JR, Schneiker KT, Wallman KE, Dawson BT, Guelfi KJ. Effects of static stretching on repeated sprint and change of direction performance. *Med Sci Sports Exerc*. 2009; 41(2): 444–450.

[66] Chaouachi A, Chamari K, Wong P, et al. Stretch and sprint training reduces stretch–induced sprint performance deficits in 13–to 15–year–old youth. *Eur J Appl Physiol*. 2008; 104(3): 515–522.

[67] Behm DG, Bambury A, Cahill F, Power K. Effect of acute static stretching on force, balance, reaction time, and movement time. *Med Sci Sports Exerc*. 2004; 36(8): 1397–1402.

[68] Power K, Behm D, Cahill F, Carroll M, Young W. An acute bout of static stretching: effects on force and jumping performance. *Med Sci Sports Exerc*. 2004; 36(8): 1389–1396.

[69] Bazett–Jones DM, Winchester JB, McBride JM. Effect of potentiation and stretching on maximal force, rate of force development, and range of motion. *J Strength Cond Res*. 2005; 19(2): 421–426.

[70] Unick J, Kieffer HS, Cheesman W, Feeney A. The acute effects of static and ballistic stretching on vertical jump performance in trained women. *J Strength Cond Res*. 2005; 19(1): 206–212.

[71] Torres EM, Kraemer WJ, Vingren JL, et al. Effects of stretching on upper–body muscular performance. *J Strength Cond Res*. 2008; 22(4): 1279–1285.

[72] Bacurau RF, Monteiro GA, Ugrinowitsch C, Tricoli V, Cabral LF, Aoki MS. Acute effect of a ballistic and a static stretching exercise bout on flexibility and maximal strength. *J Strength Cond Res*. 2009; 23(1): 304–308.

[73] Papadopoulos G, Siatras T, Kellis S. The effect of static and dynamic stretching exercises on the maximal isokinetic strength of the knee extensors and flexors. *Isokinetics Exerc Sci*. 2005; 13(4): 285–291.

[74] Hunter JP, Marshall RN. Effects of power and flexibility training on vertical jump technique. *Med Sci Sports Exerc*. 2002; 34(3): 478–486.

[75] Gajdosik RL, Vander Linden DW, McNair PJ, Williams AK, Riggin TJ. Effects of an eight–week stretching program on the passive–elastic properties and function of the calf muscles of older women. *ClinBiomech (Bristol, Avon)*. 2005;20(9): 973–983.

[76] Kokkonen J, Nelson AG, Eldredge C, Winchester JB. Chronic static stretching improves exercise performance. *Med Sci Sports Exerc*. 2007; 39(10): 1825–1831.

[77] Wilson GJ, Elliott BC, Wood GA. Stretch shorten cycle performance enhancement through flexibility training. *Med Sci Sports Exerc*. 1992; 24(1): 116–123.

[78] LaRoche DP, Lussier MV, Roy SJ. Chronic stretching and voluntary muscle force. *J Strength Cond Res*. 2008; 22(2): 589–596.

[79] Bazett–Jones DM, Gibson MH, McBride JM. Sprint and vertical jump performances are not affected by six weeks of static hamstring stretching. *J Strength Cond Res*. 2008; 22(1): 25–31.

[80] Andrish JT, Bergfeld JA, Walheim J. A prospective study on the management of shin splints. *J Bone Joint Surg Am*. 1974; 56(8): 1697–1700.

[81] Pope R, Herbert R, Kirwan J. Effects of ankle dorsiflexion range and preexercise calf muscle stretching on injury risk in Army recruits. *Aust J Physiother*. 1998; 44(3): 165–172.

[82] Pope RP, Herbert RD, Kirwan JD, Graham BJ. A randomized trial of preexercise stretching for prevention of lower–limb injury. *Med Sci Sports Exerc*. 2000; 32(2): 271–277.

[83] Amako M, Oda T, Masuoka K, Yokoi H, Campisi P. Effect of static stretching on prevention of injuries for military recruits. *Mil Med*. 2003; 168(6): 442–446.

[84] Hilyer JC, Brown KC, Sirles AT, Peoples L. A flexibility intervention to reduce the incidence and severity of jointinjuries among municipal firefighters. *J Occup Med*. 1990; 32(7): 631–637.

[85] Thacker SB, Gilchrist J, Stroup DF, Kimsey CD Jr. The impact of stretching on sports injury risk: a systematic review of the literature. *Med Sci Sports Exerc*. 2004; 36(3): 371–378.

[86] Knudson D, Bennett K, Corn R, Leick D, Smith C. Acute effects of stretching are not evident in the kinematics of the vertical jump. *J Strength Cond Res*. 2001; 15(1): 98–101.

[87] Nelson AG, Guillory IK, Cornwell C, Kokkonen J. Inhibition of maximal voluntary isokinetic torque production following stretching is velocity–specific. *J Strength Cond Res*. 2001; 15(2): 241–246.

[88] Shrier I, Gossal K. Myths and truths of stretching. Individualized recommendations for healthy muscles. *Physician Sportsmed*. 2000; 28(8).

激活与整合技术

完成这一章的学习，你将能够做到以下几点。

✔ 了解激活与整合技术的理论原理。

✔ 了解激活与整合技术的预防措施与禁忌症。

✔ 结合纠正性训练连续体中前两个训练阶段，设计一个融入激活与整合技术的纠正训练策略。

简介

纠正性训练连续体的第1阶段和第2阶段主要解决筋膜组织的过度活跃问题，因为过度活跃的筋膜会限制关节活动度（ROM），最终导致运动能力下降。纠正性训练连续体的第3阶段是激活（图11.1）。激活是指刺激（或再训练）不够活跃的筋膜组织。这是由于人体动作系统的障碍（肌肉失衡）包括过度活跃的筋膜和不够活跃的筋膜。那么一个综合性纠正训练方案就必须将激活不够活跃的筋膜组织的方案纳入训练内容中。

纠正性训练连续体的第4个也是最后的阶段将以整合技术为侧重点（图11.1）。整合技术主要用于对人体动作系统进行再教育，使其重新成为一个具有功能性的协同动作系统。整合技术运用多关节、多肌肉协同参与的活动，重建良好的神经控制，提高参与活动的肌肉的协调性。本章将从理论和应用两方面介绍纠正性训练连续体的最后两个阶段。

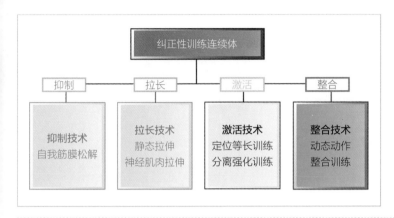

图11.1

纠正性训练连续体

激活技术

分离强化训练

　　分离强化训练用于分离出特定肌肉，通过向心和离心的活动机制来增强其力量输出能力。这种训练方式用于评估检查中发现的可能不够活跃或肌力为"弱"的肌肉。

分离强化训练的科学原理

　　分离强化训练是一种提高特定肌肉的肌肉内协调性的训练技术。该技术通过增强运动单位激活、激活的同步性和激活频率来实现训练目的。众所周知，这些特性的每一种都已知可增加肌肉收缩的力量[1]。将肌肉孤立开来的传统阻力训练方式可以提高目标肌肉的协调性[2]。但更重要的是在整个关节活动范围中（单关节或多关节）增加肌肉激活，这一点对避免在整合训练中出现协同肌过度代偿（协同主导）十分重要。

　　执行抑制和拉长技术之后，可以立即进行分离强化训练。尽管现今并没有明确的科学证据支持这一理论，但结合临床发现，这种做法产生了积极有益的效果。以图11.2所示的站姿绳索抗阻髋内收这个分离强化训练为例。该练习设计目的是将客户姿势和阻力设置在最有利于募集目标肌肉的位置。进行站姿绳索抗阻髋内收练习时要求髋关节进行内收运动，因此抗阻是内收运动的反方向（髋关节外展方向）。这种训练模式有手法抗阻模式（PNF模式、定位等长训练技术）、绳索抗阻模式、弹力绳抗阻练习、哑铃和器械模式。

　　分离强化训练中的离心收缩部分对于治疗骨骼肌损伤、肌腱伤病以及为整合训练做好准备具有重要的意义[3-6]。研究发现，结合向心收缩和离心收缩进行纵跳和深蹲训练的实验组比只专注向心收缩的一组发展

肌肉内协调性　是指神经肌肉系统实现某块肌肉内的最佳运动单位募集和同步的能力。

运动单位激活　这是一种连续募集收缩单位（运动单位）来逐渐增大收缩力量的递进式的激活过程。

同步性　指多个运动单位同步激活的现象。

激活频率　运动单位被激活的频率。

图11.2

髋内收肌的分离强化
练习

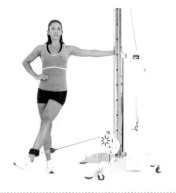

　　了更多力量[7]。由于肌肉在做离心训练时可能会诱发产生更大的力, 因此
离心训练也对整体力量和肌肉质量有增强作用[8]。

知识延伸

临床案例: 骨骼肌力量薄弱和下肢损伤

　　针对髌股关节疼痛问题, 普遍采用开链和闭链的动作模式进行强化训练。一项
关于两种训练模式效果比较的研究发现, 开链和闭链训练对髌股关节疼痛综合征
患者的主观效果和临床效果都有所提升[1]。大量研究调查发现, 髋部肌肉的薄弱与
髌股关节问题有关联性, 这说明髋部力量薄弱的检查和治疗, 对解决髌股关节疼痛
问题十分重要[2-5]。还有临床研究提到臀大肌和臀中肌力量薄弱与踝关节损伤有关
联性[6-7]。

[1] Herrington L, Al-Sherhi A. A controlled trial of weight-bearing versus non-weight-bearing exercises for patellofemoral pain. *J Orthop Sports Phys Ther*. 2007; 37(4): 155-160.

[2] Piva SR, Goodnite EA, Childs JD. Strength around the hip and flexibility of soft tissue inindividuals with and without patell of emoral pain syndrome. *J Orthop Sports Phys Ther*. 2005; 35(12): 793-801.

[3] Bolgla LA, Malone TR, Umberger BR, Uhl TL. Hip strength and hip and knee kinematics during stair descent in females with and without patellofemoral pain syndrome. *J Orthop Sports Phys Ther*. 2008; 38(1): 12-18.

[4] Souza RB, Powers CM. Differences in hip kinematics, muscle strength and muscle activation between subjects with and without patellofemoral pain. *J Orthop Sports Phys Ther*. 2009; 29(1): 12-19.

[5] Boling MC, Padua DA, Alexander CR. Concentric and eccentric torque of the hip musculature in individuals with and without patellofemoralpain. *J Athl Train*. 2009; 44(1): 7-13.

[6] Friel K, McLean N, Myers C, Caceres M. Ipsilateral hip abductor weakness after ankle inversion sprain. *J Athl Train*. 2006; 41(1): 74-78.

[7] Bullock-Saxton JE, Janda V, Bullock MI. Theinfluence of ankle sprain injury on muscle activation during hip extension. *Int J Sports Med*. 1994; 15(6): 330-334.

分离强化训练技术应用指南

■ 注意事项与禁忌症

大多数情况下，分离强化训练的注意事项都遵守以下要求（参见表11.1）。

表11.1	分离强化训练的注意事项与禁忌症
注意事项	**禁忌症**
特殊人群	目标肌肉有急性损伤、拉伤或者撕裂
神经肌肉控制紊乱	受限的关节患有急性类风湿性关节炎
核心区稳定力量较弱的客户	关节活动受限
	强化练习过程中出现疼痛

参考变量　根据训练强度和训练量，分离强化训练一般要求每周可以进行3~5天。要在整合训练之前进行，每天进行1~2组，每组10~15次比较合适。每次重复要求在关节活动末端做等长收缩保持2秒，然后再用4秒完成离心运动（参见表11.2）[9]。分离强化训练的示例见下一页。

表11.2	分离强化训练的参考变量		
频率	**组数**	**重复次数**	**动作要求**
每周3~5天	1~2	10~15	动作要求在关节活动末端做等长收缩保持2秒，然后再用4秒完成离心运动

■ 梅内尔（Mennell）4点基本原则

梅内尔的基本原则为一个假说提供了理论基础，这个假说是：在关节活动受限时进行肌力训练将无法产生最佳的效果，而且执行任何训练计划时都要考虑关节活动受限的问题[1]。

1. 如果某个关节活动受限，支配此关节的肌肉无法自如地活动这个关节。
2. 如果某个关节活动受限，支配此关节的肌肉无法恢复到正常的长度。
3. 正常的肌肉功能取决于是否有正常的关节活动。
4. 肌肉功能受损会造成持久性的关节活动异化，甚至可能恶化异常的关节活动。

这4点原则一定程度上解释了为什么要在分离强化训练前使用抑制和拉长技术（纠正性训练连续体的第1和第2阶段）。

[1] Mennell J. *Joint Pain: Diagnosis and Treatment Using Manipulative Techniques*. Boston, MA: Little, Brown; 1964.

分离强化练习：足部与踝部

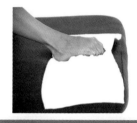

| 抓毛巾练习 |

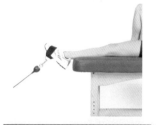

| 胫骨前肌练习——开始姿势 |

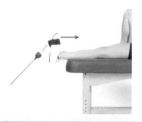

| 胫骨前肌练习——结束姿势 |

分离强化练习：膝部

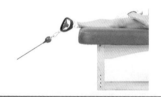

| 胫骨后肌练习——开始姿势 |

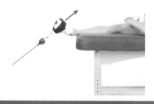

| 胫骨后肌练习——结束姿势 |

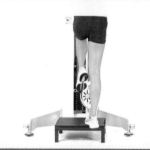

| 腓肠肌内侧头练习——开始姿势 |

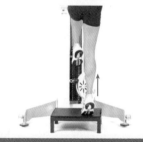

| 腓肠肌内侧头练习——结束姿势 |

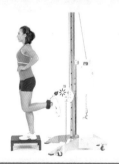

| 站姿股四头肌练习——开始姿势 |

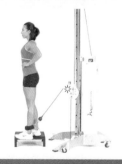

| 站姿股四头肌练习——结束姿势 |

分离强化练习：髋部

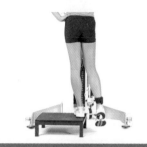

内侧腘绳肌练习——开始姿势

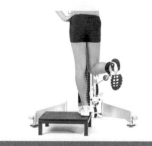

内侧腘绳肌练习——结束姿势

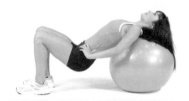

瑞士球臀桥练习——开始姿势

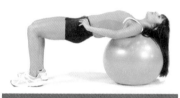

瑞士球臀桥练习——结束姿势

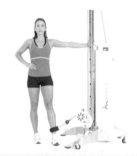

站姿髋内收肌练习——开始姿势

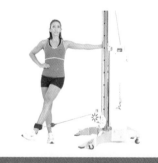

站姿髋内收肌练习——结束姿势

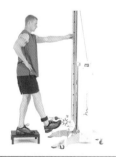

站姿臀大肌练习——开始姿势

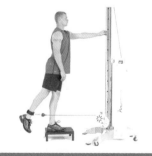

站姿臀大肌练习——结束姿势

分离强化练习：髋部

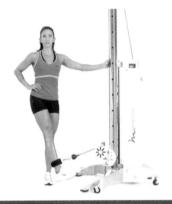
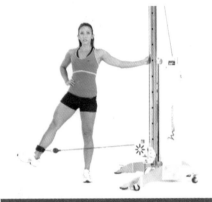

站姿臀中肌练习——开始姿势 站姿臀中肌练习——结束姿势

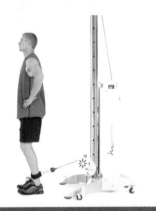
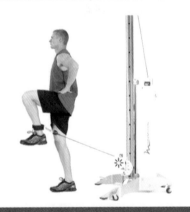

站姿屈髋肌群练习——开始姿势 站姿屈髋肌群练习——结束姿势

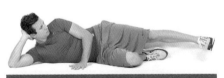
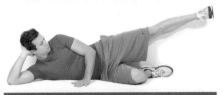

靠墙侧卧臀肌练习——开始姿势 靠墙侧卧臀肌练习——结束姿势

分离强化练习：腹部／深层核心稳定肌群

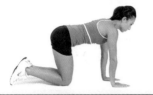

四点跪姿对侧上下肢抬起练习——开始姿势

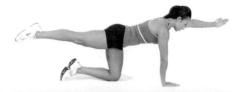

四点跪姿对侧上下肢抬起练习——结束姿势

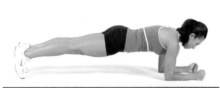

平板支撑练习

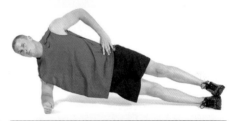

侧平板支撑练习

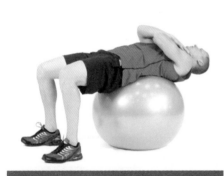

瑞士球卷腹练习——开始姿势

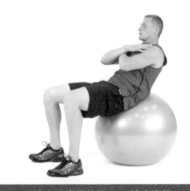

瑞士球卷腹练习——结束姿势

分离强化练习：肩部

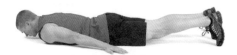

地板俯卧眼镜蛇练习——开始姿势

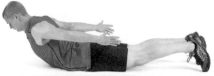

地板俯卧眼镜蛇练习——结束姿势

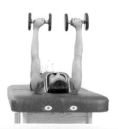

前锯肌练习——开始姿势

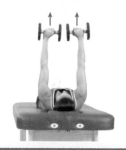

前锯肌练习——结束姿势

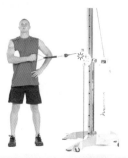

站姿绳索抗阻外旋练习——开始姿势

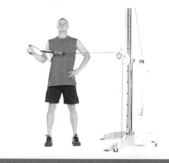

站姿绳索抗阻外旋练习——结束姿势

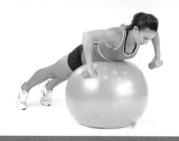

俯卧位肩外旋练习——开始姿势

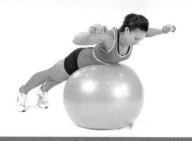

俯卧位肩外旋练习——结束姿势

分离强化练习：肩部

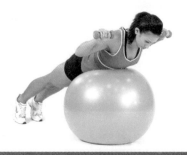

俯卧军式肩推举练习——开始姿势

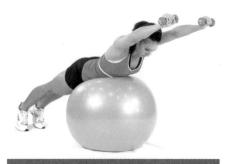

俯卧军式肩推举练习——结束姿势

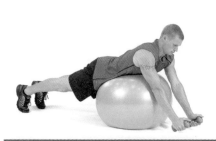

瑞士球上复合练习1——开始姿势

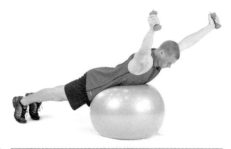

瑞士球上复合练习1——肩胛骨平面

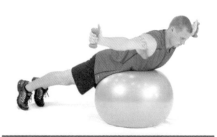

瑞士球上复合练习1——T字姿势

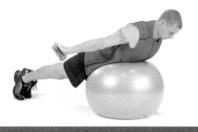

瑞士球上复合练习1——眼镜蛇式（结束姿势）

分离强化练习：肩部

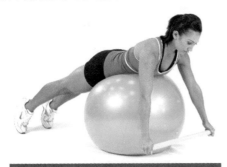

瑞士球上复合练习2——手持木杆，开始

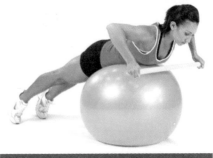

瑞士球上复合练习2——划船动作

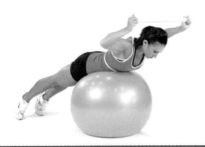

瑞士球上复合练习2——旋转动作

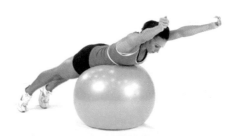

瑞士球上复合练习2——上举姿势

分离强化练习：肘部和腕部

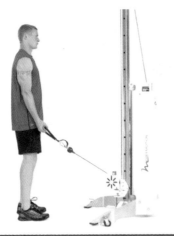

站姿肩中立位屈肘练习——开始姿势

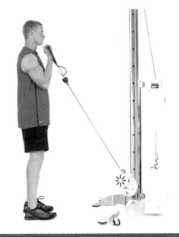

站姿肩中立位屈肘练习——结束姿势

分离强化练习：肘部和腕部

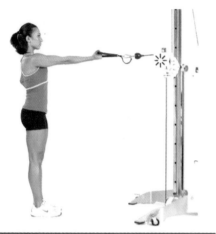

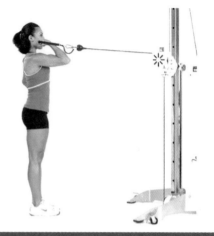

站姿肩屈位屈肘练习——开始姿势

站姿肩屈位屈肘练习——结束姿势

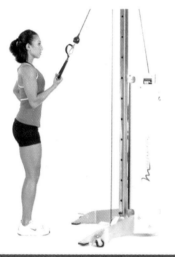

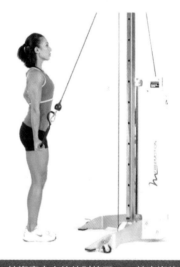

站姿肩中立位伸肘练习——开始姿势

站姿肩中立位伸肘练习——结束姿势

分离强化练习：肘部和腕部

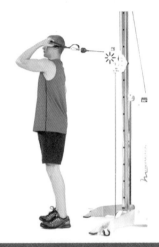
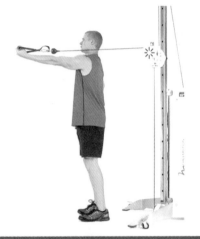

站姿肩屈位伸肘练习——开始姿势　　站姿肩屈位伸肘练习——结束姿势

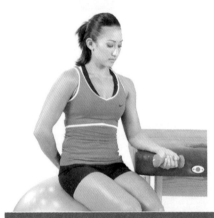
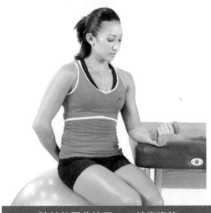

腕关节屈曲练习——开始姿势　　腕关节屈曲练习——结束姿势

分离强化练习：肘部和腕部

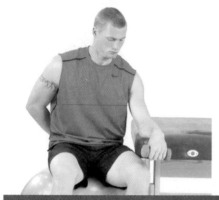

腕关节伸展练习——开始姿势

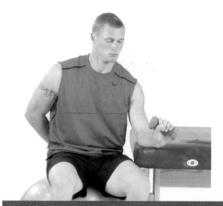

腕关节伸展练习——结束姿势

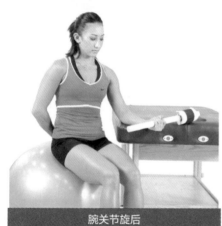

腕关节旋后

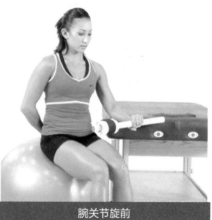

腕关节旋前

分离强化练习：颈椎

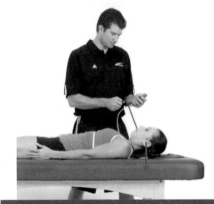

收下颌练习（使用血压袖袋）

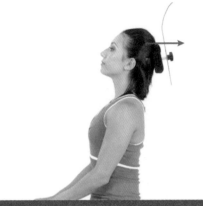

颈椎伸展抗阻练习

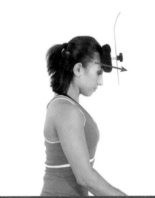

颈椎屈曲抗阻练习

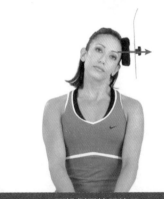

颈椎侧屈抗阻练习

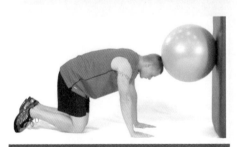

四点支撑抗阻收下颌练习——开始姿势

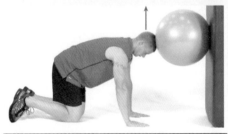

四点支撑抗阻收下颌练习——结束姿势

定位等长训练

第二种激活技术是定位等长训练。定位等长训练是指在关节活动末端进行等长收缩。这是一种静态技术，意味着没有主动的关节活动。该技术更适合核心力量好和神经肌肉控制能力强的人，因为该技术需要更高强度的肌肉收缩或者更多肌肉力量。与分离强化训练技术一样，该技术的目的是增强特定肌肉的肌肉内协调性，继而在整合这些特定肌肉、实现肌肉间的协同作用之前，提升目标肌肉的激活水平。还有一点必须要重视，那就是对客户实施定位等长训练技术的操作者必须是获得相关资质的健康与健身专业人员（例如，获得专业认证的人员）。

定位等长训练的科学原理

如上所述，定位等长训练的作用是提高某个特定关节周围的不够活跃的肌肉的激活水平。这是因为肌肉等长收缩时能够比向心收缩产生更高水平的张力，并且在等长收缩的关节角度上下10° 范围内的肌肉力量都能得到发展[10-11]。因此，让目标肌肉做等长收缩，不仅能在整合训练之前更进一步激活该肌肉，还能发展更大一些的关节活动范围内的肌肉力量。

知识延伸

临床方案：定位等长训练的应用

但凡受限关节的活动度得到提升，随之而来的都会是促使该关节活动的肌肉力量薄弱。定位等长收缩技术正是一个恰当的解决方法，专业人员应当考虑到。

定位等长训练技术应用指南

■ 注意事项与禁忌症

绝大部分的定位等长训练遵守以下注意事项（参见表11.3）。

表11.3	定位等长训练的注意事项与禁忌症
注意事项	**禁忌症**
特殊人群 神经肌肉控制紊乱	目标肌肉出现急性损伤、拉伤或者撕裂 受限的关节患有急性类风湿性关节炎 高血压患者 冠状动脉性心脏病患者（CHD） 核心区稳定力量薄弱 肌肉或肌腱修复术后初期，此时应避免局部循环受限或者局部受力情况

参考变量

　　表11.4是定位等长训练的参考变量。定位等长训练的频率依需求而定，一般是每组4次，进行1组。每次重复要求从最大主动收缩力量（MVC）的25%逐次增加到100%。

表11.4	定位等长训练的参考变量		
频率	**组数**	**重复次数**	**动作要求**
依需求而定	1	4	以MVC的25%、50%、75%和100%分别保持4秒等长收缩（每次收缩间歇2秒）

MVC=最大主动收缩力量。

定位等长训练技术

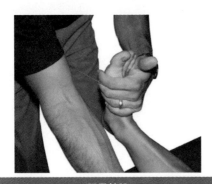

胫骨前肌

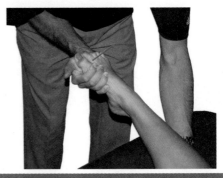

胫骨后肌

定位等长训练技术

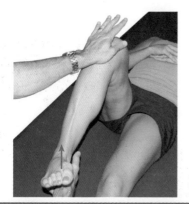

内侧腘绳肌（半腱肌、半膜肌）

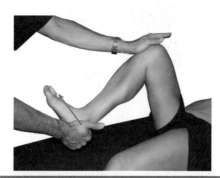

股二头肌

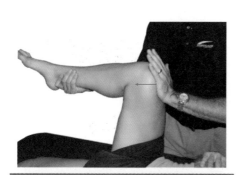

屈髋肌群

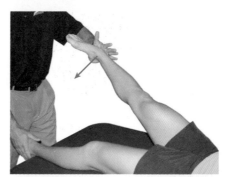

阔筋膜张肌

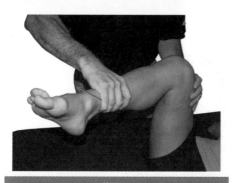

缝匠肌

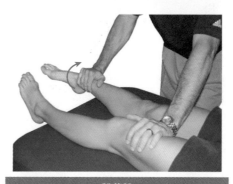

股薄肌

定位等长训练技术

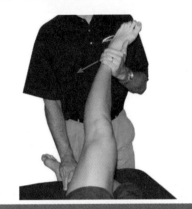

髋内收肌

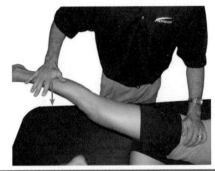

臀中肌

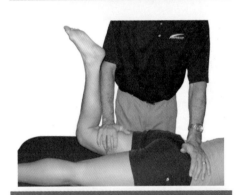

臀大肌

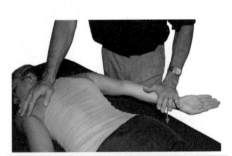

背阔肌

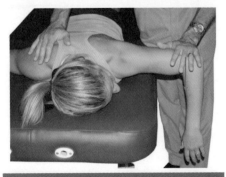

菱形肌

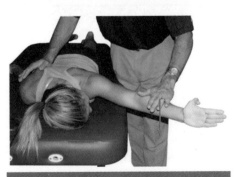

斜方肌下束

整合技术

动态动作整合训练

　　一旦目标肌肉已经激活，即可进行纠正性训练连续体中的最后阶段——即使用动态动作整合训练来执行整合技术（图11.1）。动态动作整合训练包含动态的全身性的练习。总的说来，该技术通过提高多平面神经肌肉控制来增强人体动作系统的功能性能力。为了实现这个目标，练习内容注重人体稳定系统和动作系统的协同参与。本章接下来的内容将讲述动态动作整合训练的科学原理，并对动态动作整合训练提供应用指导。

动态动作整合训练的科学原理

　　一般认为，很多运动损伤的发生是由于肌肉在额状面和水平面上做离心减速运动时，身体无法很好地控制姿势[12-15]。此外，众所周知，多关节动作对肌肉间协调性的提升和要求都很高，因为这样才能完成理想动作[1]。有研究显示，单侧练习和双侧练习短期内在提高运动表现方面均具有显著效果，而且单侧练习在提升单侧动作的运动表现方面效果更加显著[16]。同样，上肢过顶（手臂超过头部）动作也适用于动态动作整合训练，因为它可以增加核心区肌肉组织的压力[17]。

　　由此可见，包含全部运动平面的、多关节参与的单侧练习和双侧练习都是很重要的，因为这样有利于增强肌肉间的协调性，并能对神经肌肉系统进行再教育，使其能在功能性活动中维持正确的关节排列。因此，动态动作整合训练的原理便是模拟实际的功能性活动，用逐步进阶的方式提高肌肉间的协调性。这样有利于重塑机体姿势控制能力，降低损伤发生风险。

　　动态动作整合训练内容是理想姿势下的低强度控制性练习。这样可以确保各个关节在动作起始和之后都保持着恰当的排列，肌肉在恰当的长度-张力关系下发挥功能及肌肉募集的协同性达到最佳。动态动作整合训练的一个例子是靠球深蹲至过头推举（图11.3）。

　　动态动作整合训练中，不仅动作模式重要，动作模式的进阶也同样重要。举个例子，一开始的基础练习可能是双腿并且对稳定性挑战难度最低的练习（比如，靠球深蹲）。进阶训练可以选择交替站立练习或交错站立练习（比如蹬阶练习），之

> **肌肉间协调性** 神经肌肉系统所具备的让所有参与工作的肌肉按恰当的时序被恰当地激活的能力。

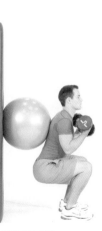

图11.3A

靠球深蹲至过头推举——开始姿势

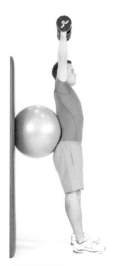

图11.3B

靠球深蹲至过头推举——结束姿势

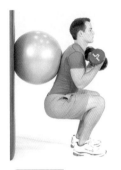

后可以进阶到弓箭步，然后进阶到单腿支撑动作（如单腿深蹲），再然后进阶到更具动态的单腿动作（如单腿跳跃）（图11.4）。这种进阶设置也可以在初级阶段时，先在矢状面上进行，然后在额状面（左右两侧方向）进行，然后在水平面上（旋转动作）进行。还可以将加入上肢动作、增多运动平面和增加对稳定性的挑战作为进阶方式[18-19]。

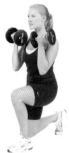

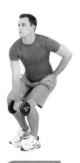

图11.4A
动态动作整合进阶练习举例——双腿动作

图11.4B
动态动作整合进阶练习举例——双腿交替动作

图11.4C
动态动作整合进阶练习举例——单腿动作

知识延伸

在不稳定环境下使用抗阻训练

在不稳定平面上进行抗阻训练具有挑战性，可以考虑使用这种方法帮助改善运动能力。尽管以往的一些研究表明，在稳定平面上的动作训练是有益的[1-5]，但新的研究发现，在不稳定平面进行动作练习也是有益的[6-8]。贝姆（Behm）和安德森（Anderson）发现和稳定的训练环境相比，在不稳定的训练环境中躯干和四肢肌肉的激活水平更高[6]。卡特（Carter）及其助手发现久坐人群在瑞士球上训练对脊柱的稳定性有提高[7]。马歇尔（Marshall）和墨菲（Murphy）发现在瑞士球上进行卧推训练要比平稳的训练椅上能更好地刺激三角肌和腹肌[8]。尽管如此，还是需要对不稳定环境的抗阻训练进行更多的研究观察。

[1] American Collegeof Sports Medicine. Position stand: progression models in resistance training for healthy adults. *Med Sci Sports Exerc*. 2009; 41(3): 687-708.

[2] Kraemer WJ, Bush JA. Factors affecting the acute neuromuscular responses to resistance exercise. In: *ACSM Resource Manual for Guidelines for Exercise Testing and Prescription*. 3rd ed. Baltimore, MD: Lippincott Williams & Wilkins; 1998. 164-173.

[3] Sale D, MacDougall D. Specificity in strength training: a review for the coach and athlete. *Can J Appl Sport Sci*. 1981; 6(2): 87-92.

[4] Willardson J. The effectiveness of resistance exercises performed on unstable equipment. *J Strength Cond Res*. 2004; 26(5): 70-74.

[5] Cressey EM, West CA, Tiberio DP, Kraemer WJ, Maresh CM. The effects of ten weeks of lower body unstable surface training on markers of athletic performance. *J Strength Cond Res*. 2007; 21(2): 561-567.

[6] Behm DG, Anderson KG. The role of instability with resistance training. *J Strength Cond Res*. 2006; 20(3): 716-722.

[7] Carter JM, Beam WC, McMahan SG, Barr ML, Brown LE. The effects of stability ball training on spinal stability in sedentary individuals. *J Strength Cond Res*. 2006; 20(2): 429-435.

[8] Marshall PWM, Murphy BA. Increased deltoid and abdominal muscle activity during Swiss ball bench press. *J Strength Cond Res*. 2006; 20(4): 745-750.

整合技术应用指南

■ 注意事项与禁忌症

整合技术的注意事项与禁忌症和其他训练技术大体相同，详见表11.5。但需要重视的是，进行动态动作整合训练之前，为确保训练动作的合理性和安全性，必须预先对每个客户进行评估。

表11.5	动态动作整合训练的注意事项与禁忌症
注意事项	**禁忌症**
特殊人群 神经肌肉控制紊乱	参与运动的肌肉出现急性损伤、拉伤或者撕裂 受限的关节患有急性类风湿性关节炎 根据客户个人情况（孕妇、CHD患者等）避免某些训练体位（仰卧位、俯卧位、下斜位） 运动所涉及的关节有急性损伤

CHD=冠状动脉性心脏病。

参考变量

动态动作整合训练的参考变量参见表11.6[19]。每周根据运动强度和训练量，安排3~5天训练是比较合理的。一般情况下，只做一个动态动作整合训练就足够了，如果需要，也可以加入更多动作进去。此外，在选择动态动作整合训练的练习动作时，还需考虑训练对象的身体能力。下面的图示列举了一些动态整合练习。

表11.6	动态动作整合训练的参考变量		
频率	**组数**	**重复次数**	**动作要求**
每周3~5天	1~3	10~15	动作缓慢有控制

动态动作整合练习

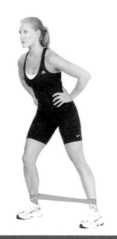 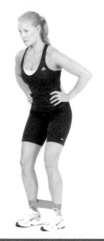

弹力带侧向走——开始姿势　　弹力带侧向走——结束姿势

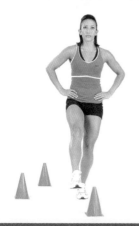 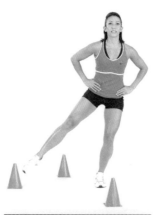 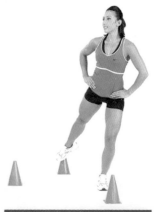

单腿平衡触伸——
矢状面

单腿平衡触伸——
额状面

单腿平衡触伸——
水平面

动态动作整合练习

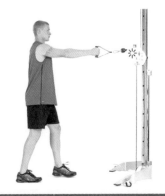

单臂划船至拉弓——开始姿势

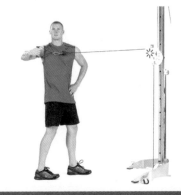

单臂划船至拉弓——结束姿势

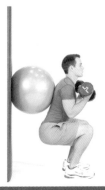

靠球深蹲至过头推举——开始姿势

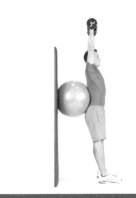

靠球深蹲至过头推举——结束姿势

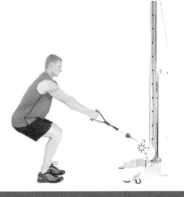

深蹲至划船——开始姿势

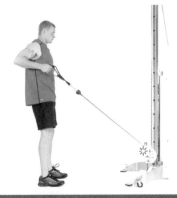

深蹲至划船——结束姿势

动态动作整合练习

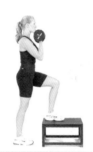
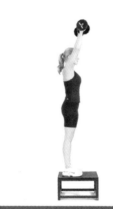

上台阶至过头推举——开始姿势

上台阶至过头推举——结束姿势

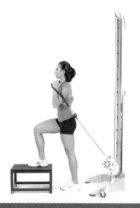
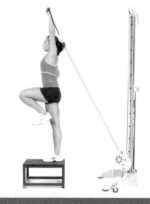

上台阶加绳索肩推——开始姿势

上台阶加绳索肩推——结束姿势

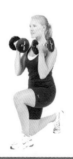
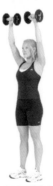

弓箭步至过头推举——开始姿势

弓箭步至过头推举——结束姿势

动态动作整合练习

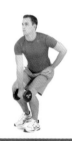 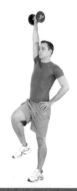

| 单腿下蹲至过头推举——开始姿势 | 单腿下蹲至过头推举——结束姿势 |

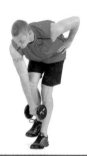 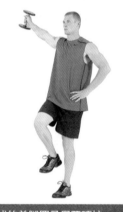

| PNF模式的单腿罗马尼亚硬拉——开始姿势 | PNF模式的单腿罗马尼亚硬拉——结束姿势 |

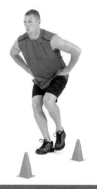 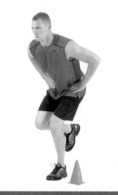

| 单腿跳跃至稳定——开始姿势 | 单腿跳跃至稳定——结束姿势 |

小结

如前文所述，激活与整合训练阶段是纠正性训练连续体的最后两个阶段。本章提供针对不够活跃的筋膜组织进行再训练的多种训练技术的原理与具体方法。对局部肌肉应用这些激活训练的原则，然后将其整合到全身肌肉的协调运动和功能动作模式之中，从而形成日常训练和康复治疗皆可使用的综合性训练方案。

参考文献

[1] Enoka RM. *Neuromechanics of Human Movement*. 3rd ed. Champaign, IL: Human Kinetics; 2002.

[2] Bruhn S, Kullmann N, Gollhofer A. The effects of a sensorimotor training and a strength training on postural stabilisation, maximum isometric contraction and jump performance. *Int J Sports Med*. 2004; 25(1): 56–60.

[3] Roos EM, Engström M, Lagerquist A, Söderberg B. Clinical improvement a er 6 weeks of eccentric exercise in patients with mid–portion Achilles tendinopathy: a randomized trial with 1 year follow–up, *Scand J Med Sci Sports*. 2004; 14(5): 286–295.

[4] Ohberg L, Lorentzon R, Alfredson H. Eccentric training in patients with chronic Achilles tendinosis: normalised tendon structure and decreased thickness at follow up. *Br J Sports Med*. 2004; 38(1): 8–11.

[5] Kaminski TW, Wabbersen CV, Murphy RM. Concentric versus enhanced eccentric hamstring strength training: clinical implications. *J Athl Train*. 1998; 33(3): 216–221.

[6] Ellenbecker TS, Davies GJ, Rowinski MJ. Concentric versus eccentric strengthening of the rotator cu. *Am J Sports Med*. 1988; 16: 64–69.

[7] Colliander EB, Tesch PA. Effects of eccentric and concentric muscle actions in resistance training. *Acta Physiol Scand*. 1990; 140(1): 31–39.

[8] Roig M, O'Brien K, Kirk G, et al. The effects of eccentric versus concentric resistance training on muscle strength and mass in healthy adults: a systematic review with meta–analysis. *Br J Sports Med*. 2009; 43: 556–568.

[9] American College of Sports Medicine. Progression models in resistance training for healthy adults. *Med Sci Sports Exerc*. 2009; 41(3): 687–708.

[10] Alter MJ. *Science of Flexibility*. 3rd ed. Champaign, IL: Human Kinetics; 2004.

[11] Kitai TA, Sale DG. Speci city of joint angle in isometric training. *Eur J Appl Physiol Occup Physiol*. 1989; 58(7): 744–748.

[12] Ford KR, Myer GD, Hewett TE. Valgus knee motion during landing in high school female and male basketball players. *Med Sci Sports Exerc*. 2003; 35(10): 1745–1750.

[13] Ireland ML, Wilson JD, Ballantyne BT, McClay I. Hip strength in females with and without patellofemoral pain. *J Orthop Sports Phys Ther*. 2003; 33(11): 671–676.

[14] Nyland J, Smith S, Beickman K, et al. Frontal plane knee angles a ects dynamic postural control strategy during unilateral stance. *Med Sci Sports Exerc*. 2002; 34(7): 1150–1157.

[15] Powers CM. The influence of altered lower–extremity kinematics on patellofemoral joint dysfunction: a theoretical perspective. *J Orthop Sports Phys Ther*. 2003; 33(11): 639–646.

[16] McCurdy KW, Langford GA, Doscher MW, Wiley LP, Mallard KG. The effects of short–term unilateral and bilateral lower–body resistance training on measures of strength and power. *J Strength Cond Res*. 2005; 19(1): 9–15.

[17] Richardson C, Hodges P, Hides J. *Therapeutic Exercise for Lumbopelvic Stabilization. A Motor Control Approach for the Treatment and Prevention of Low Back Pain*. London: Churchill Livingstone; 2004.

[18] Clark MA, Lucett SC, Corn RJ. *NASM Essentials of Personal Fitness Training*. 3rd ed. Baltimore, MD: Lippincott Williams & Wilkins; 2008.

[19] Voight ML, Cook G. Impaired Neuromuscular Control: Reactive Neuromuscular Training. In: Voight ML, Hoogenboom BJ, Prentice WE, eds. *Musculoskeletal Interventions: Techniques for erapeutic Exercise*. Boston, MA: McGraw–Hill; 2007. 181–214.

第**4**部分

纠正性训练策略

第12章

足部和踝部损伤纠正策略

完成这一章的学习，你将能够做到以下几点。

✓ 了解足部和踝部的基础功能解剖学。

✓ 了解常见足部和踝部损伤的发生机制。

✓ 掌握可导致足部和踝部损伤的常见风险因素。

✓ 为足部和踝部损伤进行系统评估并制定纠正性训练策略。

简介

动作功能障碍和神经骨骼肌肉失衡很容易影响人体功能。可能造成动作功能障碍和神经肌肉失衡的原因有：重复性动作、过度使用、久坐少动的生活方式以及错误的动作模式等。这些功能障碍会引发常见于活跃人群的损伤。足部和踝部的功能会影响整个人体动作系统（HMS），足部和踝部是人体支撑的基础平台，同时也常常是连接人体和支撑面之间重要的接触点。因此，足部和踝部必须能够承受每一步所带来的大量的接触力（地面反作用力），因为足部和踝部最靠近作用部位（足接触地面）。由于人体是一条内部相互关联的动力链，所以任何一部分（如足部和踝部）出现代偿运动或功能障碍都有可能引起身体其他部位的功能障碍[1-2]。本章将对足部和踝部的基础功能解剖学进行回顾，对足部和踝部在运动过程中与机体其他部位的联系进行分析，并且对改善足部和踝部功能障碍的纠正性训练策略进行阐述。

足部和踝部功能解剖学回顾

足部和踝部的结构很复杂，能够极大地影响人体动作系统的其他部分。足部和踝部功能障碍会影响人体中大量的骨、关节和肌肉；本节不会全面细致地介绍足部和踝部的结构，只是大致回顾与本书最相关的内容。

骨骼和关节

如右图所示（图12.1），趾骨、距骨和跗骨构成跖趾关节（MTP）和跗跖关节。跗骨包括：骰骨，内侧、中间和外侧楔状骨，足舟骨，距骨和跟骨。足横弓由骰骨，内、中、外三块楔骨组成（图12.2）。足内侧纵弓是由跟骨、距骨、足舟骨、内侧楔状骨和第一距骨组成（图12.2）。除此之外，足部和踝部关节还包括距下关节（距骨和跟骨）、距舟关节和跟骰关节。

由足部和踝部向上到下肢有由胫腓骨组成的近端胫腓关节、远端胫腓关节和距小腿关节（胫骨、腓骨和距骨），距小腿关节也就是我们通常称呼的"踝关节"。

继续向身体的近端移动（图12.3），髌骨、股骨、骨盆与胫骨一起，组成胫股关节、髌股关节和髂股关节，为近端的肌筋膜提供附着点。

上述结构对纠正性训练十分重要，因为如果一个关节出现功能障碍，那么可能会对非相邻关节的运动和该关节周围的肌肉等方面造成影响[3-5]。

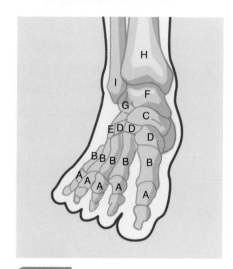

图12.1

足训和踝部和小腿的骨骼：
（A）趾骨；（B）跖骨；（C）足舟骨；（D）内侧、中间和外侧楔状骨；（E）骰骨；（F）距骨；（G）跟骨；（H）胫骨；（I）腓骨

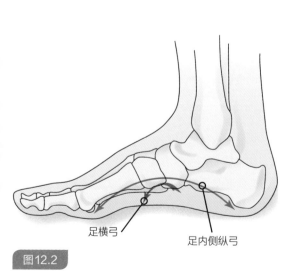

图12.2

足内侧纵弓和足横弓

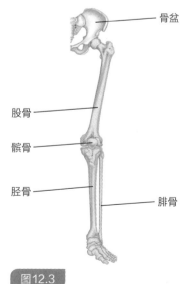

图12.3

影响足部和踝部的近端骨骼

肌肉

下肢和腰椎－骨盆－髋关节复合体区域有大量的肌肉群，而且其功能都可能受足部和踝部影响（表12.1）[3-5]。改善和维持各关节的活动度和周围相关肌肉力量，同时纠正任何肌肉抑制的问题至关重要，因为这样才能确保关节处于最佳工作状态[3-5]。本书第2章已对这些肌肉的位置和功能进行了详细说明。

表12.1	连接足部和踝部的关键肌肉

- 姆长屈肌
- 腓肠肌
- 比目鱼肌
- 腓骨肌群
- 胫骨后肌
- 胫骨前肌
- 腘绳肌
- 臀中肌和臀大肌

足底筋膜炎 足底厚筋膜组织出现的炎症和肿胀表现。最常见的症状是足底近足跟处疼痛。

常见足部和踝部损伤及相关动作障碍

足底筋膜炎

足底筋膜是一条较厚的带状纤维组织，从跟骨沿足底至距骨，呈扇形附着于跖骨头，支撑足的内侧纵弓。足底筋膜有炎症和激惹时痛感明显（图12.4）。足底筋膜炎是引起足跟痛的最常见原因，大多数患者主诉疼痛部位在足跟处，晨起下地或久坐之后疼痛会加剧[6]。踝背屈活动度的减小与足底筋膜炎有关[6-7]，旋前足也与足底筋膜炎有关[8]。研究显示，在非运动员人群中，体重指数的增加也是足底筋膜炎的发病诱因之一[7]。但是没有足够的证据表明，足的类型或第一跖趾关节的活动度与足底筋膜炎的发生有相关性[6-7]。有研究表明，对小腿三头肌和足底筋膜进行拉伸可以短暂缓解疼痛和增加关节背屈角度[7]。

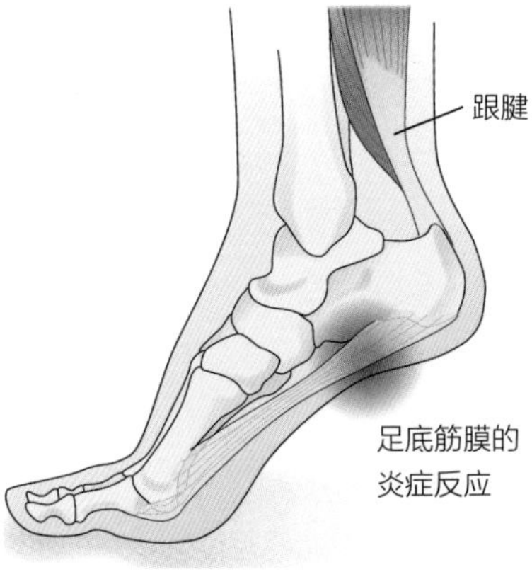

跟腱

足底筋膜的炎症反应

图12.4

足底筋膜炎

肌腱病 多发生在跟腱处，症状和体征包括：疼痛、肿胀和功能障碍。

跟腱病

小腿三头肌由腓肠肌和比目鱼肌组成，两者的肌腱汇合成一束，形成止于足跟底部的跟腱。肌腱病（肌腱炎）是常见的运动损伤（图12.5）。

除此之外，如果没有伴发炎症反应，但存在肌腱病（肌腱的病理反应）和组织退化，我们称之为肌腱变性[9]。跟腱病的常见致病因素是跑跳[10]。症状和体征包括：活动或者休息时疼痛；炎症反应；肌腱肿胀，变粗。跟腱紧张（背屈活动度减少）[9]和后足内翻角度的增加都和跟腱病的发生有相关性[11]。另外，有研究显示患有跟腱病的赛跑者其膝关节的活动度也会减小，而且足跟着地前后胫骨前肌、股直肌和臀中肌的激活变差[12]。肌腱的离心运动可以缓解上述情况，但要注意离心运动的过程中不要加剧损伤[9]。

> 肌腱变性　是细胞层面的肌腱损伤，但没有炎症反应。

胫骨内侧应力综合征

胫骨内侧应力综合征（图12.6）又称胫骨痛[13]，是一种过度使用性损伤，多发生在下列情况：过度的跑或训练、鞋不合适、训练地面的类型或生物力学因素影响等[13]。胫骨内侧应力综合征的客户主诉通常为胫骨内侧有疼痛和酸痛，位置通常在胫骨远端三分之一处，运动之中和之后疼痛往往最剧烈[14]。疼痛的产生与胫骨骨膜激惹或者胫骨的应激反应有关[13, 15]。跖屈角度增大或左右踝关节活动度存在差异以及矫形器的使用，都和胫骨内侧应力综合征有关[13-14, 16]。足部和踝部过度旋前也是损伤的风险因素之一，其他还有踝关节被动的内外翻角度增加，髋关节被动内外旋角度的增加，小腿三头肌耐力降低等因素[13]。女性以及跑步经验或者运动经验少的客户是这一损伤的高发人群[13]。没有充分证据显示运动强度、运动距离、运动地面、鞋的种类或年限等是造成这一损伤的风险因素[13]。

> 胫骨内侧应力综合征（胫骨痛）：胫骨及相关肌肉组织过度负荷而引起的胫骨前侧的疼痛。
> 骨膜　包裹在骨骼表面的一层膜。

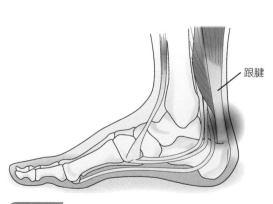

后侧骨筋膜室

外侧骨筋膜室

前侧骨筋膜室

跟腱

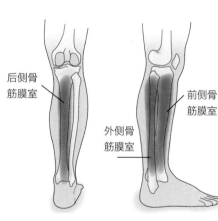

图12.5

跟腱炎

图12.6

胫骨内侧应力综合征

踝关节扭伤和慢性踝关节不稳

踝关节扭伤　是一种踝关节韧带损伤，韧带中出现了小的撕裂。

慢性踝关节不稳　踝关节重复性失控，伴随不稳定感。

研究显示，踝关节扭伤是最常发生的运动性损伤[17]。而外侧踝关节扭伤在所有扭伤中的发生率是最高的，外侧踝关节扭伤对踝关节外侧韧带有影响，包括距腓前韧带、跟腓韧带和距腓后韧带（图12.7）[18]。有外侧踝关节扭伤史的客户有发展成为慢性踝关节不稳的风险[18]。慢性踝关节不稳是指踝关节重复性失控，且患者总有踝关节不稳的感觉[18]。研究表明踝关节扭伤的风险因素包括：扭伤史[19]、踝关节背屈活动度减小[20-21]。足弓高度增加，以及女性跟骨外翻角度增大，也会有更高的踝扭伤风险[22]。一些研究显示，足宽、足型、骨骼关节排列、性别和全身关节松弛程度等因素对踝关节扭伤有影响，但缺乏强有力的证据支撑[19, 22]。虽然增加踝关节周围肌肉的力量对预防踝关节扭伤而言非常值得考虑，但是并没有充分的研究表明踝关节扭伤和肌肉力量薄弱有相关性[19, 21, 23-24]。此外，并没有研究显示跟骨外翻肌力弱是造成踝关节扭伤的因素之一[23]，但是慢性踝关节不稳的患者可能有内翻肌力不足的问题[23, 25]。也有研究显示，踝关节扭伤的个体可能臀肌力量较弱[26]。除此之外，有踝关节不稳的个体可能存在比目鱼肌和腓骨肌群的激活延迟现象[27]。

图12.7

踝关节外侧韧带

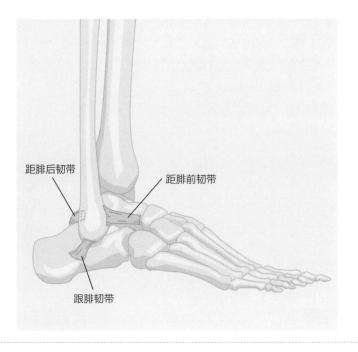

距腓后韧带　　　距腓前韧带

跟腓韧带

足部和踝部功能障碍和人体动作系统的链式反应

　　如果在运动中足部过度的外旋和/或外翻（过度足旋前），那么足－踝复合体和下肢作为动力链的一部分，它们的运动也会随之发生改变。从力学角度分析，足旋前会导致胫骨旋转和股骨内收、内旋（或称为膝外翻）（图12.8）[3, 28]。理论上来说，肌肉不平衡和肌肉紧张会导致上述姿势的发生[3]。尤其是踝关节外侧肌群（腓肠肌外侧头、比目鱼肌和腓骨肌群）的紧张会影响胫骨发生外展、旋转，进而导致股骨发生内收、内旋。如果上述肌肉的拮抗肌群（腓肠肌内侧头、胫骨前肌和胫骨后肌）力量较差，那么它们可能无力抵抗关节的外翻变化。长期的外翻姿势会额外增加股二头肌内侧头（胫骨外展及股骨内收）和阔筋膜张肌（股骨内旋）的紧张度。腓肠肌内侧头被确认为是膝关节的动态稳定肌，参与防止膝外翻[29]。用肌电图记录肌肉活动的相关肌电研究发现，在步态周期的某些阶段，有足旋前的个体的胫骨前肌、腓肠肌外侧头和比目鱼肌的肌电振幅增大，而在其他阶段中，比目鱼肌、腓肠肌内侧头和外侧头的肌电振幅减弱[30]。利用内置矫形器增加受试者的足弓高度时，在单腿深蹲和侧向下台阶的动作中，股内侧肌和臀中肌的电活动信号明显增强[31]。也就是说，足旋前会对下肢肌肉的活动造成影响，增加足弓高度（减少足旋前）可以改变这样的影响[30]。

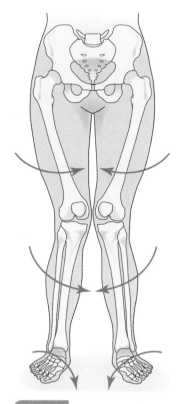

图12.8

足部和踝部过度旋前的影响

足部和踝部损伤的评估和纠正性训练

■ 判断足部和踝部损伤的系统性过程

　　功能障碍的确定是通过一系列综合评估方法来实现的，包括静态姿势评估、过渡动作评估、动态动作评估、角度测量（关节活动度）以及徒手肌力测试（专业人员操作）。健康和健身专业人员通过全面综合的评估，可以明确测试客户关节活动受限的部位、肌肉力量较弱的肌群或肌肉不平衡的肌群以及错误的动作模式。一旦发现了不足之处，就可以制定并实施纠正性训练策略。表12.2列出了在如下评估过程中常见的观察结果及其对应的潜在功能障碍。

表12.2	足部和踝部的评估和观察
评估	**观察**
静态姿势	过度旋前
过顶深蹲	外八字（向外旋转）或扁平足（外翻）
单腿深蹲	扁平足
步态	下肢过度旋前
角度测量	背屈角度减少（至少15°）和/或由此导致的90°屈髋位膝伸展活动度减少（腘绳肌－股二头肌短头）和/或髋伸展活动度减少（阔筋膜张肌）
徒手肌力测试	下列一块或多块肌肉的力量测试结果为"较弱"：胫骨前肌、胫骨后肌、腓肠肌内侧头和/或内侧腘绳肌；臀中肌和/或臀大肌

静态姿势

在第5章中已提到，制定纠正性训练策略的第一步是对测试客户进行静态姿势评估，测试时要求客户赤脚、着短裤。判断足的类型和姿势的评估方法有很多种，本书不一一列举。足的类型可大致分为三种：正常足弓、扁平足和高足弓。扁平足是指在负重过程中，足内侧纵弓塌陷变平，而高弓足则是在负重过程中，足内侧纵弓较高。扁平足或足弓高度比正常足弓低的受试者常出现足踝复合体旋前增加的现象。旋前增加的表现有：足弓塌陷、变平，外旋，外翻，同时伴随胫骨内旋、膝外翻和股骨内旋的现象[32]。过度旋前与下肢功能障碍和病理变化有关。过度旋前的增加也会引起骨盆前倾（髋屈曲）角度的增加[32]，进而有可能引起屈髋肌群（髂腰肌、阔筋膜张肌）的紧张。这样的错误的关节排列，可以通过调整双足到更接近中立位的位置来加以改进。

扁平足　在负重过程中，足内侧纵弓塌陷变平。

高弓足　在负重过程中，足内侧纵弓较高。

过度旋前

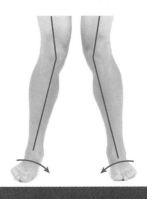

■ 矫形器

　　使用矫形器或特制鞋垫帮助足部与踝部恢复中立位的关节排列，对某些足的姿势和某些类型的足或许有作用。矫形器可以是柔软型、半刚型或者刚型，选择何种矫形器取决于客户的足的类型。

过渡动作评估

　　制定纠正性训练策略的第2步是进行过渡动作评估，如过顶深蹲的评估（第6章）。健康和健身专业人员需要通过对足的评估来判断是否有外八字或扁平足，观察结果可能和静态姿势评估相似或者更严重。如果在深蹲测试的过程中，发现客户的膝关节相互靠近（膝外翻），那么可能存在的原因是：客户小腿三头肌的柔韧性较差、髋关节外旋角度增大以及跖屈肌力减弱[3]。根据评估过程中收集的信息，健康和健身专业人员可以开始判断客户的肌肉不平衡和关节活动受限的位置。在过渡动作评估中，会有多个关节的多种多样的因素影响客户评估动作的表现。客户可能存在多处结构性问题以及深层的力学排列错误问题需要被纠正。

过渡性动作代偿

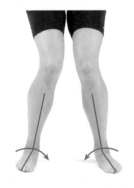

扁平足

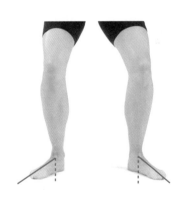

外八字

动态动作评估

　　动态动作评估（第6章）也可以帮助判断客户在更具动态的活动（如步行）中是否存在足部与踝部的运动障碍。进行步态分析时，注意观察测试客户的双足是否存在足弓塌陷变平或足外旋的情况。如果有上述现象，那么常伴随有膝外翻的发生。这些代偿可能与静态和过渡动作评估方式中观察到的结果相似或更加明显。动态动作评估既可以从前面观察，也可以从后面观察。

关节活动度评估

静态和动作评估均完成后，接下来进行关节活动度评估（第7章），帮助确定客户需要采用抑制和拉长技术的具体部位。导致足部与踝部功能障碍的关节是测量的重点，因此关键的关节活动度评估包括第一跖趾关节（蹬长屈肌）、踝背屈（腓肠肌和比目鱼肌）和/或髋伸展（屈髋肌群）。同时，也可让客户处于仰卧位屈髋90°，通过伸膝动作对腘绳肌（股二头肌、半腱肌和半膜肌）的柔韧性进行评估。参见第7章的内容，查看如何进行正确恰当的活动度评估操作，了解正常关节的平均活动度范围。上述关节的活动度的减少，可能是由于上述某块肌肉或肌肉群紧张，这些都会影响下肢关节运动学。若存在关节活动度不足和左右两侧活动度明显差异，那么健康和健身专业人员应当找出这些异常和差异，并且可据此制定拉伸方案（抑制和拉长技术），从而减少活动度异常和左右两侧差异情况的出现。

肌肉力量评估

最后，徒手肌力测试（第8章）可以帮助明确客户可能存在肌肉力量不足的部位，也能确定在纠正性训练中需要激活的肌群。重点评估的肌肉包括：胫骨前肌、胫骨后肌、腓肠肌内侧头、内侧腘绳肌、臀中肌和臀大肌。在上述肌肉中，任意一块肌肉的肌力薄弱都可能引起足部与踝部的功能障碍。评估方法参考第8章的徒手肌力测试的内容。

■ 足部和踝部功能障碍的系统性纠正训练策略

在评估过程中，一旦明确客户存在肌肉力量薄弱及关节活动度减小的位置，就可以根据NASM的纠正性训练连续体来制定纠正性训练策略。研究表明，预防性和康复性训练方案可以降低运动爱好者足部与踝部损伤发生的概率，提高踝关节的功能性[33]。大多数训练方案都每天一次或每周数次、可能涉及功能性动作的本体感觉或平衡训练相结合。还有数项研究采用平衡板上单腿支撑的平衡训练；这些训练或是结合专项运动特征在家进行[34-35]，或是在不同平面上以睁眼或闭眼的方式进行[36]。海绵垫也可以作为不稳定平面以提高客户的平衡能力[37]。其他的常规足部与踝部损伤预防和康复方案还包括踝关节活动度的恢复练习，尤其是包含腓肠肌和比目鱼肌拉伸的闭链的背屈练习。足部与踝部周围肌肉的力量训练也需要进行，可以利用弹力带、负重或自身体重来增加阻力负荷，并将力量练习和功能性运动相结合，例如单腿跳、侧向移动和变向动作等[33]。纠正性训练通常持续数周，在这期间训练方案也随之进阶，典型的进阶方式包括改变每组次数、速度和方向等[33]。

表12.3举例示范了一份根据纠正性训练连续体制定的足部与踝部功能障碍纠正性训练策略方案。表格下面提供了纠正性训练连续体每个阶段可以采用的针对足踝功能障碍的纠正性练习。具体练习的选择依据是评估过程中收集的信息和客户的身体活动能力（整合训练）。

表12.3	足部和踝部功能障碍的纠正性训练方案示例		
阶段	方式方法	肌肉（群）练习	参考变量
抑制	自我筋膜松解	腓肠肌外侧头和腓骨肌群 股二头肌（短头）	压痛点处保持30秒
拉长	静态拉伸或神经肌肉 拉伸	腓肠肌/比目鱼肌 股二头肌（短头）	保持30秒；或等长收缩7~10秒，然后 保持30秒
激活	定位等长训练和/或 分离强化训练	胫骨后肌 胫骨后肌 内侧腘绳肌	4次，每次强度依次增加至25%、50%、 75%、100%；或10~15次，2秒等长 收缩，然后4秒离心收缩
整合*	动态动作整合训练	上台阶至平衡 单腿平衡触伸	稳定控制下进行10~15次

*注意：如果刚开始训练，客户不能完成表中的动态动作整合训练内容，则应设计更适合他/她的退阶练习。

第1步：抑制　　利用泡沫轴练习，需要进行放松的关键部位有：比目鱼肌、腓肠肌外侧头、腓骨肌群、股二头肌和阔筋膜张肌。

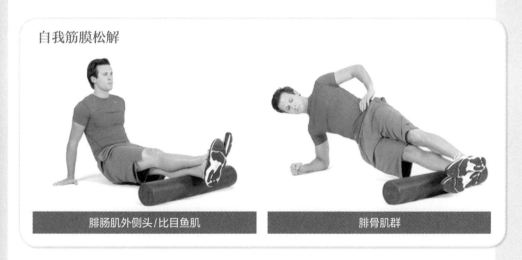

自我筋膜松解

腓肠肌外侧头/比目鱼肌　　　　腓骨肌群

自我筋膜松解

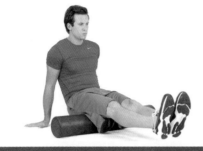

股二头肌

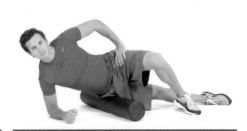

阔筋膜张肌

第2步：拉长　　　通过静态和/或神经肌肉拉伸技术对关键肌群进行拉伸，包括比目鱼肌、腓肠肌、股二头肌和阔筋膜张肌。

静态拉伸

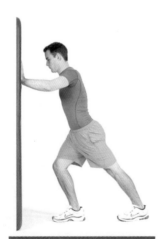

腓肠肌

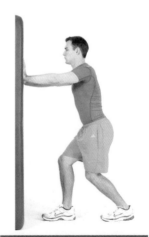

比目鱼肌

静态拉伸

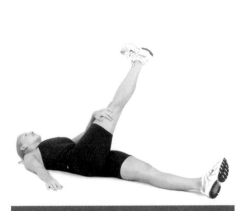

股二头肌

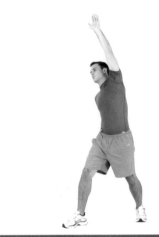

阔筋膜张肌

神经肌肉拉伸

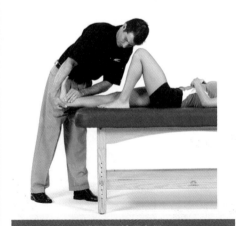

腓肠肌/比目鱼肌

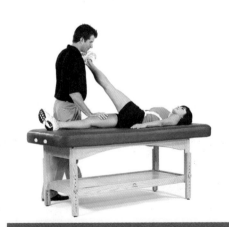

股二头肌

第3步：激活　　　通过分离强化训练和/或定位等长训练进行关键肌肉的激活训练，针对的部位包括屈趾肌群和足部深层肌群、腓肠肌内侧头、内侧腘绳肌、胫骨前肌和胫骨后肌。

分离强化训练

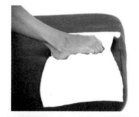

抓毛巾（足部深层肌群）

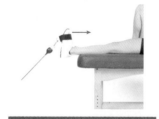

胫骨前肌

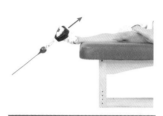

胫骨后肌

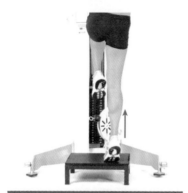

腓肠肌内侧头

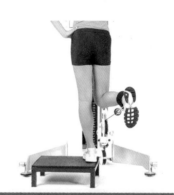

内侧腘绳肌

定位等长训练

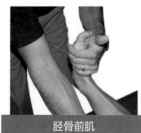

胫骨前肌

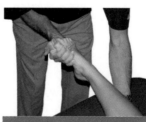

胫骨后肌

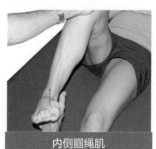

内侧腘绳肌

第4步：整合　　整合训练是一个逐步进阶的过程，刚开始可以进行单一平面（矢状面）的训练，然后进阶到多平面（额状面和水平面）的训练。训练初期从过渡性训练（在支撑面无变化的情况下进行运动，例如单腿平衡触伸）开始慢慢过渡到更具动态的练习（支撑面改变，例如上台阶至平衡，然后进阶到弓箭步至平衡再进阶到单腿深蹲）。

动态动作整合训练

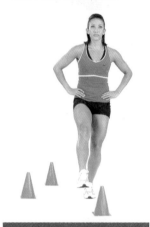

单腿平衡触伸——矢状面

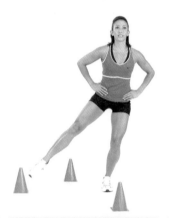

单腿平衡触伸——额状面

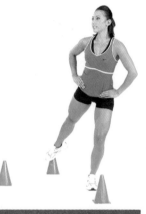

单腿平衡触伸——水平面

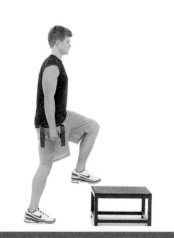

上台阶至平衡——开始姿势

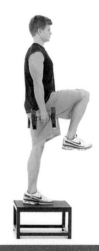

上台阶至平衡——结束姿势

动态动作整合训练

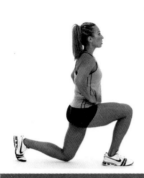

弓箭步至平衡——开始姿势

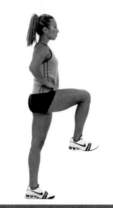

弓箭步至平衡——结束姿势

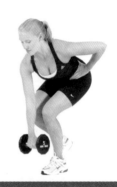

单腿深蹲

 小结

　　足部与踝部对整个人体动作系统产生巨大的影响，因为此处需要承担大量的接触力，包括地面反作用力、动量和重力。身体是一个相互联系的动力链，一个部位（如足部和踝部）的代偿或功能障碍可能导致身体其他部位的功能失常。正因为如此，足部与踝部是至关重要的评估部位。虽然客户主诉的症状在身体的其他部位，但是引起症状的问题根源可能在足部与踝部。如果没有进行评估，客户的症状也可能被处理好，但是只是缓解了症状，而导致症状产生的根本问题没有解决，损伤还会因此再次发生。

参考文献

[1] Powers CM. The in uence of altered lower-extremity kinematics on patellofemoral joint dysfunction: a theoretical perspective. *J Orthop Sports Phys Ther*. 2003; 33: 639–646.

[2] Sahrmann S. *Diagnosis and Treatment of Movement Impairment Syndromes*. St. Louis. MO: Mosby; 2002.

[3] Bell DR, Padua DA, Clark MA. Muscle strength and exibility characteristics of people displaying excessive medial knee displacement. *Arch Physical Med Rehabil*. 2008; 89: 1323–1328.

[4] Geraci MC, Brown W. Evidence-based treatment of hip and pelvic injuries in runners. *Phys Med Rehabil Clin N Am*. 2005; 16: 711–747.

[5] Beckman SM, Buchanan TS. Ankle inversion injury and hypermobility: effect on hip and ankle muscle electro-myography onset latency. *Arch Physical Med Rehabil*. 1995; 76: 1138–1143.

[6] Irving DB, Cook JL, Menz HB. Factors associated with chronic plantar heel pain: a systematic review. *J Sci Med Sport.* 2006; 9:11–22.

[7] McPoil TG, Martin RL, Cornwall MW, Wukich DK, Irrgang JJ, Godges JJ. Heel pain–plantar fasciitis: clinical practice guidelines linked to the international classi cation of function, disability, and health from the orthopaedic section of the American Physical erapy Association. *J Orthop Sports Phys Ther.* 2008; 38: A1–18.

[8] Irving DB, Cook JL, Young MA, Menz HB. Obesity and pronated foot type may increase the risk of chronic plantar heel pain: a matched case–control study. *BMC Musculoskelet Disord.* 2007; 8: 41.

[9] Rees JD, Ma ulli N, Cook J. Management of tendinopathy. *Am J Sports Med.* 2009; 37: 1855–1867.

[10] Krivickas LS. Anatomical factors associated with overuse sports injuries. *Sports Med.* 1997; 24: 132–146.

[11] Kaufman KR, Brodine SK, Sha er RA, Johnson CW, Cullison TR. The effect of foot structure and range of motion on musculoskeletal overuse injuries. *Am J Sports Med.* 1999; 27: 585–593.

[12] Azevedo LB, Lambert MI, Vaughan CL, O' Connor CM, Schwellnus MP. Biomechanical variables associated with Achilles tendinopathy in runners. *Br J Sports Med.* 2008; 43: 288–292.

[13] Moen MH, Tol JL, Weir A, Steunebrink M, De Winter TC. Medial tibial stress syndrome: a critical review. *Sports Med.* 2009; 39: 523–546.

[14] Hubbard TJ, Carpenter EM, Cordova ML. Contributing factors to medial tibial stress syndrome: a prospective investigation. *Med Sci Sports Exerc.* 2009; 41: 490–496.

[15] Tweed JL, Avil SJ, Campbell JA, Barnes MR. Etiologic factors in the development of medial tibial stress syndrome: a review of the literature. *J Am Podiatr Med Assoc.* 2008; 98: 107–111.

[16] Tweed JL, Campbell JA, Avil SJ. Biomechanical risk factors in the development of medial tibial stress syndrome in distance runners. *J Am Podiatr Med Assoc.* 2008; 98: 436–444.

[17] Fong DT, Hong Y, Chan LK, Yung PS, Chan KM. A systematic review on ankle injury and ankle sprain in sports. *Sports Med.* 2007; 37: 73–94.

[18] Hertel J. Functional anatomy, pathomechanics, and pathophysiology of lateral ankle instability. *J Athl Train.* 2002; 37: 364–375.

[19] Fong DT, Chan YY, Mok KM, Yung P, Chan KM. Under–standing acute ankle ligamentous sprain injury in sports. *Sports Med Arthrosc Rehabil Ther Technol.* 2009; 1: 14.

[20] Drewes LK, McKeon PO, Casey Kerrigan D, Hertel J. Dorsi exion deficit during jogging with chronic ankle instability. *J Sci Med Sport.* 2009; 12(6): 685–687.

[21] de Noronha M, Refshauge KM, Herbert RD, Kilbreath SL, Hertel J. Do voluntary strength, proprioception, range of motion, or postural sway predict occurrence of lateral ankle sprain? *Br J Sports Med.* 2006; 40: 824–828.

[22] Morrison KE, Kaminski TW. Foot characteristics in association with inversion ankle injury. *J Athl Train.* 2007; 42: 135–142.

[23] Holmes A, Delahunt E. Treatment of common deficits associated with chronic ankle instability. *Sports Med.* 2009; 39(3): 207–224.

[24] Kaminski TW, Hartsell HD. Factors contributing to chronic ankle instability: a strength perspective. *J Athl Train.* 2002; 37: 394–405.

[25] Sekir U, Yildiz Y, Hazneci B, Ors F, Aydin T. Effect of isokinetic training on strength, functionality and proprioception in athletes with functional ankle instability. *Knee Surg Sports Traumatol Arthrosc.* 2007; 15(5): 654–664.

[26] Friel K, McLean N, Myers C, Caceres M. Ipsilateral hip abductor weakness after inversion ankle sprain. *J Athl Train.* 2006; 41(1): 74–78.

[27] McVey ED, Palmieri RM, Docherty CL, Zinder SM, Ingersoll CD. Arthrogenic muscle inhibition in the leg muscles of subjects exhibiting functional ankle instability. *Foot Ankle Int.* 2005; 26: 1055–1061.

[28] Gross MT. Lower quarter screening for skeletal malalignment: suggestions for orthotics and shoewear. *J Orthop Sports Phys Ther.* 1995; 21: 389–405.

[29] Lloyd DG, Buchanan TS. Strategies of muscular support of varus and valgus isometric loads at the human knee. *J Biomech.* 2001; 34: 1257–1267.

[30] Murley GS, Landorf KB, Menz HB, Bird AR. E ect of foot posture, foot orthoses and footwear on lower limb muscle activity during walking and running: a systematic review. *Gait Posture.* 2009; 29(2): 172–187.

[31] Hertel J, Sloss BR, Earl JE. Effect of foot orthotics on quadriceps and gluteus medius electromyographic activity during selected exercises. *Arch Physical Med Rehabil.* 2005; 86: 26–30.

[32] Khamis S, Yizhar Z. Effect of feet hyperpronation on pelvic alignment in a standing position. *Gait Posture.* 2007; 25: 127–134.

[33] Hale SA, Hertel J, Olmsted–Kramer LC. The effect of a 4–week comprehensive rehabilitation program on postural control and lower extremity function in individuals with chronic ankle instability. *J Orthop Sports Phys Ther.* 2007; 37: 303–311.

[34] Emery CA, Rose MS, McAllister JR, et al. A prevention strategy to reduce the incidence of injury in high school basketball: a cluster randomized controlled trial. *Clin J Sports Med.* 2007; 17: 17–24.

[35] McGuine TA, Keene JS. The effect of a balance training program on the risk of ankle sprains in high school athletes. *Am J Sports Med.* 2006; 34: 1103–1111.

[36] Mohammadi F. Comparison of 3 preventive methods to reduce the recurrence of ankle inversion sprains in male soccer players. *Am J Sports Med.* 2007; 35: 922–926.

[37] McHugh MP, Tyler TF, Mirabella MR, et al. The effectiveness of a balance training intervention in reducing the incidence of noncontact ankle sprains in high school football players. *Am J Sports Med.* 2007; 35: 1289–1294.

第**13**章

膝损伤纠正策略

本章目标

完成这一章的学习，你将能够做到以下几点。

✓ 了解膝关节的基本功能解剖学。

✓ 了解常见膝关节损伤的发生机制。

✓ 明确可导致膝关节损伤的常见风险因素。

✓ 为膝关节损伤进行系统评估并制定纠正性训练策略。

简介

对于大学[1]和高中[2]的运动员来说,50%以上的运动损伤为下肢损伤。在下肢损伤中，膝关节损伤是常见的损伤之一。研究人员估计，美国的前交叉韧带（ACL）损伤患者伤后的治疗康复花费约为每年25亿美元[3]。为了避免此类损伤的再次发生，保持身体健康有活力的生活方式，对膝关节的损伤进行预防和管理，必须了解其解剖学原理、损伤机制以及最恰当的纠正性训练策略。本章会复习膝关节损伤相关的评估与纠正训练连续体各个组成部分。

膝关节功能解剖学回顾

膝关节是动力链上的一部分，受到动力链上近端关节和远端关节的极大影响。足部、踝部和LPHC与膝关节损伤有莫大的联系，因为帮助踝、髋关节成形的结构也组成了膝关节。这一个区域能够很好地说明人体动作系统中一个关节的改变如何显著影响动作模式、增加其他关节的应力以及损伤的风险，进而导致膝关节损伤的发生。

骨骼与关节

　　膝关节周围结构如图所示（图13.1），胫骨与股骨构成胫股关节，髌骨和股骨构成髌股关节。股二头肌跨过膝关节连接腓骨头，以影响膝关节的运动。

　　从肢体近端看，股骨和骨盆构成髋股关节，骶骨和骨盆构成骶髂关节（图13.2）。总体上，这些结构固定了相对于膝关节的近端肢体周围的筋膜组织。在纠正性练习中，上述的骨骼与关节十分重要，因为它们对膝关节动力学有一定功能性的影响。

　　从肢体远端看，胫腓骨参与构成距小腿（踝）关节（图13.3）。总体上，这些结构固定了相对于膝关节的远端肢体周围的筋膜组织。在纠正性训练中，上述的骨与关节也十分重要，因为它们也对膝关节动力学有一定功能性的影响。

肌肉

　　小腿和LPHC有许多肌肉，其功能或多或少与膝关节相关（表13.1）。对于保证理想的关节活动来说，恢复和保持关节正常活动范围和力量、消除肌肉抑制十分重要。在本书第2章详细介绍了这些肌肉的位置与功能。

常见膝关节损伤及相关动作障碍

髌腱病（跳跃者膝）

　　髌腱病是一种常见的过度使用性损伤（图13.4），由髌腱反复受力而产生。反复作用于髌腱的压力导致肌腱上出现微小的撕裂，带来髌腱坏死性退变或发炎，并产生疼痛。

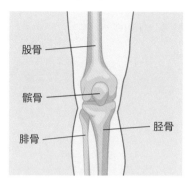

图13.1

构成膝关节的骨结构

股骨
髌骨
腓骨
胫骨

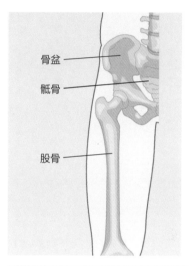

图13.2

影响膝关节的近端骨骼

骨盆
骶骨
股骨

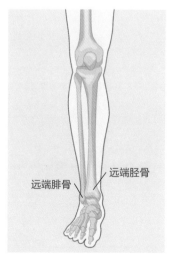

图13.3

影响膝关节的远端骨骼

远端腓骨
远端胫骨

表13.1	与膝关节有关的主要肌肉

- 腓肠肌/比目鱼肌
- 髋内收肌
- 内侧、外侧腘绳肌

- 阔筋膜张肌/髂胫束
- 股四头肌
- 臀中肌、臀大肌

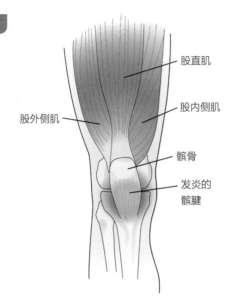

图13.4

髌腱病

股直肌

股内侧肌

股外侧肌

髌骨

发炎的
髌腱

髌腱病是一种常见运动损伤，尤其对于会做大量跳跃动作的运动员，如篮球[4-8]、排球[7-10]或跳高跳远[7, 10]运动员而言。这种损伤并不限于运动员。常见损伤风险因素如下[4, 10-12]：

◆ 膝关节外翻或内翻；

◆ Q角变大；

◆ 股四头肌和腘绳肌柔韧性差；

◆ 肌肉离心力量不足；

◆ 过度训练或者训练场的地面坚硬。

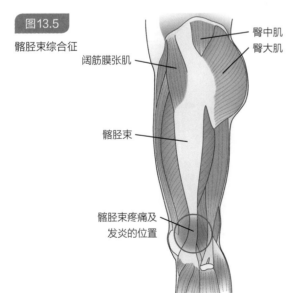

图13.5

髂胫束综合征

阔筋膜张肌

髂胫束

髂胫束疼痛及
发炎的位置

臀中肌
臀大肌

髂胫束综合征（跑步者膝）

髂胫束综合征通常是由于髂胫束（ITB）肌腱远端反复摩擦股骨外侧髁，造成该位置的炎症和激惹而导致的（图13.5），较少的情况下也可能是由于髂胫束不断摩擦股骨大转子，诱发大转子滑囊炎而导致的。阔筋膜张肌的柔韧性不足，会导致跑步时单腿支撑阶段ITB的张力增加，刺激髂胫束发炎及一系列反应的发生。

髂胫束综合征的主要成因是过度使用，常见于跑步时有不规则步态和跑步时违反正确身体力学的运动员[13-17]，其他项目的运动员（如自行车运动员、网球运动员等）也可能会受此影响。动力链肌群的薄弱也可能引发髂胫束综合征。髋外展肌的薄弱（如臀中肌力量不足）会导致其协同肌（阔筋膜张肌）的过度使用（额状面不稳定性增加），从而会使髂胫束的张力增加，进而与其周围组织的摩擦增加，导致炎症的发生。

髌股疼痛综合征

髌股疼痛综合征（PFS）最常见的诱发因素为髌骨在股骨滑车上移动的轨迹变得异常（图13.6）。髌骨没有在股骨滑车的恰当位置上进行活动，导致髌骨与股骨滑车之间的接触面积变小，从而造成髌软骨每个单位面积受到的压力变大[4]。下肢关节静态的排列错误（比如Q角变大）或者动态的排列错误（比如股骨旋转角度增大、内收角度过大、膝外翻增加），膝关节周围肌群激活程度改变，髋关节周围肌群力量减弱，或者多个因素共同作用，都可能造成髌骨移动轨迹的异常[5-8]。

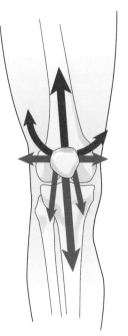

图13.6

髌股疼痛综合征

前交叉韧带（ACL）损伤

除了膝关节周围常见的慢性损伤，近年来相关研究也表明下肢神经肌肉控制的不平衡性会增加急性损伤的风险，如ACL的撕裂（图13.7）[9-12]。特别是在落地时，膝关节的最大受力点可以明显地用外翻扭矩来判定。一般来说，女性相对于男性在落地过程中膝关节的屈曲力矩较小，左右两边腘绳肌的最大力矩也有更大的不同[13]。对于女性运动员来说，下肢生物力学的神经肌肉控制能力不够，尤其是膝关节在额状面的神经肌肉控制不足，会导致执行常用（但危险性高）的动作时出现高损伤概率的动作模式[12]。这些性别差异明显地体现在足球和篮球运动的落地、抢断等动作中[14-15]。女性运动员优势侧和非优势侧膝关节的最大外翻角度也有明显差别[14-15]。相较于男性运动员，女性运动员膝外翻幅度（韧带主导型）的差异和左右下肢外翻不对称（腿主导型）反映出神经肌肉控制的不足，而这可能显示出女性运动员膝关节控制的不足[14]。

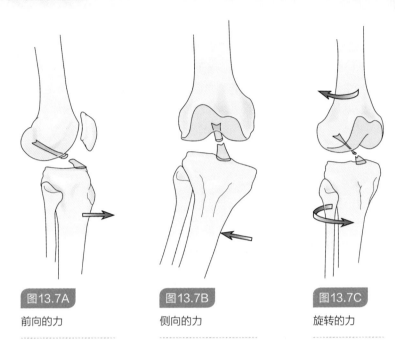

图13.7A	图13.7B	图13.7C
前向的力	侧向的力	旋转的力

后续的研究系统地评估了更多近端部位——髋关节及躯干的神经肌肉控制不足，来帮助人们了解落地时膝关节受损的发生机制[16-17]。完成单足落地动作时，女性运动员躯干的前屈和侧倾程度增加。与男性运动员相比，在向内侧和向外侧做单腿跳跃时，女性运动员除了会出现更大的膝关节外展角度，其髋关节在额状面上的偏移也更大[18]。髋关节在额状面上的过度内收很可能是运动过程中膝外翻的一个原因，动态的膝外翻增加了运动员膝关节损伤的风险[17-20]。

膝关节损伤的评估和纠正性训练

■ 判断膝关节损伤的系统性过程

制定膝关节损伤纠正性训练策略的第一步是进行系统性的综合评估。以所有这些评估获得的信息为基础，便可根据神经肌肉控制不良的具体情况进行有针对性的治疗。表13.2列出了膝关节损伤评估过程和反映可能存在的膝关节功能障碍的常见观察结果。

表13.2	膝关节损伤的评估与观察过程
评估	观察
静态姿势	旋前变形综合征（胫骨和股骨内收、内旋）
过顶深蹲	膝内扣（内收、内旋） 膝外移（外展、外旋）
单腿下蹲	膝内扣（内收、内旋）
团身跳	膝和大腿控制不良（如落地时膝关节过度外翻） 足排列异常，落地技术差
角度测量	背屈不足（不到15°） 膝关节在90°/90°姿势下伸展不足（腘绳肌-股二头肌） 伸髋不足（阔筋膜张肌） 髋内旋不足（股二头肌、梨状肌和/或大收肌）
徒手肌力测试	下列一块或多块肌肉力量测试结果为"弱"：胫骨前肌、胫骨后肌、臀中肌和/或臀大肌、内侧腘绳肌、髋内收肌（过顶深蹲时膝外移）

静态姿势

　　评估是否存在旋前变形综合征是确定膝关节是否存在潜在的运动功能失常的关键。第5章已提过，旋前变形综合征的特征为扁平足和膝外翻（胫骨和股骨内收和内旋）。在动态活动中，膝关节的这个姿势会给关节周围相关肌肉和结缔组织带来过大的压力。

旋前变形综合征

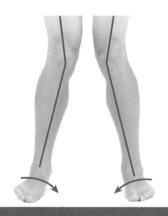

过渡动作评估

　　执行过顶深蹲时，主要观察膝关节是否有向内（膝外翻）或者向外（膝内翻）的代偿动作出现。

过顶深蹲动作代偿

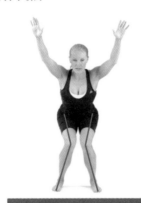 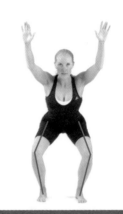

| 膝内扣 | 膝外移 |

　　过顶深蹲评估中，膝内扣（下肢代偿性的过度旋前）有可能反映出腓肠肌、阔筋膜张肌/髂胫束和髋内收肌过紧，胫骨前肌、胫骨后肌和/或臀中肌以及臀大肌力量弱。因为这些代偿有可能是小腿和/或髋关节功能障碍所导致，因此可考虑使用调整版的过顶深蹲动作姿势，即抬起足跟，来判断其根本原因是来自小腿还是髋关节。第6章已提到，如果抬起足跟后（腓肠肌和比目鱼肌处于相对"放松"状态）代偿有所改善，那么使用纠正训练解决柔韧性问题的主要区域是小腿三头肌。如果抬起足跟后，代偿动作没有改善，那么需要解决问题的主要区域是髋关节。执行进一步的评估可帮助明确更加具体的纠正训练目标。

　　过顶深蹲时如果膝外移，有可能反映出腓肠肌外侧头/比目鱼肌、梨状肌、股二头肌（胫腓骨外旋）过紧，髋内收肌和内侧腘绳肌（股骨和胫骨内收和内旋）力量不足。

　　单腿下蹲也是确定膝关节损伤风险的评估手段。双腿深蹲时难以观察到的动作功能障碍在单腿下蹲中可能会更加明显。与过顶深蹲一样，在动作过程中主要观察是否有膝关节向内的代偿动作。

单腿下蹲膝关节代偿动作——膝内扣

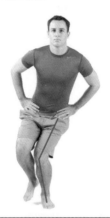

动态动作评估

团身跳动作有助于健身及健康专业人员识别在快速伸缩复合训练（也称增强式训练）中的下肢动作技术错误[19, 21]。团身跳需要个人尽最大能力来完成动作，尤其是最开始的几次跳跃中，受试者将注意力几乎全部集中在完成高难度的动作上，而不在意动作细节，这就有利于健身及健康专业人员更好地识别可能存在的技术缺陷[19, 21]。另外，在一般的训练中也可以用团身跳来评估个人下肢生物力学的进步情况[19, 21]。

团身跳评估

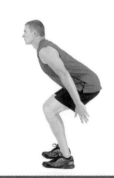

开始姿势

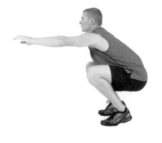

动作过程

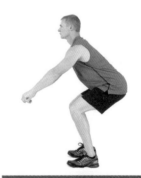

结束姿势

表13.3可用作健康和健身专业人员进行落地动作评估的一个工具，监督每个人的在团身跳前、中以及之后的技术动作表现。第6章已说明，要求受试者在10秒内尽可能多次数地完成团身跳，且健康和健身专业人员要在这一过程中进行观察并用给出的评估标准进行评估[19]。可以在受试者的前面和侧面放置标准的二维摄像机，以便健康和健身专业人员进行细致评估。受试者的动作技术可被主观地分为动作有明显缺陷（有则记录在相应的方格中）和动作无明显缺陷。要明确告知每个受试者动作缺陷具体所在，并在之后的训练中将这些技术缺陷作为反馈的重点[19]。可将每个人评估时的表现作为基准，与训练计划期中和训练期末的表现进行对比，客观地跟踪记录跳跃和落地技术是否有提高。根据实证经验建议，未能提高分数，以及有6项或更多动作缺陷的人应该进行进一步的针对性技术训练[19]。

表13.3　团身跳评估观察

团身跳评估	训练前	训练中	训练后	建议
膝和大腿的动作				
①落地时下肢外翻	☐	☐	☐	
②两边大腿未与地面平行（跳到顶点时）	☐	☐	☐	
③两边大腿高度不对称（腾空时）	☐	☐	☐	
落地时足的位置				
④双脚距离与肩宽不一致	☐	☐	☐	
⑤双脚位置不平行（前后向）	☐	☐	☐	
⑥足触地时间不同	☐	☐	☐	
⑦落地声音过大	☐	☐	☐	
快速伸缩复合（增强式）训练技术				
⑧跳跃间有停顿	☐	☐	☐	
⑨前10秒内技术动作变差	☐	☐	☐	
⑩落地不在同一位置（腾空时有过多的动作）	☐	☐	☐	
	总计＿＿＿	总计＿＿＿	总计＿＿＿	

运动员在做ACL损伤预防的训练动作时，健康和健身专业人员应该把关注重点放在纠正落地时的下肢外翻和改善双侧下肢动作的不对称上[12, 19]，这两个动作缺陷都是团身跳评估的评估目标。团身跳评估可以帮助提高运动中高难度、高风险性技术动作的表现[19]。如果受试者能够提升他们的神经肌肉控制能力和生物力学机制，在这种高难度的连贯的跳跃和落地动作中有更好的表现，那么下肢的动态神经肌肉控制就会有所提高，并能够将所学的技能完美地转换成实用竞技能力（如果对象为运动员），最终可降低其受伤风险[12, 19]。

如果受试者不能完成团身跳测试，也可以进行步态分析作为此人的动态动作评估。分态步态时，主要观察是否有足过度旋前和膝关节过度外翻。

关节活动度评估

进行静态和动作评估后，可以进行关节活动度评估（第7章），以进一步明确后面进行抑制和拉长的目标区域。某些关节活动度不足可能会导致膝关节功能障碍，相应的关节活动度测量主要有踝背屈（腓肠肌/比目鱼肌）和髋伸展（阔筋膜张肌）。受试者呈仰卧位，髋关节屈曲90°，在这个姿势上伸展膝关节可以用来评估腘绳肌（股二头肌、半腱肌、半膜肌）柔韧性。如果在做过顶深蹲的动作时膝外移，可以通过髋关节的内旋角度评估来评估股二头肌、大收肌、梨状肌在水平面上的延展性。关节活动度的具体评估方法和标准参见第7章。

力量评估

最后，使用徒手肌力测试（第8章）来查找力量不足的肌群，以进一步明确在纠正性训练过程中需要激活的肌肉。主要测试肌肉包括腓肠肌内侧头、内侧腘绳肌、臀中肌和臀大肌。如果在过顶深蹲动作中出现膝外移，也要评估内侧腘绳肌和髋内收肌的力量是否薄弱。上述其中任何一块肌肉的力量薄弱都可能导致膝关节功能障碍。力量评估的具体方法参见第8章。

■ 膝关节损伤的系统性纠正训练策略

神经肌肉控制失衡多见于青少年女性运动员，包括韧带主导型（下肢在额状面的稳定性下降）、股四头肌主导型（后侧链肌肉力量下降或者是肌肉募集能力下降）和腿主导型左右两边腿的神经肌肉控制能力或者肌肉募集不对称[21]。如果以纠正韧带主导型神经肌肉控制失衡为目标，健身及健康专业人员应该指导训练者把膝关节当作单平面（矢状面）上的铰链结构，只可以做屈曲和伸展动作，而不应有外翻和内翻的动作[21]。健身及健康专业人员还应该利用某些训练动作来帮助识别和纠正膝关节在额状面的错误运动。膝关节在矢状面上的动态控制能力或许可以通过一系列循序渐进的、挑战神经肌肉控制能力的练习来获得[21]。为改善韧带主导型的神经肌肉控制失衡，首先健身及健康专业人员一定要让练习者知道正确的动作模式和技术，以及错误的和存在风险的动作模式。可以让练习者观看录像或者是在他们面前摆放一面镜子，提醒他们在动作过程中注意膝关节内侧的不良排列[21]。其次，健身及健康专业人员一定要对练习者的技术动作多加反馈或者给予纠正，以促进其改善神经肌肉的控制。如果反馈不够充分或不够恰当，练习者反而可能会在神经肌肉控制下加强错误的动作[21]。

学习动态动作之前，应该学习正确的运动准备姿势。运动准备姿势（Athletic Position）是一种功能性、舒适的姿势状态，基本要求是：膝关节适当屈曲、肩膀向后收、双眼目视正前方，双脚分开的距离大致与肩同宽，身体重心在前脚掌之间，保持平衡。膝关节在前脚掌上方，胸部在膝关节上方[13, 21]。这是一个准备姿势，也是大部分训练动作的开始和结束姿势。

运动准备姿势

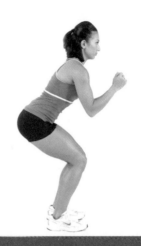

靠墙跳跃是一项可用于针对性地纠正韧带主导的神经肌肉控制失衡的动态动作整合训练练习。这种中低强度的跳跃训练动作能够帮助健身和健康专业人员在动作过程中分析受训者膝关节外翻或者是内翻的角度[21]。在靠墙跳跃练习动作中，客户不需要具有较大的膝关节屈曲角度，垂直方向的运动大部分是由踝关节的跖屈完成的[21]。因为这个动作中膝关节相对伸直，所以膝关节内侧哪怕轻微的错误运动也能够观察到。识别出来之后，健身及健康专业人员应该在这种中低强度的练习过程中及时给予语言反馈[21]，反馈能够帮助练习者认识到正确的膝关节位置并做出调整。这个动作中，落地时膝关节接近完全伸展，此时膝关节内侧的神经控制十分关键，因为膝关节在额状面神经肌肉控制不足是常见的膝关节损伤原因[22]。

靠墙跳跃

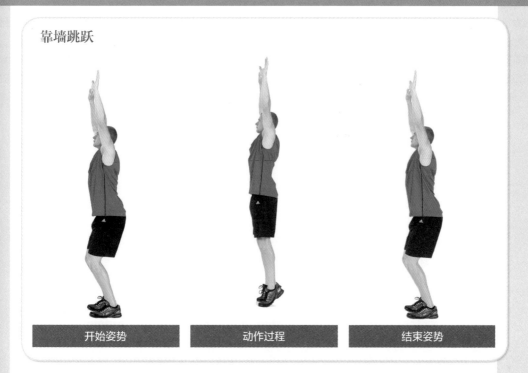

| 开始姿势 | 动作过程 | 结束姿势 |

另外一个可用于纠正韧带主导型神经肌肉控制失衡的练习是团身跳（本章前面提及过）。团身跳不仅可以用于评估，也可以用于练习，与靠墙跳跃练习的强度相反，需要受训者尽更大的努力才能完成动作。在团身跳练习过程中，健身及健康专业人员能够快速识别出跳跃落地过程中膝关节在额状面的异常排列，因为在最开始的几个动作中多数人不会太注意动作的纠正，表现出的是常见的动作形态[21]。前面还提到团身跳也可以用来评估下肢生物力学的进步情况[19]。

跳远并保持这个练习需要让健身及健康专业人员能够在整个动作过程中评估膝关节在矢状面的排列[21]。训练膝关节在各个平面的动态控制，是解决姿势缺陷并帮助运动员重返赛场或帮助普通人群恢复正常生活的关键。在竞技比赛中，运动员可能表现出"主动外翻（active valgus）"，这是由于肌肉主动收缩而非地面反作用力造成的髋内收和膝外展的动作姿势[21]。跳远属于中等强度综合性动态运动，健康和健身专业人员可以在动作过程中评估膝关节的主动外翻程度，以提供更多恰当的动作反馈，帮助运动员在每一次跳跃中对自己的动作有更好的认知，以提高技术水平。跳远时的起跳阶段可能会相对落地阶段表现出更多的主动外翻。在训练中要注意并纠正这一错误姿势。另外在训练时要强调落地的稳定性，保持5秒，这样能够强迫他们获得并维持较长时间的动态膝关节控制能力[21]。较长的落地保持时间加上恰当的反馈，有利于调整下肢关节排列，最终可以改善膝关节在额状面上的结构排列。

跳远并保持

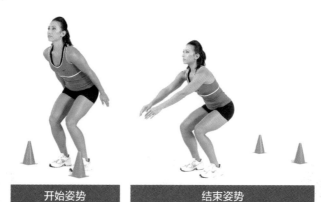

| 开始姿势 | 结束姿势 |

180° 旋转跳是一个综合性的动态训练动作，旨在训练身体在旋转时全身和下肢在水平面上的动态控制能力。受训者必须能够迅速吸收和用反向的阻力来抵消180° 旋转所产生的水平面的作用力[21]。这个练习可以令运动员识别和控制危险性的旋转应力，强化本体感觉和神经控制，降低受伤风险并提升运动表现[13, 21, 23]。

180° 旋转跳

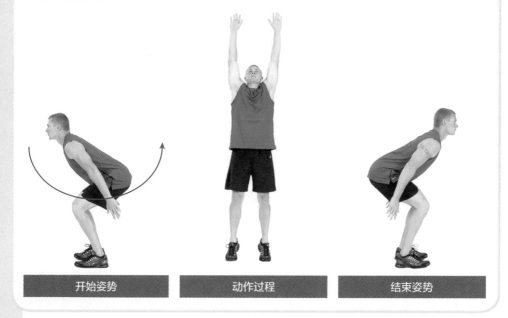

| 开始姿势 | 动作过程 | 结束姿势 |

一旦受训者在训练双腿起跳、落地、保持的跳远练习中能够保持膝关节恰当的关节排列，就可以加入单腿跳并保持这样的练习动作[21]。大部分非接触性ACL损伤出现在单腿落地或减速的过程中[24]。单腿跳并保持训练可以大致地模拟竞技运动中ACL的损伤发生模式[21]。进行单腿跳并保持训练时，一开始应该让受训者仅跳几英寸（几厘米）的距离，落地时注意要有较大的屈膝角度。掌握低强度的练习动作，且能够在落地时维持膝关节有较大屈曲角度且在额状面有良好控制后，可以在他能够承受的范围内逐渐增加跳跃距离[21]。用恰当的方式逐步进阶到单腿跳跃并保持这个练习是确认练习者在训练过程中保持安全的关键[21]。对于健身及健康专业人员来说，为了预防ACL损伤，在训练过程中更应尽量减少损伤风险，这一点尤为重要。

为了纠正韧带主导型的神经肌肉控制失衡训练，进入最后的阶段时，可以进行不可预测（训练前不确定固定运动方向）的切步（改变脚步的方向）练习。进行此项训练之前，练习者应该有正确的运动准备姿势[21]。运动准备姿势也是开始向某个方向切步之前的目标姿势。训练中的方向提示，可以是直接指出移动方向，或者是根据运动专项特点，令练习者模仿专项动作，或者根据球的轨迹运动[21]。

单腿跳并保持

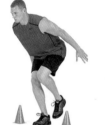

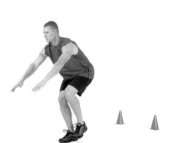

开始姿势　　　　结束姿势

切步练习

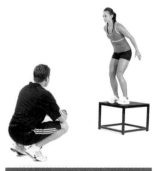

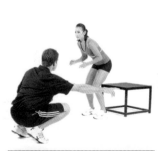

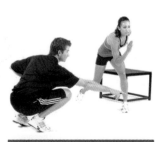

开始姿势　　　　动作过程　　　　结束姿势

单一的矢状面的纠正训练和体能训练不包含切步动作，因此并不能给予身体与专项运动中的切步动作相似的膝关节内翻、外翻或旋转的应力[21, 25]。训练计划当中给膝关节施加安全范围内的内翻或外翻应力，有可能发展增强下肢神经肌肉控制的适应性[26]。这些适应性改变会为练习者在赛场上多方向的运动需求做好充分的准备，助其提升动作表现，降低下肢受伤的风险[12, 13, 21, 23, 27, 28]。研究显示，女性运动员在切步训练中，膝关节屈曲角度较小、外翻角度较大[15, 21, 29]。模拟比赛环境的方向不定的切步动作训练所施加的外翻应力是方向既定的切步训练的两倍[21, 30]。因此在训练的最后阶段，让运动员通过训练掌握正确的技术，降低膝关节在额状面所受负荷，有助实现减小外翻力矩和ACL的负荷的训练目的[26]。最近的研究证据表明，含不可预测行动的运动训练能够降低膝关节的负荷，减小下肢受伤的风险[12, 23, 31]。另外，训练个体在接触地面前预先激活其肌肉组织，可能会加速动力链的优化调整，减少膝关节负荷增加的可能[21, 30, 32, 33]。通过切步训练，让个体不但能够在不可预测的运动场景或日常活动中安全地变向，还有可能提升他们在运动竞赛或者日常活动中的动作技术质量。如果天生韧带主导型的个体掌握肌肉主导型矢状面动作策略，他们将来出现ACL及其他膝部损伤的风险也会降低[13, 21, 28]。

要认识到，并不是所有的练习者都具备足够好的身体素质来完成上述的许多跳跃进阶练习。在这种情况下，将全身性、多平面的基本功能性练习用作动态动作整合训练就可以。这种进阶可以从瑞士球靠墙深蹲开始，然后是上台阶练习，再然后是弓箭步，之后是单腿深蹲（从更稳定/偏静态进阶到更不稳定/偏动态）。在练习过程中，要指导练习者的膝关节与足尖要在同一直线上，并且不允许膝关节有相对于足的向内和向外的移动，这样才能保证恰当的关节力学和神经肌肉控制。

功能性动作进阶训练

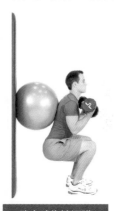
瑞士球靠墙深蹲

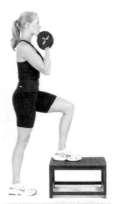
上台阶

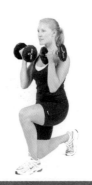
弓箭步

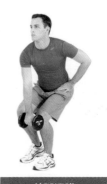
单腿深蹲

表13.4提供了使用纠正性训练连续体来纠正膝关节损伤的示例训练计划。后面的图片示范了下表中各个阶段可采用的针对膝关节损伤（膝关节内扣和外移）的纠正性练习。具体练习的选择依据是评估结果和个人能力水平（整合练习时）。

表13.4	针对膝关节损伤的纠正性训练方案示例		
阶段	方式方法	肌肉（群）练习	参考变量
抑制	自我筋膜松解	腓肠肌/比目鱼肌、髋内收肌、阔筋膜张肌/髂胫束、股二头肌梨状肌（过顶深蹲时膝外移）	压痛点处保持30秒
拉长	静态拉伸或神经肌肉拉伸	腓肠肌/比目鱼肌、髋内收肌、阔筋膜张肌、股二头肌梨状肌（过顶深蹲时膝外移）	保持30秒或等长收缩7~10秒，然后保持30秒
激活	定位等长训练和/或分离强化训练	胫骨前/后肌、臀中肌、臀大肌髋内收肌、内侧腘绳肌（过顶深蹲时膝外移）	4次，每次强度依次递增25%、50%、75%、100% 或10~15次，2秒等长收缩，然后4秒离心收缩
整合	动态动作整合训练	跳跃进阶练习*功能性动作进阶练习： • 瑞士球靠墙深蹲 • 上台阶 • 弓箭步 • 单腿深蹲	稳定控制下进行10~15次

*注意：如果不能完成跳跃进阶练习，则采用功能性动作进阶练习。

膝关节损伤：膝内扣

第1步：抑制　　　　利用泡沫轴练习，需要进行放松的关键部位有腓肠肌/比目鱼肌、髋内收肌、阔筋膜张肌/髂胫束和股二头肌短头。

自我筋膜松解

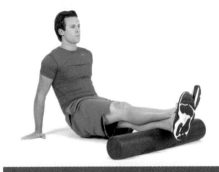

腓肠肌/比目鱼肌

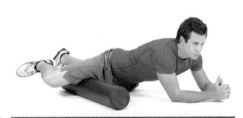

髋内收肌

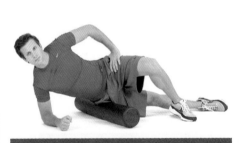

阔筋膜张肌/髂胫束

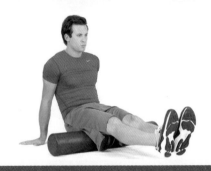

股二头肌（短头）

第2步：拉长　　　通过静态拉伸和/或神经肌肉拉伸技术对关键肌群进行拉伸，包括腓肠肌/比目鱼肌、髋内收肌、阔筋膜张肌、股二头肌（短头）。

静态拉伸

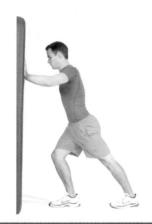

腓肠肌/比目鱼肌

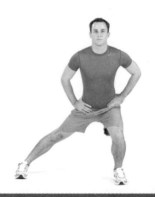

髋内收肌

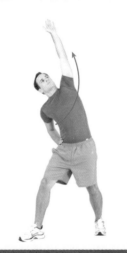

阔筋膜张肌

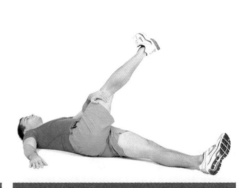

股二头肌（短头）

神经肌肉拉伸

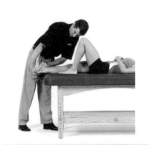

腓肠肌/比目鱼肌

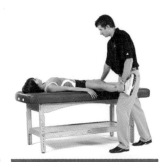

髋内收肌

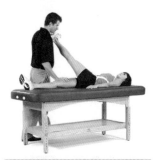

股二头肌

第3步：激活　　通过分离强化训练和/或定位等长训练进行关键肌肉的激活训练，包括胫骨前肌、胫骨后肌、臀中肌和臀大肌。

分离强化训练

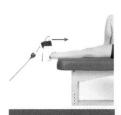

胫骨前肌

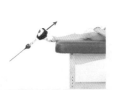

胫骨后肌

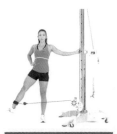

臀中肌

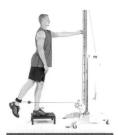

臀大肌

定位等长训练

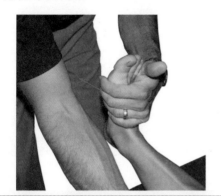

胫骨前肌

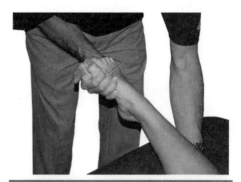

胫骨后肌

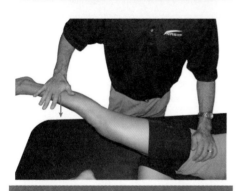

臀中肌

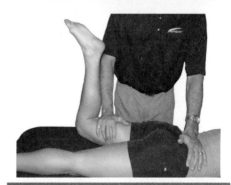

臀大肌

第4步：整合　　整合训练是一个逐步进阶的过程，刚开始可以先进行靠墙跳跃，然后进阶到团身跳，之后逐步进阶到双脚跳远再到180°跳，再到单腿跳，再进阶到切步技术练习（本章前面已展示过）。如果无法完成上述任务，可以参考本章前面提到的功能性动作进阶练习。

膝关节损伤：膝外移

第1步：抑制　　利用泡沫轴练习，需要放松的关键部位有腓肠肌/比目鱼肌、梨状肌以及股二头肌（长头）。

自我筋膜松解

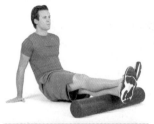
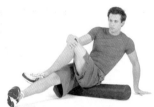
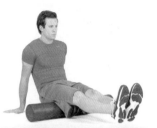

| 腓肠肌/比目鱼肌 | 梨状肌 | 股二头肌（长头） |

第2步：拉长　　　通过静态拉伸和神经肌肉拉伸技术对关键肌群进行拉伸，包括腓肠肌/比目鱼肌、梨状肌、股二头肌（长头）。

静态拉伸

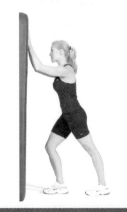
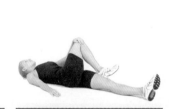
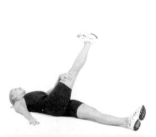

| 腓肠肌/比目鱼肌 | 梨状肌 | 股二头肌（长头） |

神经肌肉拉伸

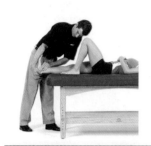

腓肠肌/比目鱼肌

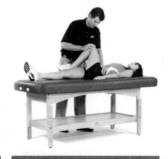

梨状肌

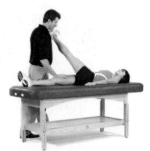

股二头肌

第3步：激活　　　　通过分离强化训练和/或定位等长训练进行关键肌肉的激活训练，包括髋内收肌、内侧腘绳肌和臀大肌。

分离强化训练

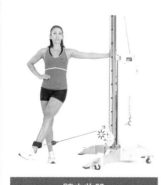

髋内收肌

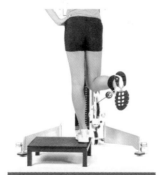

内侧腘绳肌

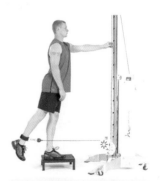

臀大肌

定位等长训练

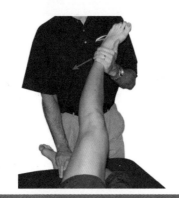

髋内收肌

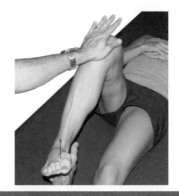

内侧腘绳肌

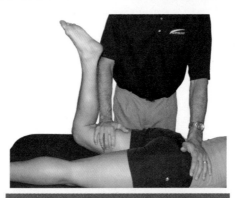

臀大肌

第4步: 整合   这一阶段的训练可以采用与"膝关节损伤: 膝内扣"相同的整合训练和
进阶策略。

小结

　　下肢损伤是在中学和大学运动员中十分常见的损伤。在下肢损伤中，膝关节又是最常见的损伤部位。膝关节是人体动力链上的一部分，受到动力链上近端关节和远端关节的极大影响。本章介绍的综合评估程序使用4种基本评估方式，主要针对膝关节以及同一动力链上的远、近端关节的评估，包括静态姿势评估、动作评估、角度测量和徒手肌力测试。以所有这些评估获得的正确信息为基础，便可根据神经肌肉控制不良的具体情况进行有针对性的治疗。本文给出的膝关节损伤纠正性训练策略可以为健身及健康专业人员提供一个系统性的训练方法，最终帮助客户在提高运动表现的同时降低下肢损伤的风险。

参考文献

[1] Hootman JM, Dick R, Agel J. Epidemiology of collegiate injuries for 15 sports: summary and recommendations for injury prevention initiatives. *J Athl Train*. 2007; 42(2): 311–319.

[2] Fernandez WG, Yard EE, Comstock RD. Epidemiology of lower extremity injuries among U.S. high school athletes. *Acad Emerg Med*. 2007; 14(7): 641–645.

[3] Garrick JG, Requa RK. ACL injuries in men and women—How common are they? In: Griffin LY, ed. *Prevention of Noncontact ACL Injuries*. Rosemont, IL: American Academy of Orthopaedic Surgeons; 2001.

[4] Greslamer RP, Klein JR. The biomechanics of the patellofemoral joint. *J Orthop Sports Phys Ther*. 1998; 28(5): 286–298.

[5] Fulkerson JP. Diagnosis and treatment of patients with patellofemoral pain. *Am J Sports Med*. 2002; 30(3): 447–456.

[6] Ireland ML, Willson JD, Ballantyne BT, Davis IM. Hip strength in females with and without patellofemoral pain. *J Orthop Sports Phys Ther*. 2003; 33(11): 671–676.

[7] Thomee R, Augustsson J, Karlsson J. Patellofemoral pain syndrome: a review of current issues. *Sports Med*. 1999; 28: 245–262.

[8] Myer GD, Ford KR, Foss KD, et al. *Incidence and potential pathomechanics of patellofemoral pain in female athletes*. Paper presented at National Strength and Conditioning Association National Meeting, 2009; Las Vegas, NV.

[9] Baumhauer J, Alosa D, Renstrom A, Trevino S, Beynnon B. A prospective study of ankle injury risk factors. *Am J Sport Med*. 1995; 23(5): 564–570.

[10] Knapik JJ, Bauman CL, Jones BH, Harris JM, Vaughan L. Preseason strength and flexibility imbalances associated with athletic injuries in female collegiate athletes. *Am J Sports Med*. 1991; 19(1): 76–81.

[11] Uhorchak JM, Scoville CR, Williams GN, Arciero RA, St Pierre P, Taylor DC. Risk factors associated with noncontact injury of the anterior cruciate ligament: a prospective four–year evaluation of 859 West Point cadets. *Am J Sports Med*. Nov–Dec 2003; 31(6): 831–842.

[12] Hewett TE, Myer GD, Ford KR, Heidt RS Jr, Colosimo AJ, McLean SG, van den Bogert AJ, Paterno MV, Succop P. Biomechanical measures of neuromuscular control and valgus loading of the knee predict anterior cruciate ligament injury risk in female athletes: a prospective study. *Am J Sports Med*. Feb 8 2005; 33(4): 492–501.

[13] Hewett TE, Stroupe AL, Nance TA, Noyes FR. Plyometric training in female athletes: decreased impact forces and increased hamstring torques. *Am J Sports Med*. 1996; 24(6): 765–773.

[14] Ford KR, Myer GD, Hewett TE. Valgus knee motion during landing in high school female and male basketball players. *Med Sci Sports Exerc*. Oct 2003; 35(10): 1745–1750.

[15] Ford KR, Myer GD, Toms HE, Hewett TE. Gender differences in the kinematics of unanticipated cutting in young athletes. *Med Sci Sports*. Jan 2005; 37(1): 124–129.

[16] Zazulak BT, Ponce PL, Straub SJ, Medvecky MJ, Avedisian L, Hewett TE. Gender comparison of hip muscle activity during single–leg landing. *J Orthop Sports Phys Ther*. May 2005; 35(5): 292–299.

[17] Hewett TE, Ford KR, Myer GD, Wanstrath K, Scheper M. Gender differences in hip adduction motion and torque during a single leg agility maneuver. *J Orthop Res*. 2006; 24(3): 416–421.

[18] Ford KR, Myer GD, Smith RL, Vianello RM, Seiwert SL, Hewett TE. A comparison of dynamic coronal plane

excursion between matched male and female athletes when performing single leg landings. *ClinBiomech (Bristol, Avon)*. 2006; 21(1): 33–40.

[19] Myer GD, Ford KR, Hewett TE. Tuck jump assessment for reducing anterior cruciate ligament injury risk. *Athl Ther Today*. 2008; 13(5): 39–44.

[20] Zazulak BT, Hewett TE, Reeves NP, Goldberg B, Cholewicki J. *The effects of core proprioception on knee ligament injury: a prospective biomechanical-epidemiological study*. Accepted AOSSM Specialty Day, San Diego, CA; 2007.

[21] Myer GD, Ford KR, Hewett TE. Rationale and clinical techniques for anterior cruciate ligament injury prevention among female athletes. *J Athl Train*. Dec 2004; 39(4): 352–364.

[22] Olsen OE, Myklebust G, Engebretsen L, Bahr R. Injury mechanisms for anterior cruciate ligament injuries in team handball: a systematic video analysis. *Am J Sports Med*. Jun 2004; 32(4): 1002–1012.

[23] Myer GD, Ford KR, Palumbo JP, Hewett TE. Neuro-muscular training improves performance and lower-extremity biomechanics in female athletes. *J Strength Cond Res*. Feb 2005; 19(1): 51–60.

[24] Boden BP, Dean GS, Feagin JA, Garrett WE. Mechanisms of anterior cruciate ligament injury. *Orthopedics*. 2000; 23(6): 573–578.

[25] Lloyd DG, Buchanan TS. Strategies of muscular support of varus and valgus isometric loads at the human knee. *J Biomech*. 2001; 34(10): 1257–1267.

[26] Lloyd DG. Rationale for training programs to reduce anterior cruciate ligament injuries in Australian football. *J Orthop Sports Phys Ther*. Nov 2001; 31(11): 645–654; discussion 661.

[27] Cahill BR, Griffith EH. Effect of preseason conditioning on the incidence and severity of high school football knee injuries. *Am J Sports Med*. Jul–Aug 1978; 6(4): 180–184.

[28] Hewett TE, Lindenfeld TN, Riccobene JV, Noyes FR. The effect of neuromuscular training on the incidence of knee injury in female athletes: a prospective study. *Am J Sports Med*. 1999; 27(6): 699–706.

[29] Malinzak RA, Colby SM, Kirkendall DT, Yu B, Garrett WE. A comparison of knee joint motion patterns between men and women in selected athletic tasks. *ClinBiomech (Bristol, Avon)*. Jun 2001; 16(5): 438–445.

[30] Besier TF, Lloyd DG, Ackland TR, Cochrane JL. Anticipatory effects on knee joint loading during running and cutting maneuvers. *Med Sci Sports Exerc*. 2001; 33(7): 1176–1181.

[31] Myer GD, Ford KR, Brent JL, Hewett TE. Differential neuro-muscular training effects on ACL injury risk factors in "high-risk" versus "low-risk" athletes. *BMC Musculoskel Disord*. 2007; 8(39): 1–7.

[32] Neptune RR, Wright IC, van den Bogert AJ. Muscle coordination and function during cutting movements. *Med Sci Sports Exerc*. Feb 1999; 31(2): 294–302.

[33] Myer GD, Ford KR, Khoury J, Succop P, Hewett TE. A laboratory based prediction tool for identification of female athletes with high ACL injury risk knee loads during landing. *Br J Sports Med*. 2010. In press.

腰椎－骨盆－髋关节复合体损伤纠正策略

完成这一章的学习，你将能够做到以下几点。

✔ 了解腰椎－骨盆－髋关节复合体的基础功能解剖学。

✔ 了解常见的腰椎－骨盆－髋关节复合体损伤的发生机制。

✔ 掌握可导致腰椎－骨盆－髋关节复合体损伤的常见风险因素。

✔ 为腰椎－骨盆－髋关节复合体功能障碍进行系统评估并制定纠正性训练策略。

简介

腰椎－骨盆－髋关节复合体（LPHC：Lumbo–Pelvic–Hip–Complex）对于其上方和下方的结构都有重要的影响。LPHC区域共有29~35块肌肉附着在腰椎或骨盆上[1, 2]。它与上下肢直接相连。因此，下肢和上肢的功能障碍会导致LPHC出现功能障碍，反之亦然。

LPHC功能解剖学回顾

如前所述，LPHC对动力链的其他部分有着重要影响。LPHC的功能障碍会牵涉很多骨骼、关节和肌肉；但是本章的目的不是对LPHC做全面细致的讲述，而是对主要相关的结构进行一个简要回顾。

骨骼和关节

在LPHC区域，股骨和骨盆构成了髋股关节，骨盆和骶骨构成了骶髂关节（图14.1）。腰椎和骶骨构成了腰骶关节（图14.1）。这些结构附着了很多主要的筋膜组织，这些筋膜组织影响着LPHC上方和下方结构的功能性关节运动。

在LPHC以上是胸椎和颈椎、胸廓、肩胛骨、肱骨和锁骨。这些结构构成了胸腰部、颈胸部的连接，以及肩胛胸壁、盂肱、肩锁（AC）和胸锁（SC）关节（图14.2）。

在之前的章节中说过，在LPHC的下方，胫骨和股骨构成胫股关节，髌骨和股骨构成髌股关节（图14.3）。要注意的是股二头肌起于髋骨，止于腓骨。

之前的章节还提到，胫骨、腓骨和距骨构成了距小腿（踝）关节（图14.4）。总体上，这些结构上附着了LPHC的肌肉和筋膜组织，如股二头肌、内侧腘绳肌和股直肌。这些骨骼与关节在纠正性训练中十分重要，因为它们同样影响着LPHC的功能性关节运动。

肌肉

上下肢许多肌肉的功能与LPHC有关并影响着LPHC（表14.1）。与所有肌肉一样，恢复和维持这些肌肉的正常活动范围和力量、消除任何的肌肉的抑制对于确保关节良好地工作都是非常重要的[3-5]。参见第2章，可详细了解这些肌肉的起止点和功能。

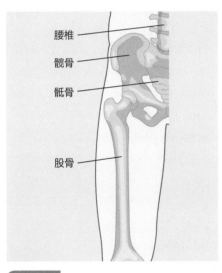

图14.1

构成LPHC的骨骼

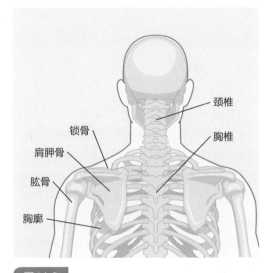

图14.2

LPHC上方的骨骼

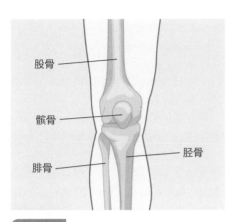

图14.3

LPHC下方的骨骼

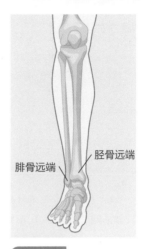

图14.4

LPHC下方的骨骼

表14.1	与LPHC相关的主要肌肉
• 腓肠肌/比目鱼肌	• 竖脊肌
• 髋内收肌	• 深层核心稳定肌群
• 腘绳肌	• 背阔肌
• 屈髋肌群	• 阔筋膜张肌/髂胫束
• 腹部肌群	• 臀大肌和臀中肌

常见LPHC损伤及相关动作障碍

与LPHC相关的常见损伤有很多，包括下腰背痛，骶髂关节功能失常，腘绳肌、股四头肌和腹股沟拉伤（表14.2）。然而身体是一条互相连接的链，LPHC区域的代偿或功能紊乱会导致身体其他区域的功能紊乱[3-8]。在LPHC上方，损伤通常发生于颈胸椎、肋骨[9-11]和肩部[12-14]，这些损伤有可能是LPHC的功能紊乱造成的。在LPHC下方至膝关节，常见的损伤包括髌腱病（跳跃者膝）、髂胫束综合征（跑步者膝）[15-17]和前交叉韧带（ACL）撕裂[18, 19]。LPHC的功能紊乱还会导致足部和踝部的损伤，常见损伤包括足底筋膜炎、跟腱病、胫骨内侧应力综合征等[20, 21]。

表14.2	与LPHC损伤相关的常见损伤	
LPHC位置的损伤	**LPHC上方的损伤**	**LPHC下方的损伤**
下腰背痛	肩部和上肢损伤	髌腱病（跳跃者膝）
骶髂关节功能失常	颈胸椎	髂胫束综合征（跑步者膝）
腘绳肌、股四头肌和腹股沟拉伤	胸廓	膝关节内侧、外侧、前侧疼痛
		髌骨软骨软化症
		足底筋膜炎
		胫骨后肌肌腱炎（胫骨痛）

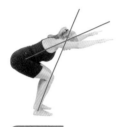

图14.5

过度前倾

综合实际情况来分析，如果踝关节活动受限，在下蹲过程中无法自如活动，那么髋关节则需要做更大幅度的活动（相对柔韧性）[22]。如果因为腓肠肌和比目鱼肌过度活跃或者太紧导致踝关节在矢状面的背屈受限，那么LPHC会被迫增加前屈角度，通过移动重心来维持平衡（图14.5）。如果竖脊肌和臀大肌不够活跃，无法维持躯干直立的姿势，会导致代偿性的身体过度前倾。

臀大肌、背阔肌和胸腰筋膜协同工作，共同构成了背侧斜向子系统，见图14.6[23, 24]。当臀大肌不够活跃或无力去维持躯干的直立姿势，背阔肌会代偿性地占主导作用（过度活跃或过紧），以提供躯干、核心、骨盆的稳定性[4]。因为背阔肌经过肩胛下角附着于肱骨，所以这样会改变肩胛骨的旋转和关节窝内肱骨头的瞬时转动轴[4]。

竖脊肌、骶结节韧带、股二头肌、腓骨长肌和胫骨前肌协同工作，共同构成了深层纵向子系统（图14.7）[23, 25, 26]。当胫骨前肌和竖脊肌都不能良好工作时，股二头肌会过度活跃，以维持LPHC的稳定[4, 27]。但这种情况会改变骨盆和骶骨的位置，影响到骶髂关节和髋股关节。如果竖脊肌无力，背阔肌也会过度活跃或过紧而使骨盆稳定、使脊柱伸展，以维持躯干的直立姿势。背阔肌附着于骨盆上，可以使骨盆前倾，而骨盆前倾会造成腰椎的伸展[4, 27]。

从损伤的观点来看，髋关节或脊柱屈曲的增加会造成下腰背的压力过大，从而导致下腰背痛。髋关节或脊柱屈曲的增加还会造成腘绳肌和大收肌的张力增加，张力的增加可能是为了代偿过弱的臀大肌和竖脊肌，从而稳定LPHC，但是这会导致腘绳肌和腹股沟拉伤[4]。股直肌是主要屈髋肌肉之一，在这种情况下容易变得过度活跃。这会导致在功能性动作中股直肌的延展性降低，进而导致股四头肌拉伤以及膝关节处疼痛。如前所述，背阔肌的过度活跃或过紧会影响肩关节和上肢，引起肩关节和上肢的多种损伤[4, 27]。

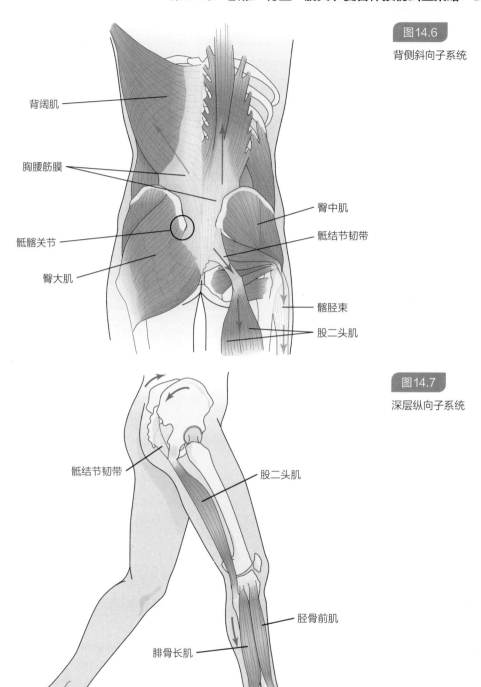

图14.6

背侧斜向子系统

背阔肌

胸腰筋膜

骶髂关节

臀大肌

臀中肌

骶结节韧带

髂胫束

股二头肌

图14.7

深层纵向子系统

骶结节韧带

股二头肌

胫骨前肌

腓骨长肌

知识延伸

关于脊柱稳定性的争论

提高脊柱稳定性的练习已经被广泛地用于康复和损伤预防训练中。但是，在脊柱稳定性训练过程中训练哪种肌肉或肌肉群（局部或整体）和制定怎样的练习目标，目前仍然存在争议。这在一定程度上是因为存在这样一种假设：椎间稳定性是自动获得的，所以脊柱稳定练习应该集中在提高腰椎－骨盆区域的稳定性方面。

不同的脊柱稳定性训练方法的差异主要在两大方面。第一，练习动作的目标肌肉不同，更具体地说，有的针对局部肌肉群，有的则针对全身肌肉群[1]。第二，练习的类型不同，一种是注重提高力量和爆发力的练习（腹部紧收），另一种是注重提高神经肌肉控制的练习（腹部"吸入"）。

传统的脊柱稳定性训练选择的练习以整体稳定肌群而不是局部稳定肌群为目标。支撑这个观点的研究认为整体稳定肌群对脊柱的稳定性是最重要的[2, 3]。然而这些研究假定了椎体之间的稳定性是已经存在的。正如之前讨论过的，局部和整体稳定肌群都是有助于脊柱稳定的。因此，既训练局部稳定肌群又训练整体稳定肌群至关重要。所以，进行腹部紧收（bracing）训练和腹部"吸入"（drawing-in）训练最终都可以提高脊柱稳定性。

因为肚脐向脊柱收缩"吸入"练习既能影响椎间稳定性，又能影响腰椎－骨盆的稳定性，而腰椎－骨盆的稳定性依赖椎间的稳定性，可以考虑在脊柱稳定性训练计划的开始使用"吸入"练习，训练局部稳定肌肉和提高椎间稳定性，然后逐渐进阶到腹部紧收。

[1] Richardson CA, Jull GA. Muscle control-pain control. What exercises would you prescribe? *Man Ther*. 1995; 1(1): 2-10.

[2] Grieve GP. Lumbar instability. *Physiotherapy*. 1982; 68(1): 2-9.

[3] McGill SM. Low back stability: from formal description to issues for performance and rehabilitation. *Exerc Sport Sci Rev*. 2001; 29(1): 26-31.

LPHC损伤的评估和纠正性训练

■ 判断LPHC损伤的系统性过程

由于LPHC和与之连接的上下肢可以自由地活动，LPHC的评估就包含了多个关键因素。本部分将讲述LPHC综合评估中的关键评估区域。

静态姿势

　　静态姿势评估中，判断LPHC是否有潜在动作功能障碍的关键是评估是否有下交叉综合征。在第5章中已提到，这种问题体态的特点是骨盆前倾（腰椎过度伸展）。在动态动作中，骨盆和腰椎的这种排列会让与LPHC相连的肌肉和结缔组织承担过多的压力。

下交叉综合征

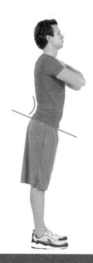

过渡性动作评估

　　进行过顶深蹲评估时，要留意LPHC区域的多个代偿动作。如第6章所述，这些代偿动作包括过度前倾、塌腰、弓腰和非对称性重心偏移。表14.3总结了每种代偿动作情况下可能过度活跃和不够活跃的肌肉。

过顶深蹲时的LPHC动作代偿

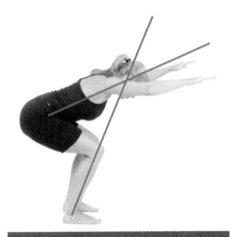

过度前倾

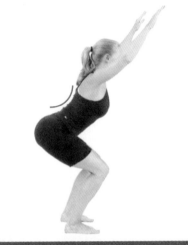

塌腰

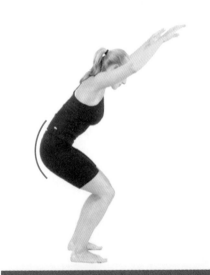

弓腰

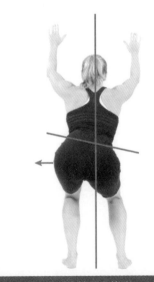

非对称性重心偏移

表14.3	LPHC过顶深蹲动作代偿总结		
代偿	可能过度活跃的肌肉	可能不够活跃的肌肉	潜在的损伤
过度前倾	比目鱼肌 腓肠肌 屈髋肌群 腹部肌群	胫骨前肌 臀大肌 竖脊肌 深层核心稳定肌群	腘绳肌、股四头肌、腹股沟拉伤 下腰背痛
塌腰	屈髋肌群 竖脊肌 背阔肌	臀大肌 腘绳肌 深层核心稳定肌群	
弓腰	腘绳肌 大收肌 腹直肌 腹外斜肌	臀大肌 竖脊肌 深层核心稳定肌群 屈髋肌群 背阔肌	
非对称性重心偏移	髋内收肌、阔筋膜张肌（偏移方向同侧） 腓肠肌/比目鱼肌、梨状肌、股二头肌、臀中肌（偏移方向对侧）	臀中肌（偏移方向同侧）、胫骨前肌、髋内收肌（偏移方向对侧）	腘绳肌、股四头肌、腹股沟拉伤 下腰背痛 骶髂关节痛

　　进行单腿深蹲评估时，观察是否出现一些关键代偿动作，包括膝内扣、躯干旋转、髋上提和髋下降。表14.4总结了出现代偿动作时可能过度活跃和不够活跃的肌肉。

单腿深蹲时的LPHC动作代偿

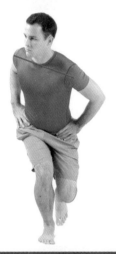

躯干旋转（支撑侧）

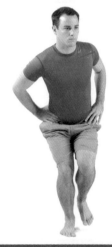

躯干旋转（支撑侧对侧）

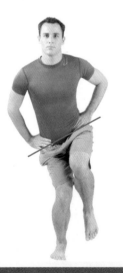

髋上提

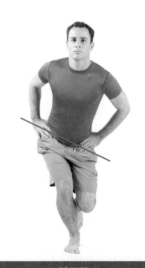

髋下降

表14.4	LPHC单腿深蹲动作代偿总结	
代偿	可能过度活跃的肌肉	可能不够活跃的肌肉
髋上提	腰方肌（支撑侧对侧） 阔筋膜张肌/臀小肌（支撑侧）	髋内收肌（支撑侧） 臀中肌（支撑侧）
髋下降	髋内收肌（支撑侧）	臀中肌（支撑侧） 腰方肌（支撑侧对侧）
躯干旋转（支撑侧）	腹内斜肌（支撑侧） 腹外斜肌（支撑侧对侧） 阔筋膜张肌（支撑侧） 髋内收肌（支撑侧）	腹内斜肌（支撑侧对侧） 腹外斜肌（支撑侧） 臀中肌/臀大肌（支撑侧）
躯干旋转（支撑侧对侧）	腹内斜肌（支撑侧对侧） 腹外斜肌（支撑侧） 梨状肌（支撑侧）	腹内斜肌（支撑侧） 腹外斜肌（支撑侧对侧） 髋内收肌（支撑侧对侧） 臀中肌/臀大肌（支撑侧）

动态动作评估

　　动态动作评估也能帮助确定在执行更为动态的动作时LPHC区域是否存在动作缺陷，例如在步态分析过程中（第6章），进行步态评估时，观察受试者的LPHC是否出现塌腰、过度骨盆旋转以及髋上提等现象。这些代偿动作可能说明LPHC的神经肌肉控制不足，需要进行纠正性训练。

动态动作评估时出现的LPHC代偿

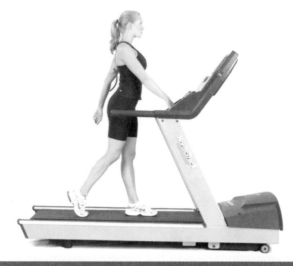

塌腰

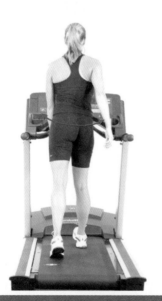

过度骨盆旋转

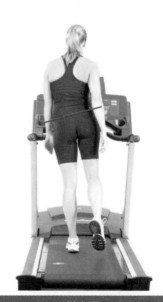

髋上提

关节活动度评估

是否针对LPHC损伤进行关节活动度（ROM）评估，以及具体评估内容取决于在过顶深蹲中观察到的动作代偿。表14.5根据动态动作评估中出现的动作代偿，总结了根据观察结果需测量的主要关节。可参见第7章，查看如何正确地执行这些评估以及正常ROM的平均值。

表14.5	可能观察到的关节活动度
代偿	**可能观察到的关节活动度**
过度前倾	踝背屈受限 伸髋受限 髋关节内旋受限
塌腰	伸髋受限 肩关节屈曲受限 髋关节内旋受限
弓腰	伸膝受限 髋关节内旋受限
非对称性重心偏移	髋外展受限（偏移方向同侧） 踝背屈受限（偏移方向对侧） 伸膝受限（偏移方向对侧） 伸髋受限（偏移方向对侧） 髋内旋受限（偏移方向对侧）

肌肉力量评估

与ROM评估一样，徒手肌力测试的目标肌肉（群）取决于在过顶深蹲动作评估中观察到的动作代偿。表14.6根据在动作评估中出现的动作代偿，总结了根据观察结果需测试的主要肌肉。可参见第8章，了解这些评估的正确执行方法。

表14.6	可能的肌力评估观察结果
代偿	**以下肌肉中的一块或几块被测试为"弱"**
过度前倾	胫骨前肌或臀大肌
塌腰	臀大肌、腘绳肌或腹部肌群
弓腰	臀大肌或屈髋肌群
非对称性重心偏移	胫骨前肌或大收肌（对侧）；臀中肌（同侧）

■ LPHC损伤的系统性纠正训练策略

下面内容提供了使用纠正性训练连续体对LPHC损伤进行训练的示例策略。可按照图中所示的动作针对连续体的每个部分完成相应的训练，帮助解决与过顶深蹲评估观察所得的（如过度前倾、塌腰、弓腰、非对称性重心偏移等）有关的LPHC损伤。根据评估结果和个人能力（综合性练习时）采用不同的练习方法。

LPHC损伤：过度前倾

第1步：抑制　　　利用泡沫轴练习，需要进行放松的关键部位有腓肠肌/比目鱼肌、屈髋肌群（股直肌）。

自我筋膜松解

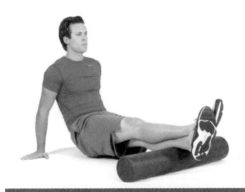

腓肠肌/比目鱼肌

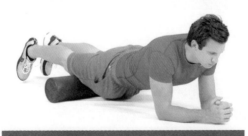

屈髋肌群（股直肌）

第2步：拉长　　　　通过静态拉伸和/或神经肌肉拉伸技术对关键肌群进行拉伸，包括腓肠肌/比目鱼肌、屈髋肌群和腹肌。

静态拉伸

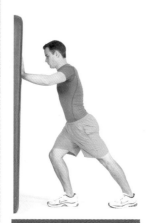

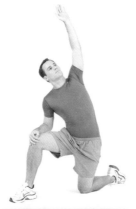

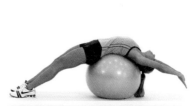

| 腓肠肌/比目鱼肌 | 屈髋肌群 | 腹肌 |

神经肌肉拉伸

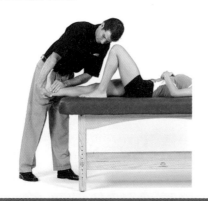

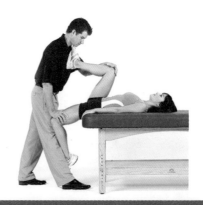

| 腓肠肌/比目鱼肌 | 屈髋肌群 |

第3步：激活　　　　通过分离强化训练和/或定位等长训练进行关键肌肉的激活训练，包括胫骨前肌、臀大肌、竖脊肌和深层核心稳定肌群。

分离强化训练

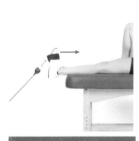

胫骨前肌

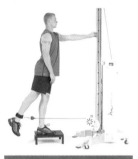

臀大肌

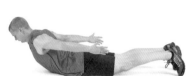

竖脊肌（地板眼镜蛇）

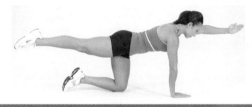

深层核心稳定肌群（四肢着地，对侧手臂和腿抬起）

定位等长训练

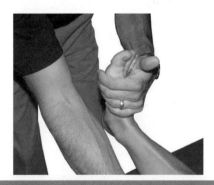

胫骨前肌

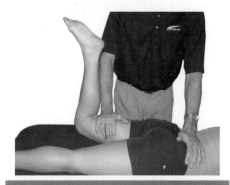

臀大肌

第4步：整合　　　针对过度前倾，可以采用的整合训练之一是靠球深蹲至过头推举。这种训练能让你在恰当控制腰椎-骨盆的同时更好地完成髋关节屈伸。过头推举动作对核心是一个额外的挑战。训练对象可以逐步进阶到上台阶至过头推举（矢状面、额状面和水平面），然后进阶到弓箭步至过头推举（矢状面、额状面和水平面），再进阶到单腿深蹲至过头推举。

动态动作整合训练

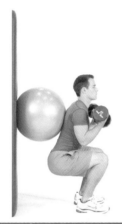

靠球深蹲至过头推举（开始姿势）

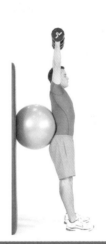

靠球深蹲至过头推举（结束姿势）

LPHC损伤的纠正性训练方案示例：过度前倾

阶段	方式方法	肌肉	参考变量
抑制	自我筋膜松解	腓肠肌/比目鱼肌 屈髋肌群	压痛点处保持30秒
拉长	静态拉伸和/或神经肌肉拉伸	腓肠肌/比目鱼肌 屈髋肌群 腹肌	保持30秒或等长收缩7~10秒，然后保持30秒
激活	定位等长训练和/或分离强化训练	胫骨前肌 臀大肌 竖脊肌 核心稳定肌	4次，每次强度依次递增至25%、50%、75%、100% 或10~15次，2秒等长收缩，然后4秒离心收缩
整合*	动态动作整合训练	靠球深蹲至过头推举	在稳定控制下进行10~15次

*注意：如果刚开始训练，客户不能完成表中列出的动态动作整合训练的内容，则应重新设计更适合他/她的退阶练习。

LPHC损伤：塌腰

第1步：抑制　　利用泡沫轴练习，需要进行放松的关键部位有屈髋肌群（股直肌）和背阔肌。

自我筋膜松解

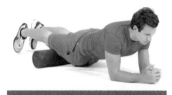

屈髋肌群（股直肌）

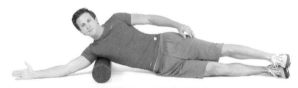

背阔肌

第2步：拉长　　通过静态拉伸和/或神经肌肉拉伸技术对关键肌群进行拉伸，包括屈髋肌群、竖脊肌和背阔肌。

静态拉伸

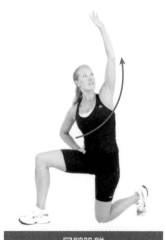

屈髋肌群

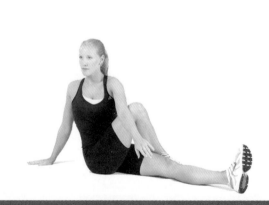

竖脊肌

静态拉伸

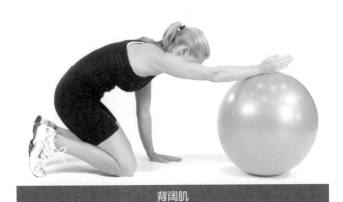

背阔肌

神经肌肉拉伸

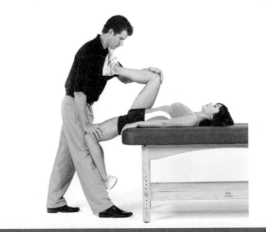

屈髋肌群

第3步：激活　　　　通过分离强化训练和/或定位等长训练进行关键肌肉的激活训练，包括臀大肌和腹肌。

分离强化训练

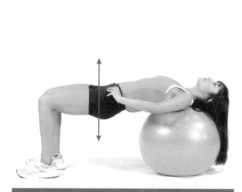 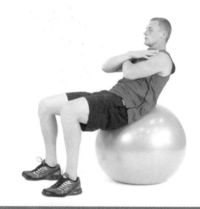

| 臀大肌（瑞士球臀桥） | 腹肌（瑞士球卷腹） |

定位等长训练

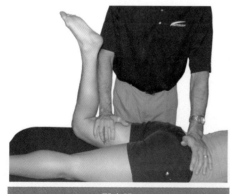 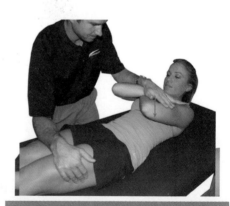

| 臀大肌 | 腹肌 |

第4步：整合　　　　针对此类代偿，可以采用的其中一种整合训练动作是靠球深蹲至过头推举。可以使用与过度前倾纠正训练的整合练习同样的进阶策略。

LPHC损伤的纠正性训练方案示例：塌腰

阶段	方式方法	肌肉	参考变量
抑制	自我筋膜松解	屈髋肌群 背阔肌	压痛点处保持30秒
拉长	静态拉伸或神经肌肉拉伸	屈髋肌群 背阔肌 竖脊肌	保持30秒或等长收缩7~10秒，然后保持30秒
激活	定位等长训练和/或分离强化训练	臀大肌 腹肌/深层核心稳定肌群	4次，每次强度依次递增至25%、50%、75%、100% 或 10~15次，2秒等长收缩，然后4秒离心收缩
整合*	动态动作整合训练	靠球深蹲至过头推举	在稳定控制下进行10~15次

*注意：如果刚开始训练，客户不能完成表中列出的动态动作整合训练的内容，则应重新设计更适合他/她的退阶练习。

LPHC损伤：弓腰

第1步：抑制　　　　利用泡沫轴练习，需要进行放松的关键部位有腘绳肌和大收肌。

自我筋膜松解

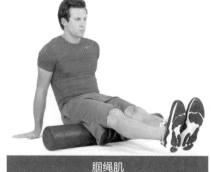

腘绳肌

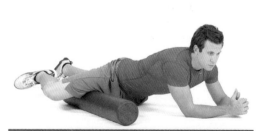

大收肌

第2步：拉长　　　通过静态拉伸和/或神经肌肉拉伸技术对关键肌群进行拉伸，包括腘绳肌、大收肌和腹肌。

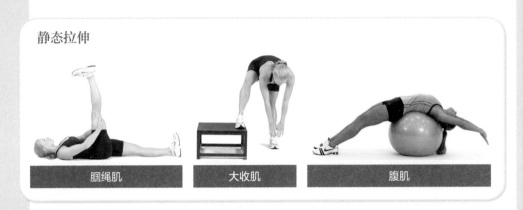

静态拉伸

| 腘绳肌 | 大收肌 | 腹肌 |

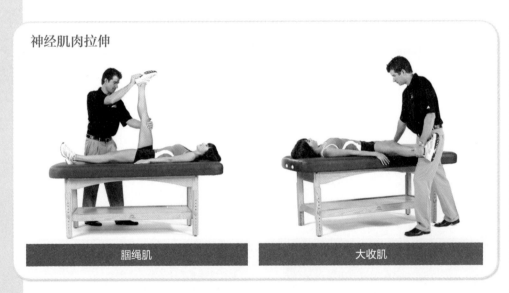

神经肌肉拉伸

| 腘绳肌 | 大收肌 |

第3步：激活　　　通过分离强化训练和/或定位等长训练进行关键肌肉的激活训练，包括臀大肌、屈髋肌群和竖脊肌。

分离强化训练

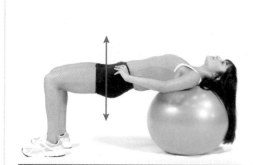

臀大肌（瑞士球臀桥）

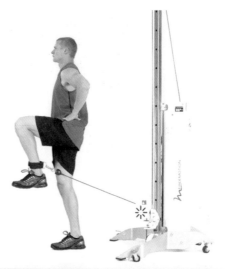

屈髋肌群

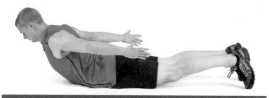

竖脊肌（地板俯卧眼镜蛇）

定位等长训练

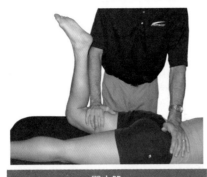

臀大肌

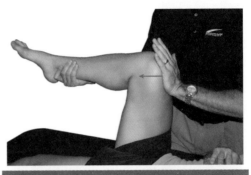

屈髋肌群

第4步：整合　　　　针对此类代偿，可以采用的其中一种整合训练动作是靠球深蹲至过头推举。可以使用与过度前倾纠正训练的整合练习同样的进阶策略。

LPHC损伤的纠正性训练方案示例：弓腰

阶段	方式方法	肌肉	参考变量
抑制	自我筋膜松解	腘绳肌 大收肌	压痛点处保持30秒
拉长	静态拉伸和/或神经肌肉拉伸	腘绳肌 大收肌	保持30秒或等长收缩7~10秒，然后保持30秒
激活	定位等长训练和/或分离强化训练	臀大肌 屈髋肌群 竖脊肌	4次，每次强度依次递增至25%、50%、75%、100% 或10~15次，2秒等长收缩，然后4秒离心收缩
整合 *	动态动作整合训练	瑞士球靠墙过顶深蹲推举	在稳定控制下进行10~15次

*注意：如果刚开始训练，客户不能完成动态动作整合训练的内容，则应重新设计更适合他/她的退阶练习。

LPHC损伤：非对称性重心偏移

第1步：抑制　　　　通过泡沫轴抑制关键的区域，包括同侧（抬高侧）的髋内收肌、阔筋膜张肌/髂胫束和对侧的梨状肌、股二头肌。腓肠肌和比目鱼肌紧张也会导致出现此类动作代偿。客户下蹲时，如果一侧踝关节在矢状面背屈受限，身体重心会远离受限一侧，偏向非受限一侧。例如，如果左侧踝关节背屈受限，身体重心会偏向右侧，以满足关节活动度的需要。

自我筋膜松解

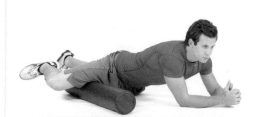

同侧髋内收肌

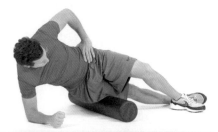

同侧阔筋膜张肌/髂胫束

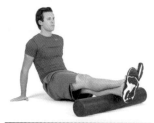

对侧腓肠肌/比目鱼肌

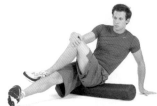

对侧梨状肌

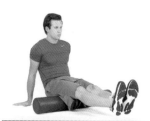

对侧股二头肌

第2步：拉长　　通过静态和/或神经肌肉拉伸技术对关键肌群进行拉伸，包括同侧髋内收肌、阔筋膜张肌/髂胫束，和对侧腓肠肌/比目鱼肌、股二头肌和梨状肌。

静态拉伸

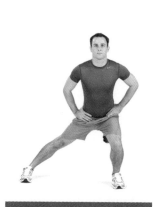

同侧髋内收肌

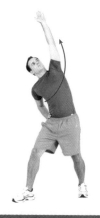

同侧阔筋膜张肌

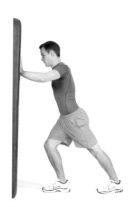

对侧腓肠肌/比目鱼肌

静态拉伸

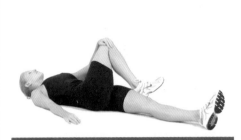

对侧梨状肌

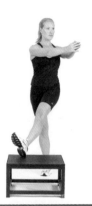

对侧股二头肌

神经肌肉拉伸

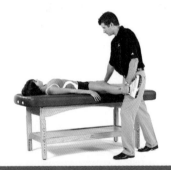

同侧髋内收肌

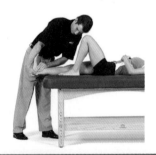

对侧腓肠肌/比目鱼肌

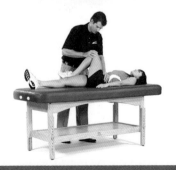

对侧梨状肌

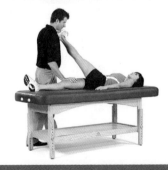

对侧股二头肌

第3步：激活　　通过分离强化训练和/或定位等长训练进行关键肌肉的激活训练，包括同侧臀中肌和对侧髋内收肌。

分离强化训练

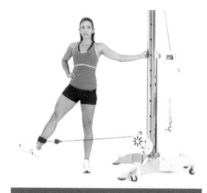 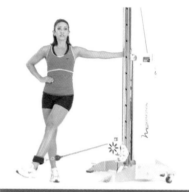

| 同侧臀中肌 | 对侧髋内收肌 |

定位等长训练

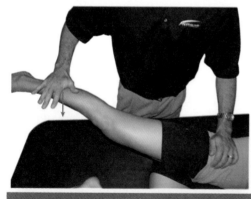 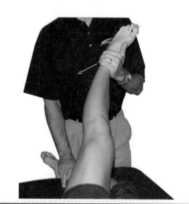

| 同侧臀中肌 | 对侧髋内收肌 |

第4步：整合　　针对此类代偿，可以采用的其中一种整合训练动作是靠球深蹲至过头推举。可以使用与过度前倾纠正训练的整合练习同样的进阶策略。

LPHC损伤的纠正性训练方案示例：非对称性重心偏移

阶段	方式方法	肌肉	参考变量
抑制	自我筋膜松解	同侧的髋内收肌、阔筋膜张肌，髂胫束，对侧的梨状肌、股二头肌、腓肠肌/比目鱼肌	压痛点处保持30秒
拉长	静态拉伸或神经肌肉拉伸	同侧的髋内收肌和阔筋膜张肌，对侧的梨状肌、腓肠肌/比目鱼肌、股二头肌	保持30秒或等长收缩7~10秒，然后保持30秒
激活	定位等长训练和/或分离强化训练	同侧臀中肌 对侧髋内收肌	4次，每次强度依次递增至25%、50%、75%、100%或10~15次，2秒等长收缩，然后4秒离心收缩
整合*	动态动作整合训练	靠球深蹲至过头推举	稳定控制下进行10~15次

*注意：如果刚开始训练，客户不能完成表中列出的动态动作整合训练的内容，则应重新设计更适合他/她的退阶练习。

小结

　　LPHC（腰椎－骨盆－髋关节复合体）作为一个整合功能单元，能够使整个动力链同步协同工作，从而更好地产生力、缓冲力、保持稳定和对抗异常的作用力。在一个高效的状态下，LPHC这个结构的每一部分都在分配重力、吸收力和传输地面反作用力。这种整合的、相互依赖的系统需要在动态运动中进行有效的训练，以确保其各部分功能的有效性。因为很多肌肉附着在LPHC上，所以该区域的功能障碍可能导致上下肢的功能障碍，并且上肢或下肢的功能障碍也会导致LPHC功能障碍。因此，LPHC是一个重要的评估区域，对大部分有动作障碍的人来说很可能需要着重关注该区域。

参考文献

[1] Porterfield JA, DeRosa C. *Mechanical Low Back Pain.* 2nd ed. Philadelphia, PA: WB Saunders; 1998.

[2] Richardson C, Jull G, Hodges P, Hides J. *Therapeutic Exercise for Spinal Segmental Stabilization in Low Back Pain.* London: Churchill Livingstone; 1999.

[3] Powers CM. The influence of altered lower-extremity kinematics on patellofemoral joint dysfunction: a theoretical perspective. *J Orthop Sports Phys Ther.* 2003; 33(11): 639–646.

[4] Sahrmann SA. *Diagnosis and Treatment of Movement Impairment Syndromes.* St. Louis: Mosby, Inc; 2002.

[5] Vesci BJ, Padua DA, Bell DR, Strickland LJ, Guskiewicz KM, Hirth CJ. Influence of hip muscle strength, flexibility of hip and ankle musculature, and hip muscle activation on dynamic knee valgus motion during a double-legged squat. *J Athl Train.* 2007; 42(Suppl): S-83.

[6] Buckley BD, Thigpen CA, Joyce CJ, Bohres SM, Padua DA. Knee and hip kinematics during a double leg squat predict knee and hip kinematics at initial contact of a jump landing task. *J Athl Train.* 2007; 42(Suppl): S-81.

[7] Hollman JH, Kolbeck KE, Hitchcock JL, Koverman JW, Krause DA. Correlations between hip strength and static foot and knee posture. *J Sport Rehab.* 2006; 15: 12–23.

[8] Nadler SF, Malanga GA, DePrince M, Stitik TP, Feinberg JH. The relationship between lower extremity injury, low back pain, and hip muscle strength in male and female collegiate athletes. *Clin J Sport Med.* 2000; 10: 89–97.

[9] McLean L. The effect of postural correction on muscle activation amplitudes recorded from the cervicobrachial region. *J Electromyogr Kinesiol.* 2002; 15: 527–535.

[10] Thigpen CA, Padua DA, Guskiewicz KM, Michener LA. Three-dimensional shoulder position in individuals with and without forward head and rounded shoulder posture. *J Athl Train.* 2006; 41(2).

[11] Szeto GPY, Straker L, Raine S. A field comparison of neck and shoulder postures in symptomatic and asymptomatic ofice workers. *Appl Ergo.* 2002; 33: 75–84.

[12] Hirashima M, Kadota H, Sakurai S, Kudo K, Ohtsuki T. Sequential muscle activity and its functional role in the upper extremity and trunk during overarm throwing. *J Sports Sci.* 2002; 20: 301–310.

[13] Lewis JS, Green A, Wright C. Subacromial impingement syndrome: the role of posture and muscle imbalance. *J Shoulder Elbow Surg.* 2005; 14(4): 385–392.

[14] Bayes MC, Wadsworth LT. Upper extremity injuries in golf. *Phys Sports Med.* 2009; 37(1): 92–96.

[15] Fredericson M, Cookingham CL, Chaudhari AM, Dowdell BC, Oestreicher N, Sahrmann SA. Hip abductor weakness in distance runners with iliotibial band syndrome. *Clin J Sport Med.* 2000; 10: 169–175.

[16] Ireland ML, Willson JD, Ballantyne BT, Davis IM. Hip strength in females with and without patellofemoral pain. *J Orthop Sports Phys Ther.* 2003; 33(11): 671–676.

[17] Mascal CL, Landel R, Powers C. Management of patellofemoral pain targeting hip, pelvis, and trunk muscle function: 2 case reports. *J Orthop Sports Phys Ther.* 2003; 33(11): 647–660.

[18] Myer GD, Ford KR, Hewett TE. Rationale and clinical techniques for anterior cruciate ligament injury prevention among female athletes. *J Athl Train.* 2004; 39(4): 352–364.

[19] Hewett TE, Myer GD, Ford KR. Decrease in neuromuscular control about the knee with maturation in female athletes. *J Bone Joint Surg Am.* 2004; 86–A(8): 1601–1608.

[20] Hale SA, Hertel J, Olmsted-Kramer LC. The effect of a 4-week comprehensive rehabilitation program on postural control and lower extremity function in individuals with chronic ankle instability. *J Orthop Sports Phys Ther.* 2007; 37(6): 303–311.

[21] Riddle DL, Pulisic M, Pidcoe P, Johnson RE. Risk factors for plantar fasciitis: a matched case-control study. *J Bone Joint Surg Am.* 2003; 85–A(5): 872–877.

[22] Fry AC, Smith JC, Schilling BK. Effect of knee position on hip and knee torques during the barbell squat. *J Strength Cond Res.* 2003; 17(4): 629–633.

[23] Lee D. *The Pelvic Girdle.* 2nd ed. Edinburgh, UK: Churchill Livingstone; 1999.

[24] Mooney V, Pozos R, Vleeming A, Gulick F, Swenski D. Coupled Motion of Contralateral LatissimusDorsi and Gluteus Maximus: Its Role in Sacroiliac Stabilization. In: Vlemming A, Mooney V, Dorman C, Stoeckart R, eds. *Movement, Stability and Low Back Pain.* New York: Churchill Livingstone; 1997; 115–122.

[25] Innes K. The Effect of Gait on Extremity Evaluation. In: Hammer W, ed. *Functional Soft Tissue Examination and Treatment by Manual Methods.* Gaithersburg, MD: Aspen Publishers, Inc; 1999; 357–368.

[26] Vleeming A, Snijders CF, Stoeckart R, Mens FMA. The role of sacroiliac joints in coupling between spine, pelvis, legs and arms. In: Vlemming A, Mooney V, Dorman C, Stoeckart R, eds. *Movement, Stability and Low Back Pain.* New York: Churchill Livingstone; 1997; 53–71.

[27] Neumann DA. *Kinesiology of the Musculoskeletal System: Foundations for Physical Rehabilitation.* St. Louis: Mosby; 2002.

第15章

肩肘腕损伤纠正策略

本章目标

完成这一章的学习，你将能够做到以下几点。

✔ 了解肩肘腕的基本功能解剖学。

✔ 了解常见肩肘腕损伤的发生机制。

✔ 掌握可导致肩肘腕损伤的常见风险因素。

✔ 为肩肘腕损伤进行系统评估并制定纠正性训练策略。

简介——肩

据报道，在美国，肩痛在普通人群中的发生率高达21%[1-2]，40%的人持续疼痛至少一年[3]，因此预计每年产生的医疗成本为390亿美元[4]。肩部撞击是最普遍的诊断原因，占肩痛统计报告的40%~65%[5]，而外伤性肩关节脱位占肩痛原因的15%~25%[6-11]。肩痛的持久性特点可能是由于肩关节力学结构改变，引起肩关节囊韧带结构、关节软骨和肌腱的退行性变化所致。多达70%的肩关节脱位患者在2年内反复经历肩关节不稳的问题[12, 13]，并且由于盂肱关节活动增多而导致罹患盂肱关节骨关节炎的可能性上升[14, 15]。随着时间的推移，退行性变化可能也通过内在和外在的危险因素弱化肌腱而影响肩袖[5, 16-20]，例如重复地过顶动作（>60度肩上举），举过肩高的负荷增加[21]，以及头部前伸和圆肩姿势[22]，此外还有肩胛骨运动异常和肌肉活动异常（力偶关系异常）[23-26]。理论上来说这些因素使肩关节肌肉（尤其是肩袖肌群）承受过度负荷，也会导致肩关节疼痛和功能障碍。考虑到肩痛的治疗费用、发生率以及解决难度，针对这些因素的练习方案对于预防肩关节损伤是关键。

肩关节功能解剖学回顾

　　肩胛带的独特解剖结构使肩关节具有最大的灵活性，同时通过动态和静态的稳定结构保持稳定。稳定性主要来自于肩胛带肌群，而相对松弛的关节囊韧带结构可产生灵活性。稳定性是由静态和动态稳定系统维持的，它们必须一起工作来创造协调运动，以达到高速、大扭矩和准时，例如游泳和全力投掷类运动中的环转动作，肩关节所产生的力量会超过3倍体重产生的重力[27]。肩胛带有许多骨骼、肌肉和韧带，要进一步了解细节，读者需要复习一些基本的解剖学知识。

环转　肢体的圆周运动。

骨骼和关节

　　肩胛带具有全身最大的关节活动度，肩胛带特指肱骨、肩胛骨、锁骨和胸廓之间组成的盂肱（GH）、肩锁（AC）、胸锁（SC）和肩胛胸壁关节（图15.1）。肩下方是腰椎－骨盆－髋关节复合体（LPHC，图15.2），包括腰骶关节、骶髂关节和髋股关节（见第14章）。这些结构附着了许多重要的筋膜组织，尤其是背阔肌，它是使肩关节内收和内旋的主要肌肉。因此，LPHC的功能障碍可能影响肩关节的功能，反之亦然。

盂肱关节

　　盂肱关节是一个球窝关节，由肩胛骨的关节盂和肱骨头组成（图15.3）。这个关节提供了很大的活动范围和灵活性，但牺牲了其稳定性[28]。关节盂的表面积只有肱骨头表面积的四分之一到三分之一，接触面积小，稳定性低。盂肱关节必须依赖其静态和动态稳定结构来维持稳定及支持关节运动。静态稳定结构包括盂唇和关节囊，关节囊包括两条重要的韧带——盂肱中、下韧带（图15.4）。盂肱下韧带被分成三部分：前带、后带和腋下带。在盂肱关节活动度的终末端，这些韧带绷紧来限制活动并提供功能稳定。这些韧带附着在盂唇和肱骨头。构成复杂的盂肱下韧带骨头前移时的主要拮抗和稳定结构。盂肱韧带的前、后部通过在最大内外旋时绷紧来帮助稳定关节，盂肱关节反复做最大角度的内外旋容易导致韧带的这些位置受损。然而，在肩关节活动度的中间位置，这些韧带相对松弛，关节在很大程度上必须依赖周围的肌肉组织来保持动态稳定[29]。

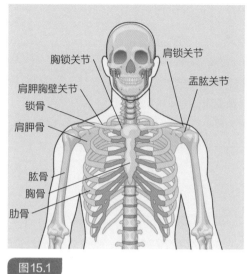

图15.1

肩胛带

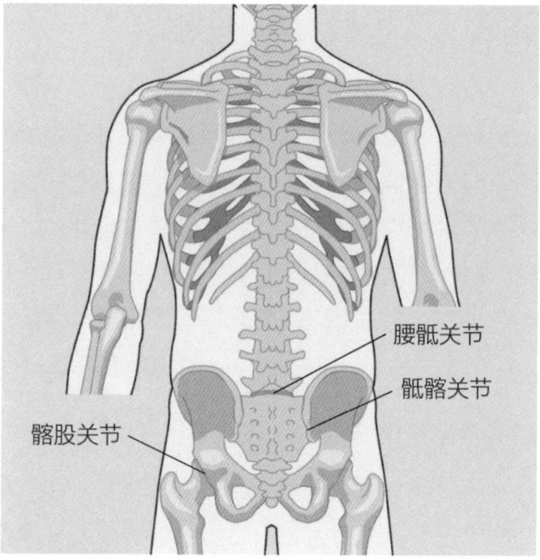

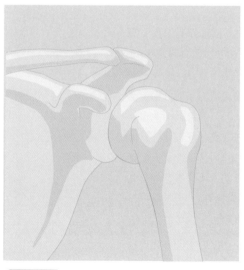

图15.3

盂肱关节

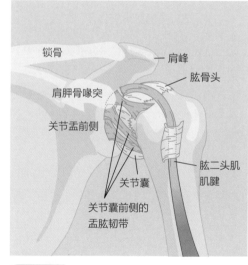

图15.2

肩下方结构

图15.4

肩关节主要韧带

知识延伸

挤压位置和颈后训练

挤压位置是肩关节接触面最大限度贴合并且关节囊和韧带延展的能力最差的位置。在这个位置上，关节表面是被挤压的，此时关节最具稳定性，但灵活性最差。设想一下，握住毛巾两端并且朝相反的方向拧，留意拧毛巾时你的手是怎样靠近的。关节被挤压是由于关节囊和韧带此时被回旋和拉紧。在这种情况下关节的接触面无法被分开，但是在这个位置上，挤压和剪切力很可能使关节损伤。

要清楚一点，这个位置本身并不危险，但作用于关节/肢体的外力的方向和数量将决定风险的水平。为了减少关节压力以及损伤风险，应当让关节处于松弛位置。在这个位置上关节的接触面最不贴合，并且关节囊和韧带有最大的延展性。举个例子，很多人试着通过颈后下拉或上推来加强他们的背阔肌和三角肌。这迫使他们的肩关节进入挤压位置（肩外旋、外展和最大幅度上举）。然而，一个简单的调整就是在肩关节前方做下拉和上推（颈前下拉和颈前推举），这可以避免肩关节进入挤压位置，提供一个更安全的替代练习来避免未来的损伤。

动态稳定结构

与肩关节有关的肌肉有许多（表15.1）。盂肱关节的动态稳定性依赖于关节周围的肌肉组织，包括肩袖肌群和肩胛骨稳定肌群[29]。肩袖肌群是盂肱关节主要的转向结构。肩袖肌群由前方的冈上肌和肩胛下肌以及后方的冈下肌和小圆肌组成（图15.5）。肩外展的前15度由冈上肌启动，余下的运动幅度由三角肌完成。三角肌和冈上肌按照一定的力偶关系，共同在额状面工作控制肱骨头。肩胛下肌的主要作用是使肱骨内旋，同时也是稳定肩关节和下压肱骨头的主要肌肉[30]。冈下肌和小圆肌负责盂肱关节外旋，可以降低肱骨内旋的速度。肩胛下肌和肩袖肌群后部按照一定的力偶关系一同工作来控制肱骨头水平面的运动[27]。可参见第2章，详细回顾肌肉的位置和功能。

表15.1	与肩关节有关的重要肌肉
• 冈上肌	• 胸大肌和胸小肌
• 肩胛下肌	• 背阔肌
• 冈下肌	• 菱形肌
• 大圆肌和小圆肌	• 斜方肌
• 三角肌	• 肩胛提肌

图15.5

肩袖肌群

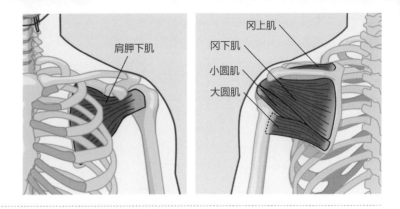

肩胛下肌

冈上肌
冈下肌
小圆肌
大圆肌

肩胛骨的功能

肩胛胸壁关节使肩关节上提角度能够在盂肱关节允许的120度基础上实现更多，并且通过附着在肩胛骨上的17块肌肉而在提供运动和维持肩胛带稳定性[29]中发挥重要的作用。这些肌肉准确发力时，为肱骨滑行提供稳定基础并确保下肢和躯干力量的有效传递。这是通过斜方肌上束、中束、下束以及前锯肌的力偶关系来实现的（图15.6）。有效的力偶关系依赖于互相拮抗的肌肉之间的最佳长度–张力关系。

图15.6

肩关节的力偶关系

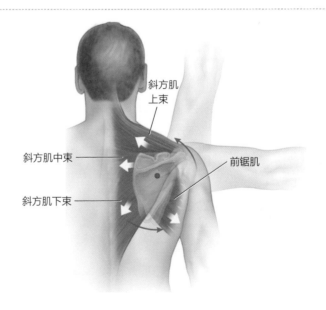

斜方肌
上束

斜方肌中束

斜方肌下束

前锯肌

肌肉发力能力降低可能会打乱肌肉之间的协同作用并降低构成力偶关系的肌肉有效控制关节运动的能力[31]。例如，胸小肌止于肩胛骨喙突，它的紧张将限制前锯肌使肩胛骨上回旋和后倾的有效性。这会改变肩袖肌群的长度－张力关系，削弱其稳定盂肱关节的能力[32]。胸小肌与肩胛骨错位密切相关，因为它可以使肩胛骨前引和前倾[33, 34]（图15.7）。

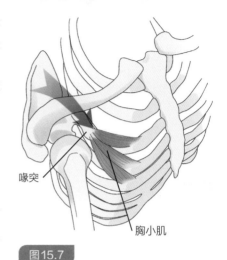

喙突

胸小肌

图15.7

胸小肌和肩胛骨错位

常见肩关节损伤及相关动作障碍

总体上可将肩关节损伤分为肩袖肌群损伤和关节囊韧带结构损伤（表15.2）。肩袖肌群损伤，比如拉伤、断裂和肌腱病等，约占肩关节损伤的75%~80%。肩袖肌群过度使用会产生肌肉拉伤，造成肌腹和肌腱内的微细损伤，并立刻引发炎症反应和导致肌肉功能降低。相比之下，关节囊韧带结构的损伤会导致肩关节被动稳定结构（例如盂肱下韧带和盂唇）产生缺陷（图15.8）。这些损伤会破坏肩关节执行上肢前伸和过顶动作的能力。

肩撞击

肩峰下撞击综合征（SAIS）是一个常见的诊断问题，总体上是指喙肩弓下运行结构的挤压，最常见的原因是肩峰下间隙减小（图15.9）。被撞击的结构包括冈上肌肌腱和冈下肌肌腱、肩峰下关节囊以及肱二头肌长头肌腱。在许多运动和日常活动所需的过顶动作中，这些结构受到反复挤压，会导致刺激和炎症[35]。而持续的炎症会降低肌肉工作效率，尤其会影响肩袖肌群。SAIS可能是肩峰畸形、肩袖肌群薄弱、肩关节不稳或者肩胛骨动力障碍的结果[36]。肩袖肌群薄弱和肩关节不稳会导致肱骨头向前上方过度移动以及外旋不足，这会限制肩峰和大结节的间

肩峰下撞击综合征（SAIS） 一个常见的诊断问题，总体上是指喙肩弓下运行结构的挤压，最常见的原因是肩峰下间隙减小。

动力障碍 盂肱关节运动中肩胛骨位置或活动出现的异常变化。

表15.2	与肩关节损伤相关的常见损伤	
局部损伤	**肩关节以上的损伤**	**肩关节以下的损伤**
肩袖肌群拉伤	颈部损伤和头痛	下腰背痛
肩袖肌群断裂		骶髂关节功能障碍
肩撞击		腘绳肌、股四头肌、腹股沟拉伤
肱二头肌肌腱病		髌腱末端病
肩关节不稳		髂胫束综合征
		足底筋膜炎
		跟腱炎

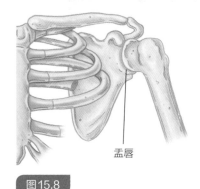

图15.8

盂唇

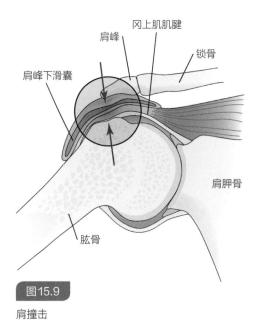

图15.9

肩撞击

隙[36]。正常肩胛骨上回旋、肱骨外旋的减少以及胸廓后倾，会导致喙肩弓下方空间的减小[35, 37-39]。许多错误的关节运动都可能是由肌肉不平衡或力偶关系破坏所引起的。

如果一直重复这些错误的动作，肩峰下间隙减小，会导致运行于喙肩弓下的结构受到撞击。肩胛骨上回旋以及后倾的减少已被证实是头部前伸、肩前移和驼背的结果[40-42]。随着时间的推移，这种异常的初始位置会将前锯肌、斜方肌下束、肩胛下肌和后部肩袖肌群置于不利的力学位置，可能导致肌肉薄弱，这种情况被称为上交叉综合征[43]（参见第5章）。肩胛骨的异常位置会导致肩峰下间隙减小并可能潜在地损伤上述的结构[35]。这种撞击或应力可以损伤肩袖肌群，让肌肉的功能无法达到最佳水平。盂肱关节力学结构因此而变得异常，这将增加肩关节损伤的风险，尤其是进行过顶运动时。

肩关节不稳

肩关节不稳有多种不同的产生机制，但无论是哪种机制，通常表现为向前或多方向的不稳。这些不稳在很大程度上依据所涉及的结构和损伤机制来区分。虽然具体的损伤机制可能有所不同，但所有形式的肩关节不稳，都可能是与结构力学不恰当和组织性能不佳相关的非创伤性损伤机制造成的[44, 45]。

最常见的是创伤性肩前侧不稳定，原因是摔倒时压迫了呈外旋外展拉伸出的上肢，或者是手臂向后或向侧方伸出以拦截某人[6, 7, 9-11, 46]。这会导致盂肱下韧带/前带损伤，也常常导致盂唇损伤。由此产生的肩前侧不稳通常会导致无法进行过顶运动，大部分情况下需要手术修复[47, 48]。重复的过顶运动或先天性过度灵活可能是肩关节不稳潜在原因。外展至终末位或内旋的重复性过顶运动，会导致静态稳定结构出现变形或故障[44]。静态结构的组织变形通常称为微细、多向或无创性不稳。如果过顶运动一直持续并且前面所讨论的动态稳定结构不发挥作用，那么肩袖疲劳和慢性损伤就会发生。普遍认为，由于损伤所导致的组织变形会引起关节及其稳定结构的局部传入神经阻滞，从而导致本体感觉能力降低[49, 50]。肩关节神经肌肉控制的改变可能导致肌肉激活不同步，引起盂肱关节轨迹异常，导

传入神经阻滞 由于感觉神经纤维被毁坏或受伤导致感觉神经脉冲消失或中断。

致出现肩关节功能障碍。这种功能障碍会导致肩袖的力量分散和张力的增加。这个过程会导致进一步的不稳定性，因为在这个过程中静态稳定结构被过度拉伸，动态结构越来越薄弱，并且机械感受器反应变慢，结果，肩关节的运动表现下降，这是人体为了避免损伤而做出的代偿[49, 50]。

远端损伤

如前所述，由于动力链上结构和组织的连通性，肩关节功能障碍会相对迁移或源于LPHC、膝关节、足和踝关节的不平衡或损伤，这些损伤包括下腰背痛、骶髂关节功能障碍、腘绳肌、股四头肌和腹股沟拉伤、髌腱末端病、髂胫束肌腱炎、足底筋膜炎、跟腱炎以及胫骨后肌肌腱炎（胫骨痛）。

肩关节损伤的评估和纠正性训练

■ 判断肩关节损伤的系统性过程

由于肩关节具有极高的活动度、有限的接触表面，以及与LPHC和颈椎的关联，因此肩关节功能障碍的评估包含许多关键要素。与之前章节一样，本节会复习一下执行静态、过渡性和动态评估的过程，以及活动度和肌肉力量测试时所需观察的要点，这些都会是肩关节损伤综合评估的关键。表15.3列出了肩关节损伤评估过程及可能反映潜在功能障碍的常见评估结果。

静态姿势

如本章前面所述，上交叉综合征是一种与肩关节功能障碍相关的常态姿势变形综合征。在第5章中提到，上交叉综合征以圆肩和头部前伸姿势为特征。这种姿势可以导致肩胛带关节动力学的异常、肩关节复合体压力的增加以及潜在的损伤。这种姿势变形与颈椎功能障碍和损伤有关（因此会在第16章做进一步讲解）。

表15.3	肩关节损伤的评估和观察示例
评估	观察
静态姿势	上交叉综合征
过顶深蹲	双臂向前落 塌腰（腰椎过度前凸）
肩水平外展测试	屈肘 耸肩
肩旋转测试	耸肩 手离开墙壁
肩屈曲测试	耸肩 塌腰（腰椎过度前凸）
推、拉、举评估	耸肩 手臂前移 翼状肩（推的评估）
角度测量	肩关节屈曲角度减少 盂肱关节的内旋和/或外旋减少
徒手肌力测试	下列一块或多块肌肉力量弱：斜方肌中、下束；菱形肌；肩袖肌群；前锯肌

上交叉综合征

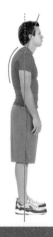

过渡动作评估

　　第6章提到的过顶深蹲测试的侧面观在预防肩关节损伤中最为重要。侧面观中两个重要的观察点是LPHC和上肢的下列代偿：腰椎过度前凸和双臂向前落。表15.4展示了每种代偿中过度活跃和不够活跃的肌肉。

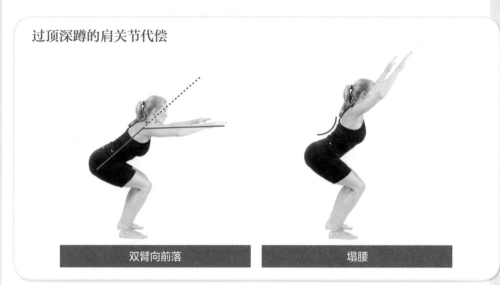

过顶深蹲的肩关节代偿

| 双臂向前落 | 塌腰 |

表15.4	肩关节过顶深蹲动作代偿总结		
代偿	可能过度活跃的肌肉	可能不够活跃的肌肉	潜在的损伤
双臂向前落	背阔肌 胸大肌/胸小肌 喙肱肌	斜方肌中、下束 菱形肌 肩袖肌群	头痛 肱二头肌肌腱炎 肩撞击 肩关节不稳
塌腰	背阔肌 竖脊肌 屈髋肌群	臀大肌 腘绳肌 核心稳定肌	腘绳肌、股四头肌、腹股沟拉伤 下腰背痛

　　肩水平外展测试、肩旋转测试和肩屈曲测试有助于判断潜在的肩关节功能障碍和活动受限（第6章）。在上肢功能测试中常见的三种动作代偿是肩关节上抬（耸肩）、屈肘和腰椎伸展过度。表15.5列出了每种代偿和可能导致这些代偿的，需要通过纠正性训练加以解决的潜在紧张或薄弱的肌肉。

常见的上肢动作代偿

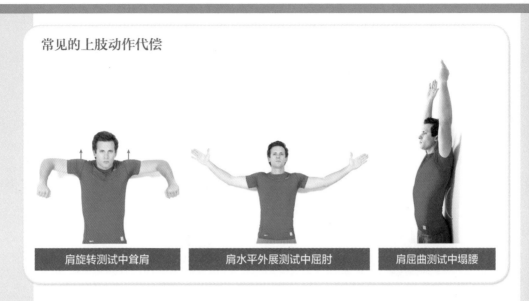

| 肩旋转测试中耸肩 | 肩水平外展测试中屈肘 | 肩屈曲测试中塌腰 |

表15.5	上肢动作评估中的常见动作代偿和潜在原因

代偿	潜在原因
屈肘	肱二头肌（长头）过度活跃 肱三头肌（长头）和肩袖肌群不够活跃
耸肩	斜方肌上束和肩胛提肌过度活跃 肩袖肌群，菱形肌和斜方肌中、下束不够活跃
塌腰	竖脊肌、胸大肌、胸小肌和背阔肌过度活跃 肩袖肌群，菱形肌，斜方肌中、下束和核心稳定肌不够活跃

　　最后，进行推、拉或举动作评估时，观察是否有任何的耸肩、手臂前移（上举动作评估）或翼状肩（俯卧撑评估）是很重要的。表15.6列出了每种代偿和可能导致这些代偿的、需要通过纠正性训练加以解决的潜在紧张或薄弱的肌肉。

推、拉、举动作代偿

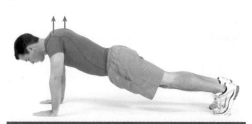

推的评估中出现翼状肩

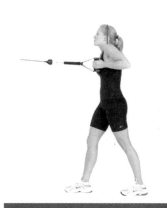

拉的评估中出现耸肩

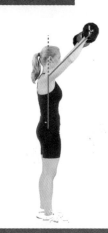

举的评估中出现手臂前移

表15.6	推、拉、举评估中的常见动作代偿和潜在原因		
检查点	代偿	可能过度活跃的肌肉	可能不够活跃的肌肉
肩关节	耸肩	斜方肌上束 肩胛提肌	斜方肌中、下束
	手臂前移	胸肌 背阔肌	肩袖肌群 斜方肌中、下束
	翼状肩	胸小肌	前锯肌 斜方肌中、下束

动态动作评估

　　上肢戴维斯测试（Davies Test，参见照片）是由戴维斯（Davies）等人提出的，用来进行上肢（UE，Upper Extremity）的动态评估[51]。这个测试已被证明有效，并且与肩袖力量以及肩关节功能表现的恢复有关[52]。没有肩关节功能障碍的人应该能够在30秒内完成至少20次动作。曾有研究认为，与这个动作相似的闭链运动也能够反映肩袖肌群和肩胛骨周围肌群的功能[53-56]。此外，在这个动态评估期间，应该评估动作的质量。在上肢活动中不能维持LPHC的中立位有可能意味着核心稳定性不足。肩关节上抬的增加、肩胛骨上缘和内侧缘靠近或肩胛骨内侧缘突出表明对肩胛的控制和稳定性的丧失。可参见第6章，复习如何正确地组织和执行这项评估，如果受试者不能执行戴维斯测试，可以让他们在跑步机上行走并进行评估，从侧面观察是否有圆肩和头部前伸的情况。

上肢戴维斯测试

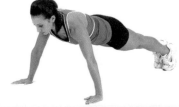

开始姿势

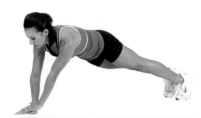

动作过程

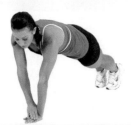

结束姿势

关节活动度评估

针对肩关节损伤所执行关节活动度（ROM）的评估，取决于过渡评估期间所看到的动作代偿。参见本章前面的"肩关节的评估和观察示例"表（表15.3），根据动作评估中看到的动作代偿，了解需要测量的主要肩关节活动度。另可参见第7章，查看如何正确地执行这些评估和关节的通常ROM值。

肌肉力量评估

与ROM评估一样，根据在过渡动作评估中出现的动作代偿选择徒手肌力测试的目标肌肉。"肩关节的评估和观察示例"表总结了根据在动作评估中出现的动作代偿，而选择需要做力量测试的主要肌肉。需要注意，必须由合格且获得资质的专业人员执行这些评估。可参见第8章，了解这些评估的正确执行方法。

■ 肩关节损伤的系统性纠正训练策略

接下来的内容为三种常见的肩关节障碍提供了使用纠正性训练连续体的示例策略，这三种肩关节障碍分别是过顶深蹲中的双臂向前落；上肢过渡动作评估以及任何形式的推、拉、举动作评估中的耸肩；俯卧撑评估中的翼状肩。可按照图片所示的动作，针对纠正性训练连续体的每个部分完成相应的练习来解决这些常见的肩关节损伤问题。整合训练应根据评估的结果和个人的能力采用不同的练习方法。

肩关节损伤：双臂向前落

第1步：抑制　　利用泡沫轴练习，需要进行放松的关键部位有背阔肌和胸椎。

自我筋膜松解

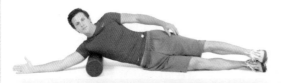

背阔肌

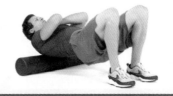

胸椎

第2步：拉长　　利用静态拉伸技术对关键肌群进行拉伸，包括背阔肌和胸肌。

静态拉伸

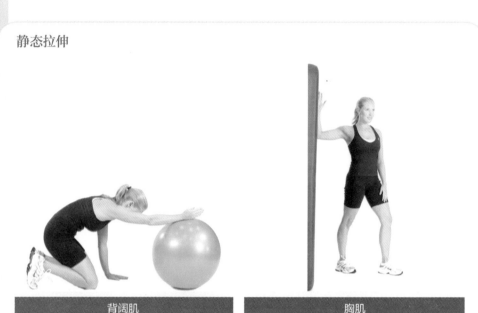

| 背阔肌 | 胸肌 |

第3步：激活　　通过分离强化训练或定位等长训练进行关键肌肉的激活训练，针对部位包括斜方肌中、下束，菱形肌和肩袖肌群（采用短木棒进行瑞士球上复合练习2）。也可以用哑铃做瑞士球上复合练习2。

分离强化训练

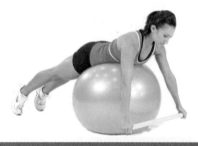 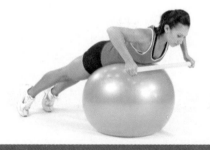

| 瑞士球上复合练习2（手持木棒）——开始 | 瑞士球上复合练习2（手持木棒）——划船 |

分离强化训练

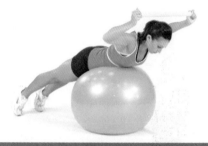 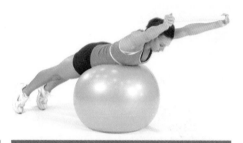

瑞士球上复合练习2（手持木棒）——旋转 | 瑞士球上复合练习2（手持木棒）——上举，结束

定位等长训练

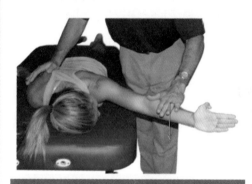 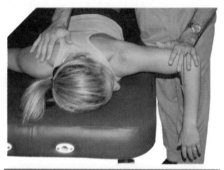

斜方肌中、下束 | 菱形肌

第4步：整合　　　针对双臂向前落的代偿，深蹲至划船是一个可执行的整合练习。这个练习可以通过双手交替、单手和单手加转体动作的进阶过程来实现，然后在单腿支撑基础上重复上述进阶过程。

动态动作整合训练

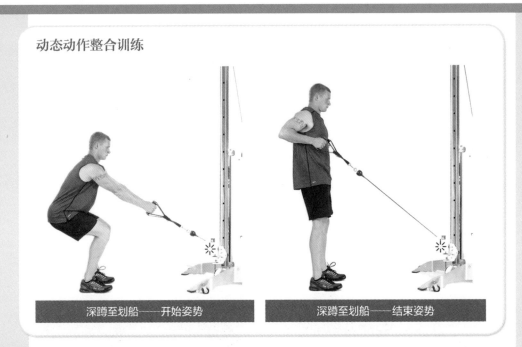

深蹲至划船——开始姿势　　深蹲至划船——结束姿势

肩关节损伤的纠正性训练方案示例：双臂向前落

阶段	方式方法	肌肉	参考变量
抑制	自我筋膜松解	背阔肌 胸椎	压痛点处保持30秒
拉长	静态拉伸	背阔肌 胸肌	保持30秒
激活	定位等长训练和/或分离强化训练	肩袖肌群 斜方肌中、下束 菱形肌	4次，每次强度依次递增至25%、50%、75%、100% 或 10~15次，2秒等长收缩，然后4秒离心收缩
整合*	动态动作整合训练	深蹲至划船	在稳定控制下进行 10~15次

*注意：如果刚开始训练时，客户不能完成表中列出的动态动作整合训练，则应重新设计更适合他/她的退阶练习。

肩关节损伤：耸肩

第1步：抑制　　　利用泡沫轴和辅助器械练习，需要进行放松的关键部位有胸椎、斜方肌上束和肩胛提肌。

自我筋膜松解

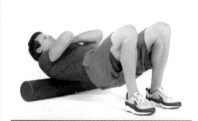 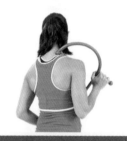 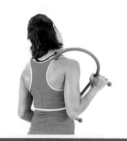

| 胸椎 | 肩胛提肌 | 斜方肌上束 |

第2步：拉长　　　通过静态拉伸技术对关键肌群进行拉伸，包括胸肌、斜方肌上束和肩胛提肌。

静态拉伸

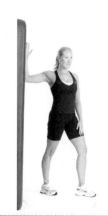 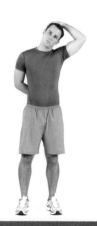 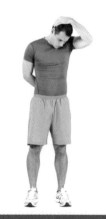

| 胸肌 | 斜方肌上束 | 肩胛提肌 |

第3步：激活   通过分离强化训练或定位等长训练进行关键肌肉的激活训练，针对的部位主要是斜方肌中、下束（眼镜蛇式）。

分离强化训练

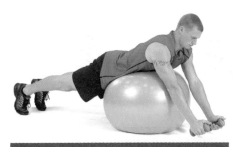 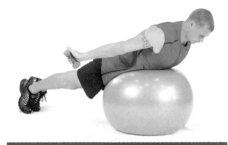

| 瑞士球眼镜蛇式——开始姿势 | 瑞士球眼镜蛇式——结束姿势 |

定位等长训练

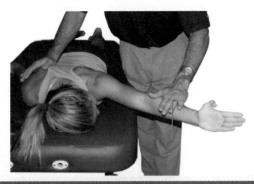

斜方肌中、下束

第4步：整合   针对此类代偿，可以使用的一种整合练习是PNF（本体感觉神经肌肉促进疗法）模式的单腿罗马尼亚硬拉。

动态动作整合训练

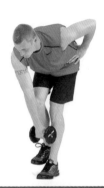

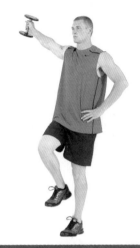

PNF模式的单腿罗马尼亚硬拉——开始姿势　　　PNF模式的单腿罗马尼亚硬拉——结束姿势

肩关节损伤的纠正性训练方案示例：耸肩

阶段	方式方法	肌肉	参考变量
抑制	自我筋膜松解	背阔肌、胸椎	压痛点处保持30秒
拉长	静态拉伸	斜方肌上束、肩胛提肌、胸肌	保持30秒
激活	定位等长训练或分离强化训练	斜方肌中、下束	4次，每次强度依次递增至25%、50%、75%、100% 或 10~15次，2秒等长收缩，然后4秒离心收缩
整合*	动态动作整合训练	PNF模式的单腿罗马尼亚硬拉	稳定控制下进行10~15次

*注意：如果刚开始训练时，客户不能完成表中列出的动态动作整合训练，则应重新设计更适合他/她的退阶练习。PNF，本体感觉神经肌肉促进疗法。

肩关节损伤：翼状肩

第1步：抑制　　　　利用泡沫轴练习，需要进行放松的关键部位有背阔肌和胸椎。

自我筋膜松解

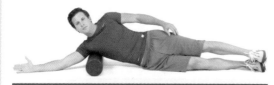

背阔肌

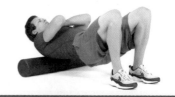

胸椎

第2步：拉长　　　　通过静态拉伸技术对关键肌群进行拉伸，包括背阔肌和胸肌。

静态拉伸

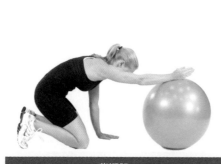

背阔肌

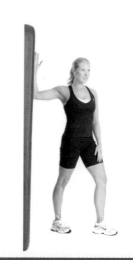

胸肌

第3步：激活　　　通过分离强化训练或定位等长训练进行关键肌肉的激活训练，针对前锯肌（加强版俯卧撑）和斜方肌中、下束（瑞士球上复合练习1）等。

分离强化训练

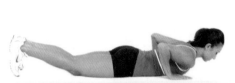

加强版俯卧撑——开始姿势

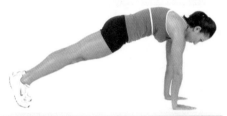

加强版俯卧撑——结束姿势

分离强化训练

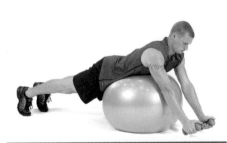

瑞士球上复合练习1——开始姿势

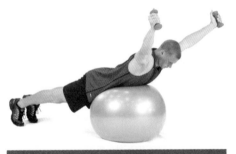

瑞士球上复合练习1——肩胛骨平面

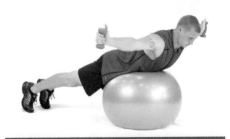

瑞士球上复合练习1——T字姿势

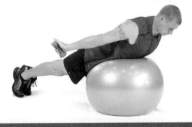

瑞士球上复合练习1——眼镜蛇式（结束姿势）

定位等长训练

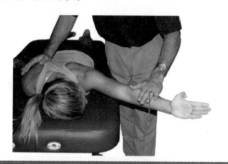

斜方肌中、下束

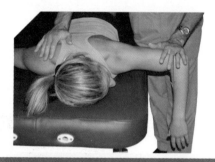

菱形肌

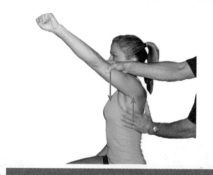

前锯肌

第4步：整合　针对此类代偿，可以执行的整合训练包括站姿单臂绳索推胸。

整合动态动作

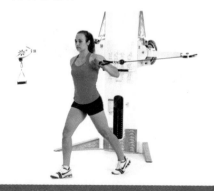

站姿单臂绳索推胸——开始姿势

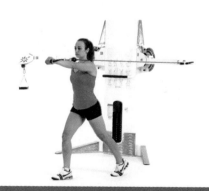

站姿单臂绳索推胸——结束姿势

肩关节损伤的纠正性训练方案示例：翼状肩			
阶段	方式方法	肌肉	参考变量
抑制	自我筋膜松解	背阔肌 胸椎	压痛点处保持30秒
拉长	静态拉伸	背阔肌 胸肌	保持30秒
激活	定位等长训练或分离 强化训练	斜方肌中、下束 前锯肌*	4次，每次强度依次递增至25%、50%、 75%、100% 或 10~15次，2秒等长收缩， 然后4秒离心收缩
整合*	动态动作整合训练	站姿单臂绳索推胸	稳定控制下进行 10~15次

*注意：如果刚开始训练时，客户不能完成表中的动态动作整合训练，则应重新设计更适合他/她的退阶练习。

简介——肘和腕

肘、前臂和腕的骨骼肌肉损伤约占所有工伤的三分之一[57]。这些损伤与其他解剖结构（如下腰背）相比会造成更大的生产力的损失。常见病症包括肌腱相关疾病，例如肱骨外上髁炎，发病人数约占总人口的3%[58]。造成如上损伤的因素大体相同，包括：重复性工作、上肢运动过多、强力刺激等[59, 60]。这些因素均会增加肘部屈伸肌群肌腱的压力。因此，损伤预防和治疗策略旨在减少重复性工作以及限制极端活动度的肘腕活动。

肘部和腕部功能解剖学回顾

骨骼与关节

肘关节最主要的功能是将能量从肩部传递到手，使机体可以精准有力地完成动作。肱骨、桡骨和尺骨组成肱尺关节或"真正意义上的"肘关节，位于肱骨小头和桡骨头之间的肱桡关节，以及桡尺近侧关节。肱尺关节为铰链关节，主要作用是使肘关节屈伸（图15.10）。桡尺近侧关节的主要作用是负责前臂的旋前和旋后动作（图15.10）。

腕关节由桡尺远侧关节以及近排（手舟骨、月骨、三角骨、豌豆骨）和远排（大多角骨、小多角骨、头状骨、钩骨或三角纤维软骨复合体）腕骨之间的小关节组成。近端腕关节是指由桡骨、手舟骨、月骨和三角纤维软骨复合体组成的关节。远端腕关节则由两排腕骨组成。腕关节的屈伸、桡屈、尺屈的大部分活动度都来源于近端腕关节（图15.11）。

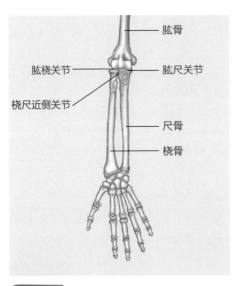

图15.10

肱尺关节和桡尺关节

图15.11

近端腕关节

表15.7	肘和腕关节部位的主要肌肉
• 肱二头肌	• 旋前圆肌
• 肱三头肌	• 旋后肌
• 肱肌	• 屈腕肌群
• 肱桡肌	• 伸腕肌群
• 旋前方肌	

肌肉

肘、前臂和腕关节周围的肌肉可以简单地分为屈肘肌群、伸肘肌群、屈腕肌群和伸腕肌群（表15.7）。肱肌的主要作用是屈肘，它的协同肌是肱二头肌，同时肱二头肌在特定体位下起主要的旋后作用。伸肘肌群包括肱三头肌长头和短头，此肌肉在有力的旋前、旋后以及腕关节运动时，与肱肌协同工作保持肘关节的稳定。以上肌肉的具体位置和功能详见第2章。

腕关节很独特，因为多数控制腕关节的肌肉没有直接附着于此处。屈腕肌群经由屈肌总腱附着于肱骨内上髁，伸腕肌群经由伸肌总腱附着于肱骨外上髁。这些肌肉具有相对较短的肌腹和较长的肌腱，不仅可使腕关节发生屈伸运动，同时可使手指产生屈伸运动（图15.12）。所有这些肌肉在被提及作用时，除了针对某一特定关节描述该肌肉的向心作用，更重要的是，这些肌肉可控制动作（离心作用），从而允许手和腕部进行有力的运动，比如转动扳手或挥网球拍（图15.13）。因此，肘和腕的最佳的纠正性训练计划是将肌肉的柔韧性训练到最好，以此来降低肌肉对爆发力和稳定能力的限制。除此之外，必须强化这些肌肉的离心功能，从而使其对肘和腕有良好的稳定作用，减少肌腱的压力。

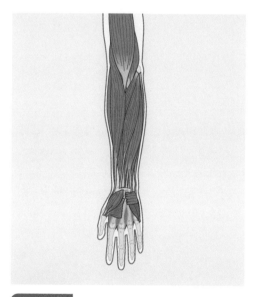

图15.12A

腕关节肌肉组织：屈腕肌群

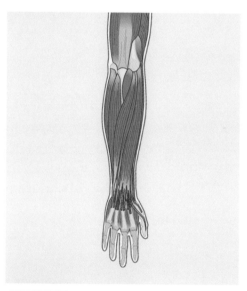

图15.12B

腕关节肌肉组织：伸腕肌群

图15.13

腕关节的离心控制示例

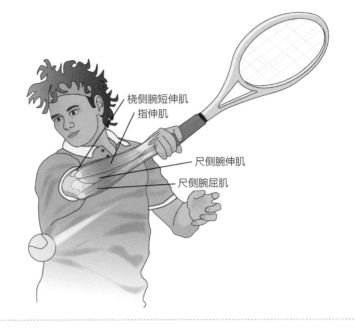

桡侧腕短伸肌
指伸肌
尺侧腕伸肌
尺侧腕屈肌

肘部和腕部常见损伤

桡骨茎突狭窄性腱鞘炎
控制拇指活动的两根肌
腱的腱鞘或鞘管的炎症
或肌腱变性。

肘关节和腕关节发生的与肌腱相关的病症，包括肱骨内上髁炎和外上髁炎（图15.14）以及桡骨茎突狭窄性腱鞘炎（de Quervain syndrome）。外上髁炎是最常见的损伤，表现为肱骨外上髁稍微远端处有疼痛，以及腕关节抗阻伸展时疼痛。值得注意的是，尽管该病症被诊断为"炎"症，但它不同于急性炎症反应。目前的研究明确指出，大部分患有肱骨外上髁炎的患者伸肌肌腱疼痛并出现退化，退化的特征为成纤维细胞和血管改变，所以其更准确的叫法应为肌腱病[58, 61]。而肌腱复合体的改变被认为是由伸肌肌腱承受不正常的负荷造成的，尤其是桡侧腕短伸肌的不正常负荷[57, 62]。尽管不是很常见，但相似的情况也发生在腕关节内侧的屈肌总腱上。伸肌总腱或屈肌总腱的压力增加都有可能是肘和腕部的肌肉失衡造成的。这些失衡可能表现为肘关节伸展、旋前、旋后和腕关节屈伸时的活动度缺失。

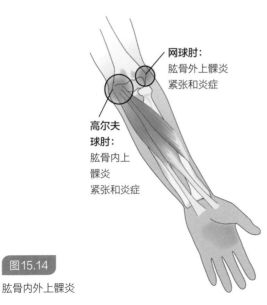

网球肘：
肱骨外上髁炎
紧张和炎症

高尔夫球肘：
肱骨内上髁炎
紧张和炎症

图15.14

肱骨内外上髁炎

肘和腕部损伤的评估和纠正性训练

■ 判断肘、腕部损伤的系统性过程

关节活动度评估

　　为了确定最合适的纠正性训练策略，需对肘和腕关节进行评估。评估过程可以简化为两步：第一步为关节活动度或柔韧性评估，第二步为肌肉力量评估。如果肘关节屈或伸受限，那么接下来应分别在肩关节处于屈曲和伸展位时，再对肘关节进行屈伸评估，确定具体是哪些肌肉导致的受限。如果肩关节在屈曲位时肘关节伸展受限，则肱肌为主要限制的肌肉。如果肘关节伸展受限只发生在肩关节处于伸展位时，则肱二头肌长头为主要原因。腕关节屈伸活动度也应在肘关节处于屈曲和伸展位时进行评估。如果腕关节屈曲或伸展活动受限发生于肘关节伸展时，这意味着腕屈肌总腱群或腕伸肌总腱群可能为限制活动的原因。如果在肘关节处于屈曲位时腕关节活动受限，则暗示腕关节出现问题。此时，可能需要物理治疗师、运动防护师或医师应对客户进行完整系统的检查。

肱肌受限评估

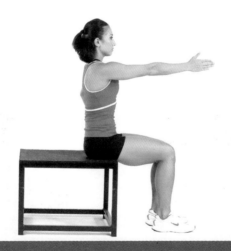

肱二头肌长头受限评估

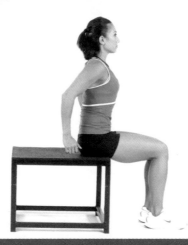

主动腕关节活动度评估

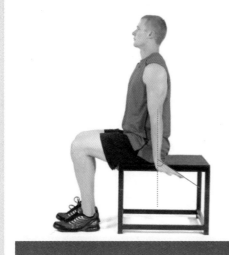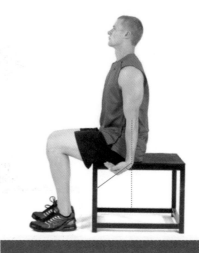

腕关节受限情况评估

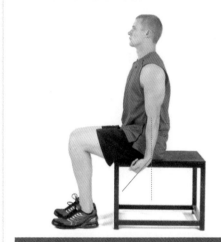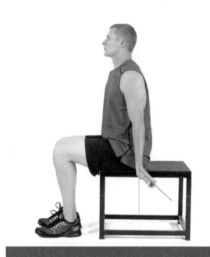

■ 肘和腕损伤的纠正性训练策略

下文将针对肘和腕关节活动受限问题提供一系列的纠正性训练策略示例。所提供的照片展示了纠正训练连续体每个部分中可以采用的训练，以帮助解决这些常见的肘和腕关节损伤问题。

第1步：抑制　　抑制技术操作简单，患者可对上肢和前臂的压痛点或扳机点自我施压。保持此压力30秒。

第2步：拉长　　肩和肘均处于伸展位的复合动作对拉伸肱二头肌长头效果最佳。同样，肘关节伸展位的腕关节屈或伸可很好地拉伸前臂肌肉。使用此技巧时每个拉伸动作每次持续30秒，重复2~3次，坚持数周，有助于改变肌肉的长度。

静态拉伸

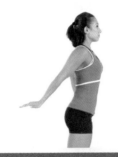 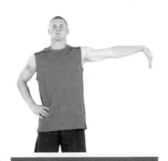 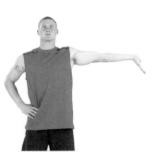

| 静态肱二头肌长头拉伸 | 静态伸腕肌群拉伸 | 静态屈腕肌群拉伸 |

第3步：激活 应在抑制或拉长训练之后对屈肘肌群和伸肘肌群、屈腕肌群和伸腕肌群进行分离强化训练。对肱三头肌长短头以及肘屈肌的有效分离强化练习，正是传统力量训练在一个训练连续体中恰当应用的范例。此外，还应对屈腕肌群和伸腕肌群进行类似的分离强化练习。

肘部和腕部肌肉的分离强化训练

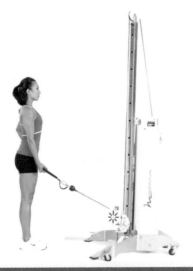 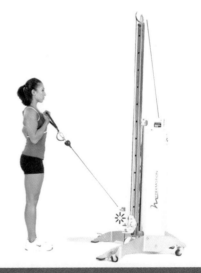

| 站姿肩中立位屈肘练习——开始姿势 | 站姿肩中立位屈肘练习——结束姿势 |

肘部和腕部肌肉的分离强化训练

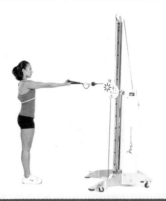

站姿肩屈位屈肘练习——开始姿势

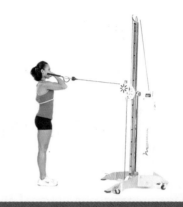

站姿肩屈位屈肘练习——结束姿势

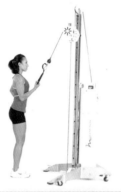

站姿肩中立位伸肘练习——开始姿势

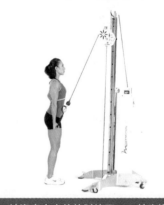

站姿肩中立位伸肘练习——结束姿势

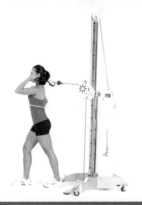

站姿肩屈位伸肘练习——开始姿势

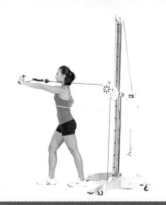

站姿肩屈位伸肘练习——结束姿势

肘部和腕部肌肉的分离强化训练

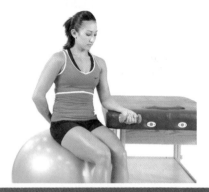

腕关节屈曲练习——开始姿势

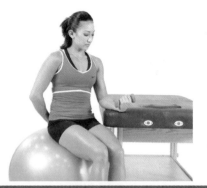

腕关节屈曲练习——结束姿势

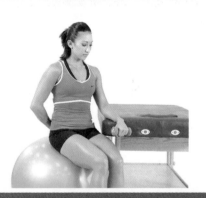

腕关节伸展练习——开始姿势

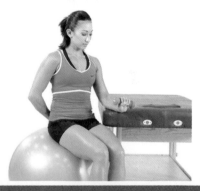

腕关节伸展练习——结束姿势

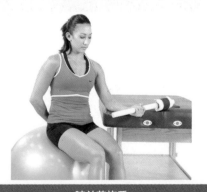

腕关节旋后

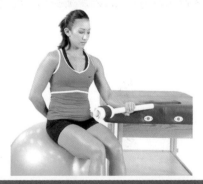

腕关节旋前

第4步：整合　　　肘部和腕部的整合训练动作有很多，几乎任何需要手的抓握的多关节复合性运动都属于此类。最有效的整合策略应当利用神经学的原理，将腕和肘的屈曲与肩关节屈曲复合，并将腕和肘的伸展与肩关节伸展复合。腕、肘、肩的运动可以整合到全身性运动中，如站姿背阔肌下拉（屈曲机制）或使用眼镜蛇式进行肱三头肌伸展练习（伸展机制）。

肘和腕部肌肉的分离整合练习

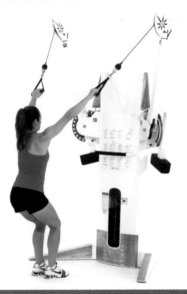

站姿背阔肌下拉——开始姿势

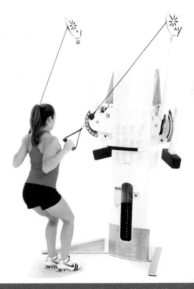

站姿背阔肌下拉——结束姿势

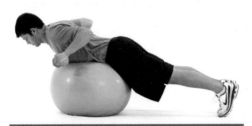

眼镜蛇式俯卧球上臂屈伸——开始姿势

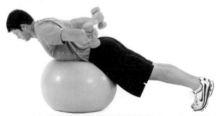

眼镜蛇式俯卧球上臂屈伸——结束姿势

肘和腕部损伤的纠正性训练方案示例

阶段	方式方法	肌肉	参考变量
抑制	自我筋膜松解	肱肌 肱二头肌 屈腕肌群或伸腕肌群	压痛点处保持30秒
拉长	静态拉伸	肱二头肌 屈腕肌群或伸腕肌群	保持30秒
激活	分离强化训练	屈肘肌群 伸肘肌群 屈腕肌群或伸腕肌群 腕旋后肌群或腕旋前肌群	10~15次，2秒等长收缩，然后4秒离心收缩
整合*	动态动作整合训练	站姿背阔肌下拉 眼镜蛇式俯卧球上臀屈伸	在稳定控制下进行10-15次

*注意：如果刚开始训练时，客户不能完成表中的动态动作整合训练，则应重新设计更适合他/她的退阶练习。

小结

　　肩肘腕部的损伤会大大限制人们参与日常休闲和竞技体育活动的能力。常见的肩部损伤如肩部撞击综合征和肩部不稳等，通常都与肩部的动作障碍有关。常见肘部损伤包括肱骨外上髁炎和内上髁炎。与身体其他部位的损伤一样，可通过应用一系列简单的临床检查来确定活动障碍，解决客户的许多肌力失衡问题，通过聚焦抑制−拉长−激活−整合四个步骤的纠正性训练能够较好地处理肩肘腕部的肌肉失衡问题。如果有活动障碍的客户通过纠正性训练没有解决问题，或者产生疼痛，则表明该客户需要专业物理治疗师或运动防护师的进一步详细诊治。

参考文献

[1] Bongers PM. The cost of shoulder pain at work. *BMJ*. 2001; 322(7278): 64–65.

[2] Urwin M, Symmons D, Allison T, et al. Estimating the burden of musculoskeletal disorders in the community: the comparative prevalence of symptoms at different anatomical sites, and the relation to social deprivation. *Ann Rheum Di*. 1998; 57(11): 649–655.

[3] van der Heijden G. *Shoulder disorders: a state of the art review*. Baillieres Best Pract Res Clin Rheumatol. 1999; 13(2): 287–309.

[4] Johnson M, Crosley K, O'Neil M, Al Zakwani I. Estimates of direct health care expenditures among individuals with shoulder dysfunction in the United States. *J Orthop Sports Phys Ther*. 2005; 35(1): A4–PL8.

[5] van der Windt DA, Koes BW, Boeke AJ, Deville W, De Jong BA, Bouter LM. Shoulder disorders in general practice: prognostic indicators of outcome. *Br J Gen Pract*. 1996; 46(410): 519–523.

[6] Hovelius L. Shoulder dislocation in Swedish ice hockey players. *Am J Sports Med*. 1978; 6: 373–377.

[7] Hovelius L. Incidence of shoulder dislocation in Sweden. *Clin Orthop Relat Res*. 1982; 166(6): 127–131.

[8] Simonet WT, Melton J III, Cofield RH, Ilstrup DM. Incidence of anterior shoulder dislocation in Olmsted County, Minnesota. *Clin Ortho Relat Res*. 1983; 186(6): 186–191.

[9] Owens BD, Agel J, Mountcastle SB, Cameron KL, Nelson BJ. Incidence of glenohumeral instability in collegiate athletics. *Am J Sports Med*. 2009; 37(9): 1750–1754.

[10] Owens BD, Duffey ML, Nelson BJ, DeBerardino TM, Taylor DC, Mountcastle SB. The incidence and characteristics of shoulder instability at the United States Military Academy. *Am J Sports Med*. 2007; 35(7): 1168–1173.

[11] Owens BD, Dawson L, Burks R, Cameron KL. Incidence of shoulder dislocation in the United States military: demographic considerations from a high–risk population. *J Bone Joint Surg Am*. 2009; 91(4): 791–796.

[12] Simonet WT, Cofield RH. Prognosis in anterior shoulder dislocation. *Am J Sports Med*. 1984; 12(1): 19–24.

[13] Hovelius L, Olofsson A, Sandstrom B, et al. Nonoperative treatment of primary anterior shoulder dislocation in patients forty years of age and younger. A prospective twenty–five–year follow–up. *J Bone Joint Surg Am*. 2008; 90(5): 945–952.

[14] Buscayret F, Edwards TB, Szabo I, Adeleine P, Coudane H, Walch G. Glenohumeralarthrosis in anterior instability before and after surgical intervention. *Am J Sports Med*. 2004; 32(5): 1165–1172.

[15] Cameron ML, Kocher MS, Briggs KK, Horan MP, Hawkins RJ. The prevalence of glenohumeral osteoarthrosis in unstable shoulders. *Am J Sports Med*. 2003; 31(1): 53–55.

[16] Carpenter JE, Flanagan CL, Thomopoulos S, Yian EH, Soslowsky LJ. The effects of overuse combined with intrinsic or extrinsic alterations in an animal model of rotator cuff tendinosis. *Am J Sports Med*. 1998; 26(6): 801–807.

[17] Soslowsky LJ, Carpenter JE, Bucchieri JS, Flatow EL. Biomechanics of the rotator cuff. *Orthop Clin North Am*. 1997; 28(1): 17–30.

[18] Yamaguchi K, Ditsios K, Middleton WD, Hildebolt CF, Galatz LM, Teefey SA. The demographic and morpho-logical features of rotator cuff disease. A comparison of asymptomatic and symptomatic shoulders. *J Bone Joint Surg Am*. 2006; 88(8): 1699–1704.

[19] Yamaguchi K, Sher JS, Andersen WK, et al. Glenohumeral motion in patients with rotator cuff tears: a comparison of asymptomatic and symptomatic shoulders. *J Shoulder Elbow Surg*. 2000; 9(1): 6–11.

[20] Bigliani LU, Levine WN. Subacromial impingement syndrome. *J Bone Joint Surg Am*. 1997; 79(12): 1854–1868.

[21] NIOSH. *Musculoskeletal Disorders (MSDs) and Workplace Factors: A Critical Review of Epidemiologic Evidence for Work-Related Musculoskeletal Disorders of the Neck, Upper Extremity, and Low Back*. Cincinnati, OH: Centers for Disease Control and Prevention; 1997.

[22] Szeto GPY, Straker L, Raine S. A field comparison of neck and shoulder postures in symptomatic and asymptomatic office workers. *Appl Ergon*. 2002; 33(1): 75–84.

[23] Lukasiewicz AC, McClure P, Michener L, Pratt N, Sennett B. Comparison of 3–dimensional scapular position and orientation between subjects with and without shoulder impingement. *J Orthop Sports Phys Ther*. 1999; 29(10): 574–586.

[24] Ludewig PM, Cook TM. Alterations in shoulder kinematics and associated muscle activity in people with symptoms of shoulder impingement. *Phys Ther*. 2000; 80(3): 276–291.

[25] Thigpen CA, Padua DA, Karas SG. Comparison of scapular kinematics between individuals with and without multidirectional shoulder instability. *J Athl Train*. 2005; 40(2). 15–22.

[26] Thigpen CA, Padua DA, Xu N, Karas SG. Comparison of scapular muscle activity between individuals with and without multidirectional shoulder instability. *J Orthop Sports Phys Ther*. 2005; 35(1): A4–PL18.

[27] Pink M, Perry J. *Athletic Injuries and Rehabilitation*. Philadelphia, PA: WB Saunders; 1996.

[28] Moore KL. *Clinically Oriented Anatomy*. 3rd ed. Baltimore, MD: Williams & Wilkins; 1992.

[29] Terry G, Chopp T. Functional anatomy of the shoulder. *J Athl Train*. 2000; 35: 248–255.

[30] Decker MJ, Tokish JM, Ellis HB, Torry MR, Hawkins RJ. Subscapularis muscle activity during selected rehabilitation exercises. *Am J Sports Med*. 2003; 31(1): 126–134.

[31] Hamill J, Knutzen K. *Biomechanical Basis of Human Movement*. 2nd ed. Philadelphia, PA: Lippincott Williams & Wilkins; 2003.

[32] Kibler WB, Sciascia A, Dome D. Evaluation of apparent and absolute supraspinatus strength in patients with shoulder injury using the scapular retraction test. *Am J Sports Med*. 2006; 34(10): 1643–1647.

[33] Borstad JD. Resting position variables at the shoulder: evidence to support a posture–impairment association. *Phys Ther*. 2006; 86(4): 549–557.

[34] Borstad JD, Ludewig PM. The effect of long versus short pectoralis minor resting length on scapular kinematics in healthy individuals. *J Orthop Sports Phys Ther*. 2005; 35(4): 227–238.

[35] Michener LA, McClure PW, Karduna AR. Anatomical

and biomechanical mechanisms of subacromial imping-ement syndrome. *Clin Biomech (Bristol, Avon).* 2003; 18(5): 369–379.

[36] Schmitt L, Snyder–Mackler L. Role of scapular stabilizers in etiology and treatment of impingement syndrome. *J Orthop Sports Phys Ther.* 1999; 29(1): 31–38.

[37] McClure PW, Michener LA, Karduna AR. Shoulder function and 3–dimensional scapular kinematics in people with and without shoulder impingement syndrome. *Phys Ther.* 2006; 86(8): 1075–1090.

[38] Hebert LJ, Moffet H, Dufour M. Acromiohumeral distance in a seated position in persons with impingement syndrome. *J Magn Reson Imaging.* 2003; 18: 72–79.

[39] Hebert LJ, Moffet H, McFadyen BJ, Dionne CE. Scapular behavior in shoulder impingement syndrome. *Arch Phys Med Rehabil.* 2002; 83(1): 60–69.

[40] Finley MA, McQuade KJ, Rodgers MM. Effect of sitting posture on 3–dimensional scapular kinematics measured by skinmounted electromagnetic tracking sensors. *Arch Phys Med Rehabil.* 2003; 81: 563–568.

[41] Thigpen CA, Padua DA, Guskiewicz KM, Michener LA. Three–dimensional shoulder position in individuals with and without forward head and rounded shoulder posture. *J Athl Train.* 2006; 41(2). S–34.

[42] Thigpen CA, Padua DA, Michener LA, et al. Head and shoulder posture affect scapular mechanics and muscle activity in overhead tasks. *J Electromyogr Kinesiol.* 2010.

[43] Janda V. Evaluation of Muscle Imbalances. In: Liebenson C, cd. *Rehabilitation of the Spine.* Baltimore, MD: Williams & Wilkins; 1996; 97–112.

[44] Meister K. Injuries to the shoulder in the throwing athlete. Part one: biomechanics/pathophysiology/class-ification of injury. *Am J Sports Med.* 2000; 28(2): 265–275.

[45] McCluskey GM, Getz BA. Pathophysiology of anterior shoulder instability. *J Athl Train.* 2000; 35(3): 268–272.

[46] Rowe MCR, Harilaos T. Sakellarides M. Factors related to recurrences of anterior dislocations of the shoulder. *Clin Orthop.* 1961; 20: 40–47.

[47] Buss DD, Lynch GP, Meyer CP, Huber SM, Freehill MQ. Nonoperative management for inseason athletes with anterior shoulder instability. *Am J Sports Med.* 2004; 32(6): 1430–1433.

[48] Warner JJ, Micheli LJ, Arslanian LE, Kennedy J, Kennedy R. Patterns of flexibility. laxity, and strength in normal shoulders and shoulders with instability and impingement. *Am J Sports Med.* 1990; 18(4): 366–375.

[49] Safran MR, Borsa PA, Lephart SM, Fu FH, Warner JJ. Shoulder proprioception in baseball pitchers. *J Shoulder Elbow Surg.* 2001; 10(5): 438–444.

[50] Ozaki J. Glenohumeral movements of the involuntary

inferior and multidirectional instability. *Clin Orthop Relat Res.* 1989; 238: 107–111.

[51] Davies G, Kraushar D, Brinks K, Jennings J. Neuromus-cular Stability of the Shoulder Complex. In: Manske R, ed. *Rehabilitation for Post-Surgical Knee and Post-Surgical Shoulder Conditions.* Philadelphia, PA: Elsevier Science; 2006.

[52] Falsone SA, Gross MT, Guskiewicz KM, Schneider RA. One–arm hop test: reliability and effects of arm dominance. *J Orthop Sports Phys Ther.* 2002; 32(3): 98–103.

[53] Kibler WB, Sciascia AD, Uhl TL, Tambay N, Cunningham T. Electromyographic analysis of specific exercises for scapular control in early phases of shoulder rehabi-litation. *Am J Sports Med.* 2008; 36(9): 1789–1798.

[54] Maenhout A, Van Praet K, Pizzi L, Van Herzeele M, Cools A. Electromyographic analysis of knee push up plus variations: what's the influence of the kinetic chain on scapular muscle activity? *Br J Sports Med.* 2009.

[55] Cools AM, Dewitte V, Lanszweert F, et al. Rehabilitation of scapular muscle balance: which exercises to prescribe? *Ame J Sports Med.* 2007; 35(10): 1744–1751.

[56] Cools AM, Declercq GA, Cambier DC, Mahieu NN, Witvrouw EE. Trapezius activity and intramuscular balance during isokinetic exercise in overhead athletes with impingement symptoms. *Scand J Med Sci Sports.* 2007; 17(1): 25–33.

[57] Barr AE, Barbe MF, Clark BD. Work–related muscu-loskeletal disorders of the hand and wrist: epidemiology, pathophysiology, and sensorimotor changes. *J Orthop Sports Phys Ther.* 2004; 34(10): 610–627.

[58] Malliaras P, Maffulli N, Garau G. Eccentric training programmes in the management of lateral elbow tendinopathy. *Disabil Rehabil.* 2008; 30(20–22): 1590–1596.

[59] Keyserling WM. Workplace risk factors and occupa-tional musculoskeletal disorders, Part 1: a review of biomechanical and psychophysical research on risk factors associated with lowback pain. *Am Ind Hyg Assoc J.* 2000; 61(1): 39–50.

[60] Muggleton JM, Allen R, Chappell PH. Hand and arm injuries associated with repetitive manual work in industry: a review of disorders, risk factors and preventive measures. *Ergonomics.* 1999; 42(5): 714–739.

[61] Barr AE, Barbe MF. Pathophysiological tissue changes associated with repetitive movement: a review of the evidence. *Phys Ther.* 2002; 82(2): 173–187.

[62] Trudel D, Duley J, Zastrow I, Kerr EW, Davidson R, MacDermid JC. Rehabilitation for patients with lateral epicondylitis: a systematic review. *J Hand Ther.* 2004; 17(2): 243–266.

颈椎损伤纠正策略

完成这一章的学习，你将能够做到以下几点。

✔ 了解颈椎部分的基础功能解剖学。

✔ 了解常见颈椎损伤的发生机制。

✔ 掌握可导致颈椎损伤的常见风险因素。

✔ 为颈椎损伤进行系统评估并制定纠正性训练策略。

简介

根据美国国家健康统计研究所（NIHS，National Institute of Health Statistics）的调查，颈痛是美国的第三大常见疼痛[1]。通常，三分之二的人在一生中会经历颈痛。颈部疼痛的副作用可能较轻，也可能非常严重，它会影响人们日常的功能活动，例如坐、转身和睡觉。颈部疼痛可能是突发性的（持续发作少于3个月），也可能是慢性的（持续3个月以上）。NIHS的研究发现，大多数受访者（42%）经历颈痛达一年以上。此研究还发现，女性发生颈痛的概率是男性的3倍，并且如果一个人处于较大的压力下，其发生颈痛的风险还会增加1.5倍。但是研究表明，锻炼颈部力量，进行颈部拉伸，进行颈部本体感觉练习，可以减少颈痛的风险或者缓解颈痛的症状[2-11]。

与身体的其他部分一样，颈椎（CS）对其上下的其他结构有着复杂的影响。超过30块肌肉附着于颈椎部分和肩关节复合体。颈部的肌肉系统与前庭功能、本体感觉系统、头部和眼部的稳定、姿势定向、全身稳定性等反射系统有着密切的联系。所以，颈部出现功能障碍会导致全身其他部位出现多种类型的损伤。

颈椎功能解剖学回顾

如前所述，颈椎对其他的动力链有着极大的影响。颈部由许多的骨、关节和肌肉组成。本章简要回顾的是与所讲内容相关的结构。

颈部区域

具体观察肩颈部（图16.1），颈部在解剖学上的区域为：前后向从上项线（SNL）到肩胛冈；侧面从上项线和枕外粗隆到锁骨上缘和胸骨上切迹。

骨和关节

具体观察颈椎区域（图16.2），颈椎起于颅骨底，包含7块椎体。每一节独立椎体的缩写为C1（寰椎）、C2（枢椎）、C3、C4、C5、C6和C7。C2和其下每块椎骨之间都有椎间盘。颈椎的弯曲叫作脊柱前凸，若同时伴随胸椎弯曲，即胸椎前凸（俗称驼背）。

每个颈椎椎体通过许多不同类型的关节来连接其上下部分。颅骨底和C1合起来称寰枕关节。C1和C2构成了寰齿关节和寰枢关节（图16.3）。一个典型的颈椎椎体有4个小关节：在椎体左右各有一上下关节的关节面；以及两个钩椎关节（图16.4）。总体上，这些结构固定了许多主要的肌筋膜组织，对上下关节的运动产生了功能性影响。

图16.1

颈部的解剖区域

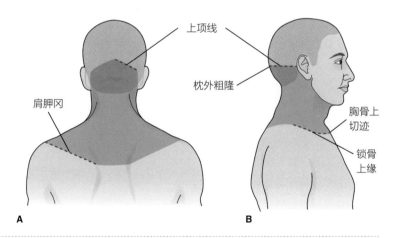

上项线

肩胛冈

枕外粗隆

胸骨上切迹

锁骨上缘

A

B

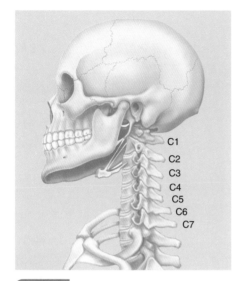

图16.2

颈椎的结构

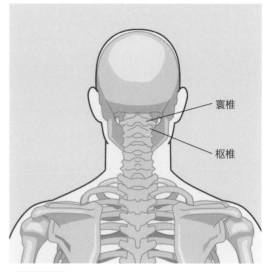

图16.3

寰椎（C1）和枢椎（C2）构成了寰齿关节和寰枢关节

颈椎的上方是颅骨，包括颞下颌关节（TMJ）。在颈椎的下方是胸椎、腰椎、胸廓、肩胛骨、肱骨和锁骨。这些结构合起来组合成了脊柱的颈胸和胸腰的连接处、肩胛胸壁关节、盂肱关节、肩锁关节（AC）以及胸锁关节（SC）（图16.5）。

肌肉

虽然颈椎只是脊柱的一小部分，但也有许多肌肉参与及负责颈椎的功能活动（表16.1）。颈深屈肌（颈长肌、头长肌、前头直肌与侧头直肌）、斜方肌下束和前锯肌，与胸肌、斜方肌上束和肩胛提肌形成上部斜向子系统。为了保持颈椎的直立位置，斜方肌上束、肩胛提肌、胸锁乳突肌和胸肌协同作用，作为颈深屈肌和颈部竖脊肌失活与功能障碍的代偿机制，提供从核心到肩带的稳定性[12]。在前面的章节中我们提到过，这种不平衡会导致头部前伸和圆肩（上交叉综合征）。参见第2章来了解连接在颈椎上的肌肉的具体位置及功能。

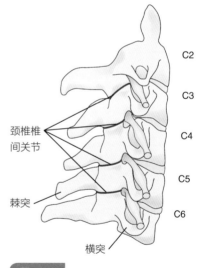

图16.4

椎间关节

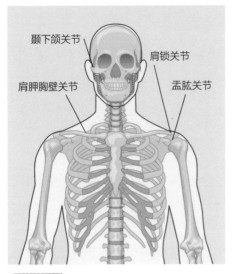

图16.5A

颞下颌关节

肩锁关节

肩胛胸壁关节

盂肱关节

颈椎以上的骨和关节

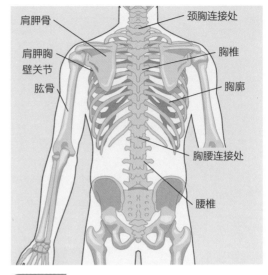

图16.5B

肩胛骨

颈胸连接处

肩胛胸壁关节

胸椎

肱骨

胸廓

胸腰连接处

腰椎

颈椎以下的骨和关节

表16.1	连接在颈椎上的关键肌肉	
• 肩胛提肌		• 斜角肌
• 菱形肌		• 颈竖脊肌
• 斜方肌		• 枕骨下肌
• 胸锁乳突肌		• 颈深屈肌

常见颈椎损伤及相关动作障碍

　　对于常见的源于颈椎功能障碍的颈椎问题，其症状大多数与头部有关，包括头痛、头晕或头昏眼花（表16.2）[13]。常见的颈椎下方接近肩部的损伤包括肩痛、斜方肌－肩胛提肌功能障碍、肩锁关节撞击、肩胛胸壁关节功能障碍和胸廓出口功能障碍等。在胸腰椎处，颈椎功能障碍的结果是下腰背痛和骶髂关节功能障碍，这体现在各种姿势的代偿上（如胸椎后伸、骨盆前倾和骶髂关节平移等）（表16.2）。

知识延伸

在训练中保持颈椎稳定的重要意义

　　颈深屈肌主要由颈长肌和头长肌组成。这些肌肉在任何位置下都能对抗重力的影响以稳定颈椎。它们在维持颈椎功能上起到了重要作用，但是当颈椎运动系统出现功能障碍时，这些肌肉却常常被忽视。颈长肌和头长肌的收缩会产生点头的运动。一旦肌肉募集被破坏，颈部前后侧稳定肌群的平衡功能将受到干扰。这会导致这一部分脊柱的位置无法实现适当对齐，出现的姿势会导致颈痛[1-4]。因此，在训练中保持颈椎的适当排列（下巴收起）对减少颈椎压力和减少损伤风险有着重要的意义。

[1] Falla D, Farina D. Neural and muscular factors associated with motor impairment in neck pain. *Curr Rheumatol Rep*. 2007; 9: 497-502.

[2] Falla D, Jull G, Hodges P. Patients with neck pain demonstrate reduced electromyographic activity of the deep cervical flexor muscles during performance of the craniocervical flexion test. *Spine*. 2004; 29: 2108-2114.

[3] Falla D, Jull G, Dall'Alba P, Rainoldi A, Merletti R. An electromyographic analysis of the deep cervical flexor muscles in performance of craniocervical flexion. *Phys Ther*. 2003; 83: 899-906.

[4] Falla D, Jull G, O'Leary S, Dall'Alba P. Further evaluation of an EMG technique for assessment of the deep cervical flexor muscles. *Exp Brain Res*. 2006; 16: 621-628.

　　所列的每类损伤都可能在任何人身上发生，训练是否减少了疼痛或者增强了疼痛常常是许多训练项目所关注的重点。当然，这些损伤也是反映人体动作系统问题的基础症状。

表16.2	与颈椎损伤有关的常见损伤	
颈椎局部损伤	**颈椎以上的损伤**	**颈椎以下的损伤**
颈痛/僵硬	头痛	上肢疼痛/无力
斜方肌功能障碍	头昏/头晕	肩锁关节撞击
肩胛提肌功能障碍	颞下颌关节相关的功能障碍	肩胛胸壁关节功能障碍
颈椎关节功能障碍		胸廓出口综合征
颈椎劳损		骨盆前倾/下腰背痛
颈深屈肌功能障碍		骶髂关节功能障碍
颈椎间盘损伤		

知识延伸

骨盆视觉反射

　　骨盆视觉反射（Pelvo-ocular Reflex）是骨盆带和下肢的神经运动反应[1]，其原理是用头部位置和预期视觉参考提示来确定身体姿势及朝向。它建立的理论是一个人的头部位置可以影响其骨盆位置。如果一个人头部前移，骨盆会反射性地向前旋转来调整身体重心（骨盆视觉反射）。这种伴随着头部前移的骨盆旋转可能导致胸腰部的疼痛[1]。这个例子说明了头部前伸姿势是如何导致身体其他部位出现功能障碍和疼痛的。

[1] Lewit K. Muscular and articular factors in movement restriction. *Manual Med*. 1985; 1: 83-85.

颈椎损伤的评估和纠正性训练

■ 判断颈椎损伤的系统性过程

　　头部和上肢不适的主要调查区域是颈椎部分。与身体其他部分一样，可以使用静态姿势评估、过渡性动作评估和关节活动度评估来完成颈椎部分的评估。评估过程和常见表象以及潜在的功能障碍情况都总结在下表（表16.3）中。

表16.3	颈部的评估和观察
评估	**观察**
静态姿势	上交叉综合征（圆肩和头部前伸）
过顶深蹲	头部前伸；不对称偏转
仰卧起坐演习（Sit-Up Maneuver）	头部前伸
推、拉和举动作评估	头部前伸、抬起和/或圆肩
步态分析	头部前伸和圆肩
关节活动度	颈后移、侧屈和/或旋转的减少

静态姿势评估

　　与肩部区域一样，上交叉综合征是确定颈椎是否存在潜在的功能障碍的一个重要静态姿势变形综合征。同前面的章节提到的一样，这个综合征的特点是圆肩和头部前伸。头部错误前倾一英寸，就需要颈部肌肉增加10倍的肌力来维持现有的错误姿势。

头部前伸姿势

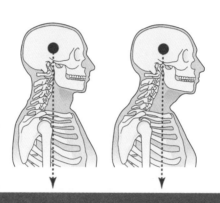

　　这种错误姿势在与颈椎相关联的肌肉、软组织上施加了大量的压力，可导致损伤。

　　进行功能活动时，与颈椎相关的左右两侧肌肉系统需实现平衡，使颈椎保持最优姿势。当肌肉无法实现这种平衡时，异常不对称偏转（侧屈、平移、旋转）就会出现在静态姿势评估中。这可能和左右两侧胸锁乳突肌、斜角肌、肩胛提肌和斜方肌上束过度活跃或者不够活跃有关[14-16]。

侧屈、平移与旋转

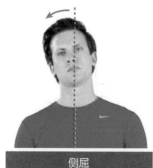

侧屈

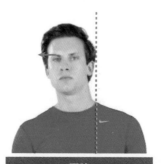

平移

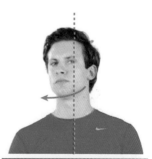

旋转

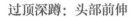

过渡性动作评估

　　过顶深蹲测试可用来评估颈椎多种形式的动作代偿。在过顶深蹲测试中，客户可能会通过颈椎下段弯曲以及后颅颈关节的过伸，来维持视线的水平状态。这可能导致胸锁乳突肌的过度活跃，产生上段颈椎过伸和中下颈椎屈曲（头部前伸），这种姿势（头部前伸）也会造成枕骨下肌的过度活跃和长度变短。

过顶深蹲：头部前伸

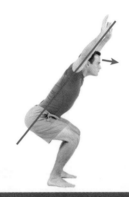

　　与静态姿势评估一样，异常的不对称偏转也会出现在过顶深蹲测试的下降过程中。如前所述，这可能和左右两侧胸锁乳突肌、斜角肌、肩胛提肌和斜方肌上束的过度活跃或不够活跃有关[14-16]。

过顶深蹲：不对称偏转

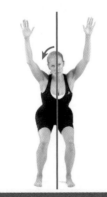

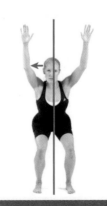

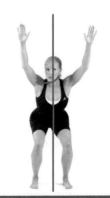

| 侧屈 | 平移 | 旋转 |

上肢运动及平衡与颈椎疼痛有着密切联系。这可能会在过顶深蹲时以耸肩的形式出现。这种现象潜在的起因是斜方肌中束、斜方肌下束、菱形肌和肩袖肌群不够活跃以及斜方肌上束和肩胛提肌过度活跃[13]。

过顶深蹲：耸肩

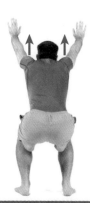

观察推、拉和举动作中的头部前伸和耸肩，也可以判断潜在的颈椎功能障碍。

推、拉和举动作中的颈椎动作代偿

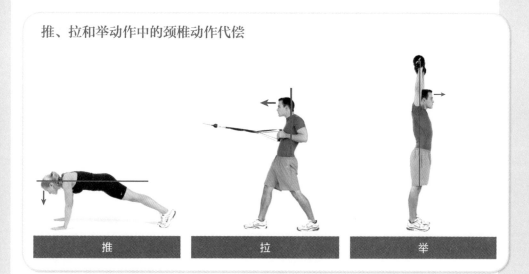

| 推 | 拉 | 举 |

　　另一项可以评估颈椎机能的过渡性动作评估是仰卧起坐演习评估。进行这项评估时，首先要收起下巴并且在屈颈的情况下缓慢将头抬离床面。如果胸锁乳突肌和枕骨下肌过度活跃且颈深屈肌不够活跃，患者头将会在运动开始的时候"突出"向前并且在整个运动过程中延续这种头部前突的状态。

仰卧起坐演习评估：头部前伸

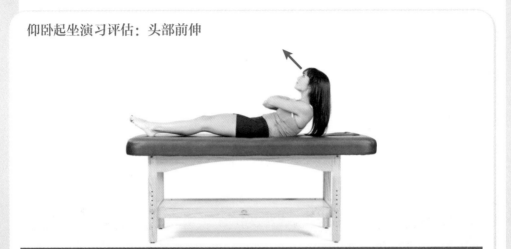

动态动作评估

　　进行动态动作评估时（例如在跑步机上行走），需要观察圆肩和头部前伸姿势（参见第15章）。

　　表16.4总结了上述所有颈椎代偿动作以及潜在的过度活跃及不够活跃的需要在纠正性训练项目中调整恢复的肌肉。

表16.4	颈椎动作代偿总结		
代偿	可能过度活跃的肌肉	可能不够活跃的肌肉	潜在的损伤
头部前伸	胸锁乳突肌 肩胛提肌 斜角肌 斜方肌上束 枕骨下肌	颈深屈肌 颈竖脊肌 斜方肌下束 菱形肌	头疼 头晕/头昏 肩痛 斜方肌－肩胛提肌功能障碍
不对称偏转	胸锁乳突肌（侧屈和侧移：偏移方向同侧；旋转：偏移方向对侧） 肩胛提肌（偏移方向同侧） 斜角肌（偏移方向同侧） 斜方肌上束（偏移方向同侧） 枕骨下肌（偏移方向同侧）	胸锁乳突肌（侧屈和侧移：偏移方向对侧；旋转：偏移方向同侧） 肩胛提肌（偏移方向对侧） 斜方肌上束（偏移方向对侧） 枕骨下肌（偏移方向对侧） 颈深屈肌（偏移方向对侧）	肩锁关节撞击 肩胛胸壁关节功能障碍 胸廓出口综合征 下腰背痛 骶髂关节功能紊乱
耸肩	肩胛提肌 斜方肌上束	斜方肌下束 菱形肌 前锯肌 肩袖肌群	

关节活动度评估

　　笛卡儿坐标系是用来分析脊柱活动幅度的一个定位测量系统[17]。活动度的大小参照一个关节的活动或者将几个关节连起来看作一个整体进行评估。颈椎的运动有三个轴或者平面（x、y和z），在水平面上为x轴和z轴，在矢状面上为y轴和z轴，在额状面上为y轴和x轴。颈椎的运动有6个角度和6个位移方向。具体的颈椎活动角度的动作包括：

1. 屈曲（y轴）
2. 伸展（y轴）
3. 右侧屈（x轴）
4. 左侧屈（x轴）
5. 右旋转（z轴）
6. 左旋转（z轴）

笛卡儿坐标系　在三维空间中进行测量的一个系统。

笛卡儿坐标系

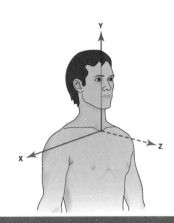

颈椎活动角度的动作

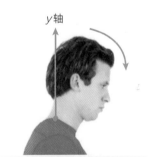

屈曲

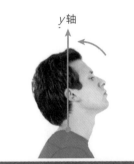

伸展

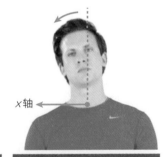

右侧屈

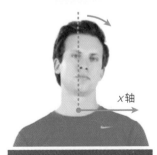

左侧屈

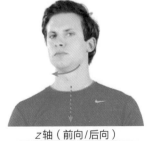

z轴（前向/后向）

右旋转

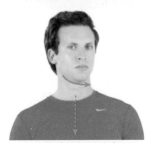

z轴（前向/后向）

左旋转

具体的颈椎主动位移方向包括：

1. 前向（z轴）
2. 后向（z轴）
3. 右侧向（x轴）
4. 左侧向（x轴）
5. 上方（y轴）：被动评估，必须由有资格认证的专业人员执行
6. 下方（y轴）：被动评估，必须由有资格认证的专业人员执行

颈椎主动位移动作

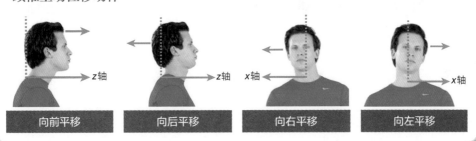

| 向前平移 | 向后平移 | 向右平移 | 向左平移 |

上述的每项主动和被动的动作测试都是谨慎地通过分离颈椎和胸椎以及躯干部位运动，从而单独测试颈椎活动度的。如果颈椎运动使其他部位也产生了运动（如在左侧偏时右肩耸肩，在颈椎旋转时胸椎或腰椎也旋转），则暗示了颈椎活动度存在受限。

肌肉力量评估

徒手肌力测试是一种判断颈椎肌群有力或无力的可行方法，其涉及的知识与技术超出了本书的范围。该测试只能由有资格认证的专业人员来进行。

■ 颈椎损伤的系统性纠正训练策略

接下来的内容提供了使用纠正性训练连续体对颈椎损伤进行训练的示例策略。可按照所示的照片针对连续体的每个部分完成相应的训练，帮助解决颈椎损伤以及所述的各种代偿（头部前伸和不对称偏转）问题。耸肩同样可以导致颈椎功能障碍。为解决耸肩导致的颈椎功能障碍，可以参考第15章提供的纠正耸肩的训练策略。

颈椎损伤：头部前伸

第1步：抑制　　　利用泡沫轴练习、适当自我按压和使用辅助工具进行练习，需要进行放松的关键部位有胸椎、胸锁乳突肌、肩胛提肌和斜方肌上束。

自我肌筋膜放松

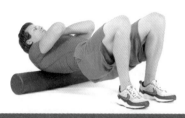

胸椎

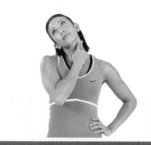

胸锁乳突肌

自我肌筋膜放松

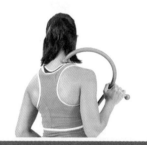

肩胛提肌

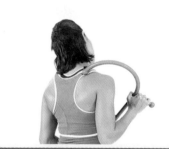

斜方肌上束

第2步：拉长　　　通过静态拉伸技术进行的关键肌群拉伸，包括胸锁乳突肌、肩胛提肌和斜方肌上束。

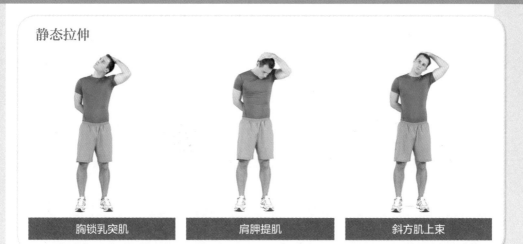

静态拉伸

| 胸锁乳突肌 | 肩胛提肌 | 斜方肌上束 |

第3步：激活　　　通过分离强化训练进行的关键肌肉激活训练，包括颈深屈肌、颈胸伸肌和斜方肌下束。

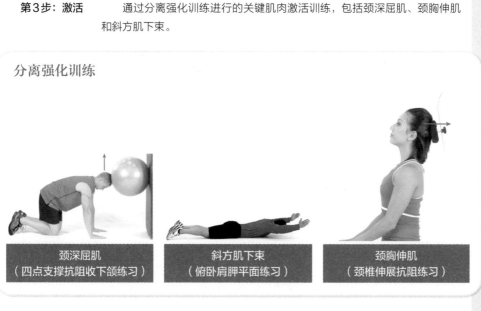

分离强化训练

| 颈深屈肌
（四点支撑抗阻收下颌练习） | 斜方肌下束
（俯卧肩胛平面练习） | 颈胸伸肌
（颈椎伸展抗阻练习） |

第4步：整合　　　整合训练可以是保持颈椎后收并通过瑞士球上复合练习1来实现。虽然该练习也可被视作肩关节复合体的激活训练，但它也可作为治疗颈椎损伤的整合练习，综合运用颈椎周围肌群和肩关节周围肌群。在瑞士球上完成这个动作需要调动上述肌肉，与核心及下肢肌肉一同协作，由此实现全身结构的稳定。这些训练可以通过合并其他动态的功能性练习来实现进阶，其他动态功能性训练，包括保持颈椎回缩情况下的一些下肢练习（如：在深蹲时进行肩胛骨平面的抬臂运动，在登阶练习中进行肩胛骨平面的抬臂运动，在弓箭步时进行肩胛骨平面的抬臂运动）。

动态动作整合训练

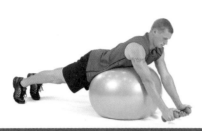

瑞士球上复合练习1-颈椎后收——开始姿势

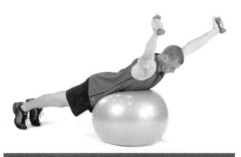

瑞士球上复合练习1-颈椎后收——肩胛骨平面

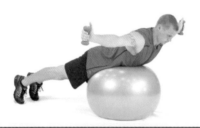

瑞士球上复合练习1-颈椎后收——T字姿势

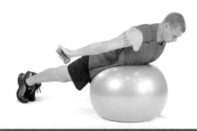

瑞士球上复合动作1-颈椎后收——眼镜蛇式

颈椎损伤的纠正性训练方案示例：头部前伸

阶段	方式方法	肌肉	参考变量
抑制	自我筋膜放松	胸椎 胸锁乳突肌 肩胛提肌 斜方肌上束	在肌肉紧张区域保持30秒
拉长	静态拉伸	胸锁乳突肌 肩胛提肌 斜方肌上束	持续30秒
激活	分离强化训练	颈深屈肌 颈胸伸肌 斜方肌下束	重复10-15次，2秒等长收缩，然后4秒离心收缩
整合	动态动作整合训练	保持颈椎后收情况下，同时进行瑞士球上复合练习1	在稳定控制下进行10-15次

颈椎损伤：不对称偏转（侧屈、侧移和旋转）

第1步：抑制　　要抑制的关键区域包括斜方肌上束/斜角肌（同侧偏移）、肩胛提肌（同侧偏移）和胸锁乳突肌［侧屈或平移：偏移方向同侧的胸锁乳突肌；旋转：偏移方向对侧的胸锁乳突肌。例如，如果下巴转向右边，则需抑制左侧的胸锁乳突肌（SCM）］。参见头部前伸的治疗图片。

第2步：拉长　　采用静态拉伸技术的关键拉长练习区域包括斜方肌上束/斜角肌（同侧偏移）、肩胛提肌（偏转）和胸锁乳突肌（侧屈或平移：偏移方向同侧的胸锁乳突肌；旋转：偏移方向对侧的胸锁乳突肌。例如下巴转向右边，需要拉伸左侧的胸锁乳突肌）。参见头部前伸的治疗图片。

第3步：激活　　通过分离强化训练来完成的关键激活练习区域包括菱形肌和斜方肌下束（对侧偏移）、斜方肌上束（对侧偏移）和斜角肌（对侧偏移）。

第4步：整合　　针对这些代偿进行的一个动态动作整合练习是在保持颈椎后收（回缩）的情况下，进行瑞士球上复合练习1（参见头部前伸的整合训练）。

分离强化训练

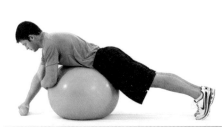

菱形肌/斜方肌下束
（单臂抱球眼镜蛇式——开始姿势）

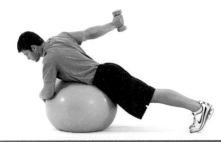

菱形肌/斜方肌下束
（单臂抱球眼镜蛇式——结束姿势）

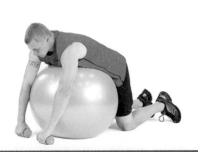

斜方肌上束
（球上跪姿支撑抬臂——开始姿势）

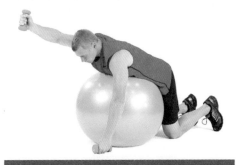

斜方肌上束
（球上跪姿支撑抬臂——结束姿势）

分离强化训练

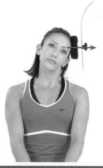

斜角肌（颈椎侧屈抗阻练习）

颈椎损伤的纠正性训练方案示例：不对称偏移

阶段	方式方法	肌肉	参考变量
抑制	自我筋膜放松	胸锁乳突肌（同侧侧屈和平移，对侧旋转） 肩胛提肌（同侧偏移） 斜方肌上束/斜角肌（同侧偏移）	在肌肉紧张区域保持30秒
拉长	静态拉伸	胸锁乳突肌(同侧侧屈和平移，对侧旋转) 肩胛提肌（同侧偏移） 斜方肌上束/斜角肌（同侧偏移）	持续30秒
激活	分离强化训练	菱形肌/斜方肌下束（对侧偏移） 斜方肌上束（对侧偏移） 斜角肌（对侧偏移）	重复10~15次，2秒等长收缩，然后4秒离心收缩
整合	动态动作整合训练	保持颈椎后收的情况下，进行瑞士球上复合练习1	在稳定控制下进行10~15次

小结

如前面章节所提到的主要内容所述，身体某一个部位产生的疼痛可能来源于另一个部位的功能障碍。这种观点尤其明显地体现在当人体其他部位具有运动功能障碍时，会引发颈椎功能障碍的链式代偿反应。虽然颈椎是人体一个非常复杂的结构，但了解其功能解剖学、功能性生物力学和人体动作系统将会极大地帮助健康和健身专业人士解释潜在的颈椎功能障碍原因及消除障碍的要素，并通过掌握纠正性训练连续体来解决此类问题。

参考文献

[1] National Centers for Health Statistics, Chartbook on Trends in the Health of Americans 2006, Special Feature: Pain.

[2] Häkkinen A, Kautiainen H, Hannonen P, Ylinen J. Strength training and stretching versus stretching only in the treatment of patients with chronic neck pain: a randomized one-year follow-up study. *Clin Rehabil*. 2008; 22: 592–600.

[3] Häkkinen A, Salo P, Tarvainen U, Wirén K, Ylinen J. Effect of manual therapy and stretching on neck muscle strength and mobility in chronic neck pain. *J Rehabil Med*. 2007; 39: 575–579.

[4] Ylinen J, Takala EP, Nykänen M, et al. Active neck muscle training in the treatment of chronic neck pain in women: a randomized controlled trial. *JAMA*. 2003; 289: 2509–2516.

[5] Cunha AC, Burke TN, França FJ, Marques AP. Effect of global posture reeducation and of static stretching on pain, range of motion, and quality of life in women with chronic neck pain: a randomized clinical trial. *Clinics (Sao Paulo)*. 2008; 63: 763–770.

[6] Taimela S, Takala EP, Asklöf T, Seppälä K, Parviainen S. Active treatment of chronic neck pain: a prospective randomized intervention. *Spine*. 2000; 25: 1021–1027.

[7] Nikander R, Mälkiä E, Parkkari J, Heinonen A, Starck H, Ylinen J. Dose-response relationship of specific training to reduce chronic neck pain and disability. *Med Sci Sports Exerc*. 2006; 38: 2068–2074.

[8] Ylinen JJ, Häkkinen AH, Takala EP, et al. Effects of neck muscle training in women with chronic neck pain: one-year follow-up study. *J Strength Cond Res*. 2006; 20: 6–13.

[9] Ylinen J, Häkkinen A, Nykänen M, Kautiainen H, Takala EP. Neck muscle training in the treatment of chronic neck pain: a three-year follow-up study. *Eura Medicophys*. 2007; 43: 161–169. Epub 2007 May 28.

[10] Ylinen J, Kautiainen H, Wirén K, Häkkinen A. Stretching exercises vs. manual therapy in treatment of chronic neck pain: a randomized, controlled cross-over trial. *J Rehabil Med*. 2007; 39: 126–132.

[11] Jull G, Falla D, Treleaven J, Hodges P, Vicenzino B. Retraining cervical joint position sense: the effect of two exercise regimes. *J Orthop Res*. 2007; 25: 404–412.

[12] Falla D, Farina D. Neural and muscular factors associated with motor impairment in neck pain. *Curr Rheumatol Rep*. 2007; 9: 497–502.

[13] Sahrmann, S. *Diagnosis and Treatment of Movement Impairment Syndromes*. St. Louis, MO: Mosby; 2001.

[14] Falla D, Jull G, Hodges P. Patients with neck pain demonstrate reduced electromyographic activity of the deep cervical flexor muscles during performance of the craniocervical flexion test. *Spine*. 2004; 29: 2108–2114.

[15] Falla D, Jull G, Dall'Alba P, Rainoldi A, Merletti R. An electromyographic analysis of the deep cervical flexor muscles in performance of craniocervical flexion. *Phys Ther*. 2003; 83: 899–906.

[16] Falla D, Jull G, O'Leary S, Dall'Alba P. Further evaluation of an EMG technique for assessment of the deep cervical flexor muscles. *Exp Brain Res*. 2006; 16: 621–628.

[17] Kapandji IA. *The Physiology of the Joints*. The Trunk and the Vertebral Column. London, UK: Churchill Livingston; 1974.

纠正性训练方案策略示例

纠正性训练

动作受限：外八字和/或扁平足

抑制

练习：自我筋膜松解	组数	持续时间	备注
腓肠肌/比目鱼肌	1	30秒	外侧
股二头肌	1	30秒	
阔筋膜张肌/髂胫束	1	30秒	

拉长

练习：静态拉伸	组数	持续时间	备注
腓肠肌拉伸	1	30秒	后足内旋
比目鱼肌拉伸	1	30秒	
仰卧位股二头肌拉伸	1	30秒	
站姿阔筋膜张肌拉伸	1	30秒	后足外旋

激活

练习：分离强化训练	组数	次数	动作节奏	间歇	备注
踝关节抗阻背屈练习	1~2	10~15	4/2/2	0	胫骨前肌
踝关节抗阻跖屈和内翻练习	1~2	10~15	4/2/2	0	胫骨后肌
单腿提踵练习	1~2	10~15	4/2/2	0	腓肠肌内侧头
髋关节内旋位抗阻屈膝练习	1~2	10~15	4/2/2	0	内侧腘绳肌

整合

练习：动态动作整合训练	组数	次数	动作节奏	间歇	备注
单腿平衡触伸练习	1~2	10~15	慢	30秒	保持合适的足弓高度，同时膝始终朝向第二、第三脚趾正上方

教导提示：可将激活练习与整合练习安排在同一训练循环中进行。

纠正性训练

动作受限：膝内扣

抑制			
练习：自我筋膜松解	组数	持续时间	备注
腓肠肌/比目鱼肌	1	30秒	
股二头肌	1	30秒	
髋内收肌	1	30秒	
阔筋膜张肌/髂胫束	1	30秒	

拉长			
练习：静态拉伸	组数	持续时间	备注
腓肠肌/比目鱼肌拉伸	1	30秒	
仰卧位股二头肌拉伸	1	30秒	
站姿髋内收肌拉伸	1	30秒	
站姿阔筋膜张肌拉伸	1	30秒	

激活					
练习：分离强化训练	组数	次数	动作节奏	间歇	备注
踝关节抗阻背屈练习	1~2	10~15	4/2/2	0	胫骨前肌
髋关节抗阻外展练习	1~2	10~15	4/2/2	0	臀中肌
抗阻伸髋练习	1~2	10~15	4/2/2	0	臀大肌

整合					
练习：动态动作整合训练	组数	次数	动作节奏	间歇	备注
靠墙跳跃练习*	1~2	10~15	有控制	30秒	

教导提示： *只有客户可以安全执行靠墙跳跃练习时，才能使用跳跃进阶练习。

靠墙跳跃练习→团身跳→跳远至稳定→单腿跳跃至稳定→切步练习

如果客户不能完成跳跃进阶练习，可以使用功能性动作进阶练习。

瑞士球靠墙深蹲→上台阶→弓箭步→单腿深蹲

纠正性训练

动作受限：膝外移

抑制			
练习：自我筋膜松解	组数	持续时间	备注
腓肠肌/比目鱼肌	1	30秒	
股二头肌	1	30秒	
梨状肌	1	30秒	

拉长			
练习：静态拉伸	组数	持续时间	备注
腓肠肌/比目鱼肌拉伸	1	30秒	
仰卧位股二头肌拉伸	1	30秒	
仰卧位梨状肌拉伸	1	30秒	

激活					
练习：分离强化训练	组数	次数	动作节奏	间歇	备注
髋关节抗阻内收和内旋练习	1~2	10~15	4/2/2	0	髋内收肌
髋关节内旋位抗阻屈膝练习	1~2	10~15	4/2/2	0	内侧腘绳肌
抗阻伸髋练习	1~2	10~15	4/2/2	0	臀大肌

整合					
练习：动态动作整合训练	组数	次数	动作节奏	间歇	备注
瑞士球靠墙深蹲	1~2	10~15	慢	30秒	可用双膝夹住一个落球

教导提示： 可将激活练习与整合练习安排在同一训练循环中进行。

纠正性训练

动作受限：过度前倾

抑制			
练习：自我筋膜松解	组数	持续时间	备注
腓肠肌/比目鱼肌	1	30秒	
股四头肌	1	30秒	股直肌

拉长			
练习：静态拉伸	组数	持续时间	备注
腓肠肌/比目鱼肌拉伸	1	30秒	
跪姿屈髋肌群拉伸	1	30秒	
仰卧瑞士球上腹肌拉伸	1	30秒	

激活					
练习：分离强化训练	组数	次数	动作节奏	间歇	备注
踝关节抗阻背屈	1~2	10~15	4/2/2	0	胫骨前肌
抗阻伸髋练习	1~2	10~15	4/2/2	0	臀大肌
四点跪姿对侧上下肢抬起练习	1~2	10~15	4/2/2	0	核心稳定肌群
地板俯卧眼镜蛇练习	1~2	10~15	4/2/2	0	竖脊肌

整合					
练习：动态动作整合训练	组数	次数	动作节奏	间歇	备注
靠球深蹲至过头推举	1~2	10~15	慢	30秒	

教导提示： 可将激活练习与整合练习安排在同一训练循环中进行。

纠正性训练

动作受限：塌腰

抑制			
练习：自我筋膜松解	组数	持续时间	备注
股四头肌	1	30秒	股直肌
背阔肌	1	30秒	

拉长			
练习：静态拉伸	组数	持续时间	备注
跪姿屈髋肌群拉伸	1	30秒	
瑞士球上背阔肌拉伸	1	30秒	
竖脊肌拉伸	1	30秒	

激活					
练习：分离强化训练	组数	次数	动作节奏	间歇	备注
瑞士球卷腹练习	1~2	10~15	4/2/2	0	核心稳定肌群
瑞士球臀桥练习	1~2	10~15	4/2/2	0	臀大肌

整合					
练习：动态动作整合训练	组数	次数	动作节奏	间歇	备注
靠球深蹲至过头推举	1~2	10~15	慢	30秒	

教导提示： 可将激活练习与整合练习安排在同一训练循环中进行。

纠正性训练

动作受限：弓腰（拱背）

抑制			
练习：自我筋膜松解	组数	持续时间	备注
腘绳肌	1	30秒	
髋内收肌	1	30秒	大收肌

拉长			
练习：静态拉伸	组数	持续时间	备注
仰卧位腘绳肌拉伸	1	30秒	
大收肌拉伸	1	30秒	
仰卧瑞士球上腹肌拉伸	1	30秒	

激活					
练习：分离强化训练	组数	次数	动作节奏	间歇	备注
地板俯卧眼镜蛇练习	1~2	10~15	4/2/2	0	竖脊肌
瑞士球臀桥练习	1~2	10~15	4/2/2	0	臀大肌
抗阻屈髋练习	1~2	10~15	4/2/2	0	屈髋肌群

整合					
练习：动态动作整合训练	组数	次数	动作节奏	间歇	备注
靠球深蹲至过头推举	1~2	10~15	慢	30秒	

教导提示： 可将激活练习与整合练习安排在同一训练循环中进行。

纠正性训练

动作受限：非对称性重心偏移

抑制			
练习：自我筋膜松解	组数	持续时间	备注
髋内收肌	1	30秒	重心偏移侧的同侧
腓肠肌/比目鱼肌	1	30秒	重心偏移侧的对侧
梨状肌	1	30秒	重心偏移侧的对侧
股二头肌	1	30秒	重心偏移侧的对侧

拉长			
练习：静态拉伸	组数	持续时间	备注
站姿髋内收肌拉伸	1	30秒	重心偏移侧的同侧
腓肠肌/比目鱼肌拉伸	1	30秒	重心偏移侧的对侧
仰卧位梨状肌拉伸	1	30秒	重心偏移侧的对侧
站姿股二头肌拉伸	1	30秒	重心偏移侧的对侧

激活					
练习：分离强化训练	组数	次数	动作节奏	间歇	备注
髋关节抗阻外展练习（重心偏移侧的同侧）	1~2	10~15	4/2/2	0	同侧的臀中肌
髋关节抗阻内收和内旋练习（重心偏移侧的对侧）	1~2	10~15	4/2/2	0	对侧的髋内收肌

整合					
练习：动态动作整合训练	组数	次数	动作节奏	间歇	备注
靠球深蹲至过头推举	1~2	10~15	慢	30秒	

教导提示： 可将激活练习与整合练习安排在同一训练循环中进行。

纠正性训练

动作受限：手臂向前落

抑制			
练习：自我筋膜松解	组数	持续时间	备注
背阔肌	1	30秒	
胸椎	1	30秒	

拉长			
练习：静态拉伸	组数	持续时间	备注
瑞士球上背阔肌拉伸	1	30秒	
站姿胸肌拉伸	1	30秒	

激活					
练习：分离强化训练	组数	次数	动作节奏	间歇	备注
瑞士球上复合练习2（手持木棒）	1~2	10~15	4/2/2	0	

整合					
练习：动态动作整合训练	组数	次数	动作节奏	间歇	备注
深蹲至划船练习	1~2	10~15	慢	30秒	

教导提示：可将激活练习与整合练习安排在同一训练循环中进行。

纠正性训练

动作受限：肘关节和/或腕关节损伤

抑制			
练习：自我筋膜松解	组数	持续时间	备注
肱二头肌	1	30秒	自我按压
肱肌	1	30秒	自我按压
伸腕和/或屈腕肌群	1	30秒	自我按压

拉长			
练习：静态拉伸	组数	持续时间	备注
肱二头肌拉伸	1	30秒	同时保持腕、肩关节伸展
伸腕和/或屈腕肌群拉伸	1	30秒	

激活					
练习：分离强化训练	组数	次数	动作节奏	间歇	备注
肱二弯举练习	1~2	10~15	4/2/2	0	
臂屈伸练习	1~2	10~15	4/2/2	0	
腕关节屈和/或伸练习	1~2	10~15	4/2/2	0	
腕关节旋后/旋前练习	1~2	10~15	4/2/2	0	

整合					
练习：动态动作整合训练	组数	次数	动作节奏	间歇	备注
站姿背阔肌下拉练习	1~2	10~15	慢	0	
眼镜蛇式俯卧球上臂屈伸	1~2	10~15	慢	30秒	

教导提示： 可将激活练习与整合练习安排在同一训练循环中进行。

纠正性训练

动作受限：头部前伸

抑制

练习：自我筋膜松解	组数	持续时间	备注
胸椎	1	30秒	滚泡沫轴或J型按摩棒
胸锁乳突肌	1	30秒	手指按压
肩胛提肌	1	30秒	J型按摩棒
斜方肌上束	1	30秒	J型按摩棒

拉长

练习：静态拉伸	组数	持续时间	备注
胸锁乳突肌拉伸	1	30秒	
肩胛提肌拉伸	1	30秒	
斜方肌上束拉伸	1	30秒	

激活

练习：分离强化训练	组数	次数	动作节奏	间歇	备注
四点支撑抗阻收下颌练习	1~2	10~15	4/2/2	0	深层屈颈肌群
颈后肌抗阻平移（收下颌）练习	1~2	10~15	4/2/2	0	胸、颈伸肌群
地板俯卧提拉肩胛练习	1~2	10~15	4/2/2	0	斜方肌下束

整合

练习：动态动作整合训练	组数	次数	动作节奏	间歇	备注
瑞士球复合练习1（保持颈椎后收）	1~2	10~15	慢	30秒	

教导提示： 可将激活练习与整合练习安排在同一训练循环中进行。

纠正性训练

足底筋膜炎的预防性训练示例

抑制			
练习：自我筋膜松解	组数	持续时间	备注
跖腱膜	1	30秒	使用网球或高尔夫球松解足底
腓肠肌/比目鱼肌	1	30秒	
腓骨肌群	1	30秒	

拉长			
练习：静态拉伸	组数	持续时间	备注
腓肠肌拉伸	1	30秒	
比目鱼肌拉伸	1	30秒	

激活					
练习：分离强化训练	组数	次数	动作节奏	间歇	备注
踝关节抗阻背屈练习	1~2	10~15	4/2/0	0	胫骨前肌
单腿提踵练习	1~2	10~15	4/2/0	0	腓肠肌内侧头

整合					
练习：动态动作整合训练	组数	次数	动作节奏	间歇	备注
单腿平衡触伸练习	1~2	10~15	慢	30秒	

教导提示： 可将激活练习与整合练习安排在同一训练循环中进行。

纠正性训练

髌腱炎的预防性训练示例

抑制			
练习：自我筋膜松解	组数	持续时间	备注
腓肠肌/比目鱼肌	1	30秒	
髋内收肌	1	30秒	
阔筋膜张肌/髂胫束	1	30秒	

拉长			
练习：静态拉伸	组数	持续时间	备注
腓肠肌/比目鱼肌拉伸	1	30秒	
仰卧位股二头肌拉伸	1	30秒	
站姿髋内收肌拉伸	1	30秒	
跪姿屈髋肌群拉伸	1	30秒	

激活					
练习：分离强化训练	组数	次数	动作节奏	间歇	备注
踝关节抗阻背屈练习	1~2	10~15	4/2/2	0	胫骨前肌
踝关节抗阻跖屈和内翻练习	1~2	10~15	4/2/2	0	胫骨后肌
髋关节抗阻外展和内旋练习	1~2	10~15	4/2/2	0	臀中肌
抗阻伸髋练习	1~2	10~15	4/2/2	0	臀大肌

整合					
练习：动态动作整合训练	组数	次数	动作节奏	间歇	备注
靠球深蹲加膝关节套阻力带	1~2	10~15	慢	30秒	

教导提示： 可将激活练习与整合练习安排在同一训练循环中进行。

纠正性训练

下腰背痛的预防性训练示例

抑制			
练习：自我筋膜松解	组数	持续时间	备注
股四头肌	1	30秒	股直肌
阔筋膜张肌/髂胫束	1	30秒	
髋内收肌	1	30秒	
梨状肌	1	30秒	

拉长			
练习：静态拉伸	组数	持续时间	备注
跪姿屈髋肌群拉伸	1	30秒	
坐姿瑞士球上髋内收肌拉伸	1	30秒	
仰卧位股二头肌拉伸	1	30秒	
仰卧瑞士球上梨状肌拉伸	1	30秒	

激活					
练习：分离强化训练	组数	次数	动作节奏	间歇	备注
靠墙侧卧臀肌练习	1~2	10~15	4/2/2	0	臀中肌
四点跪姿对侧上下肢抬起练习	1~2	10~15	4/2/2	0	核心稳定肌群
仰卧瑞士球臀桥练习	1~2	10~15	4/2/2	0	臀大肌

整合					
练习：动态动作整合训练	组数	次数	动作节奏	间歇	备注
弹力带侧向行走	1~2	10~15	慢	30秒	

教导提示： 可将激活练习与整合练习安排在同一训练循环中进行。

常见肌筋膜功能障碍指南

腓肠肌

牵涉疼痛部位	局部慢性紧张导致的问题	局部紧张的原因	扳机点的位置	涉及相关功能障碍的关节
膝关节后侧 跟腱 足弓内侧	跟腱炎 下腰背痛 足底筋膜炎	距下关节功能障碍 距关节功能障碍 脚踝扭伤（崴脚） 不良的步态/跑步 　生物力学 穿高跟鞋	邻近的内/外侧边缘	距下关节 距关节 近端胫腓关节 骶髂关节 腰椎

比目鱼肌

牵涉疼痛部位	局部慢性紧张导致的问题	局部紧张的原因	扳机点的位置	涉及相关功能障碍的关节
跟骨后侧 小腿后侧	前足前旋 膝关节受外翻/内旋 　的压迫 骶髂关节受压迫	跑步过量 踝/足关节面功能 　障碍 胫骨肌后侧无力 股四头肌无力	肌肉下层/中间区域	距下关节 胫尺关节 近端胫腓关节 骶髂关节 第一跖趾关节

髋内收肌

牵涉疼痛部位	局部慢性紧张导致的问题	局部紧张的原因	扳机点的位置	涉及相关功能障碍的关节
髋关节前侧面 腹股沟 大腿内侧 胫骨内侧	臀中肌受抑制 额状面稳定性下降 骶髂关节功能障碍 耻骨联合关节功能 　障碍	臀中肌无力 骶髂关节功能障碍 距腓关节功能障碍	表层肌腹	髂股关节 骶髂关节 耻骨联合关节 胸椎关节面关节

髋内收肌（续）

牵涉疼痛部位	局部慢性紧张导致的问题	局部紧张的原因	扳机点的位置	涉及相关功能障碍的关节
膝关节前侧	髂胫束腱膜炎 膝关节前侧疼痛 鹅足肌腱炎	距下关节功能障碍 耻骨股骨的韧带紧张 所处姿态技术低效		距下关节 距腓关节 第一跖趾关节

腘绳肌

牵涉疼痛部位	局部慢性紧张导致的问题	局部紧张的原因	扳机点的位置	涉及相关功能障碍的关节
下腰背 臀部的下半部分 腓肠肌的上部 膝关节的中部或外侧	腰椎-骨盆-髋关节复合体的稳定性改变 导致膝关节的前侧疼痛 伸膝肌群的功能模式改变导致慢性劳损	代偿无力的腹直肌 代偿无力的臀肌 代偿无力的腓肠肌 代偿无力的股四头肌 补偿腰大肌过紧 距下关节功能受限 距腓关节功能受限 骶髂关节功能受限 胫腓近端关节功能受限	肌腹中央	第一跖趾关节 距下关节 距腓关节 胫腓近端关节 胫-股关节 骶髂关节 腰椎（L5~S1）

股直肌

牵涉疼痛部位	局部慢性紧张导致的问题	局部紧张的原因	扳机点的位置	涉及相关功能障碍的关节
膝关节前侧	骶髂关节功能受限 腘绳肌拉伤 髌腱炎 胫骨后筋膜炎 下腰背痛	长时间久坐 代偿下腹部力量的不足 对于臀中肌无力的一种适应性变化	肌腹	骶髂关节 腰椎 胫-股关节 胫腓近端关节

梨状肌

牵涉疼痛部位	局部慢性紧张导致的问题	局部紧张的原因	扳机点的位置	涉及相关功能障碍的关节
大腿后侧 臀部 骶髂关节	下腰背痛 骶髂关节功能受限 诱发神经系统的疾病 压迫性病理学 髂胫束筋膜炎	代偿无力的臀大肌 代偿无力的臀中肌 代偿无力的股二头肌 骶髂关节功能受限 长短脚	肌腹 坐骨结节	腰椎 骶髂关节 第一跖趾关节 距下关节 距腓关节

腰大肌

牵涉疼痛部位	局部慢性紧张导致的问题	局部紧张的原因	扳机点的位置	涉及相关功能障碍的关节
下腰背 骶髂关节 髌腱	多裂肌、腹横肌、腹内 　斜肌、深层竖脊肌 　受抑制 臀大肌抑制 导致伸肌工作机制障碍 造成髌腱炎 造成腘绳肌拉伤 导致梨状肌综合征 导致骶髂关节/腰椎关 　节面综合征	下腹部无力 臀肌无力 腰椎-骨盆-髋关节 　复合体稳定性降低 长时间久坐 长时间骑行 腰椎-骨盆-髋关节 　复合体的神经肌肉 　控制降低 骶髂关节功能障碍	肌腹 骶髂关节	腰椎（T10~L1） 骶髂关节

阔筋膜张肌

牵涉疼痛部位	局部慢性紧张导致的问题	局部紧张的原因	扳机点的位置	涉及相关功能障碍的关节
膝关节外侧面	髂胫束肌腱炎 伸膝肌群的生物力学 　障碍 骶髂关节功能障碍	代替无力的臀中肌 代偿臀大肌的无力 对于第一跖趾关节、 　距下关节、距腓关 　节、近端胫腓关节 　功能障碍的适应	肌腹上端或中间	骶髂关节 腰椎（L5~S1） 近端胫腓关节 胫-股关节

阔筋膜张肌（续）

牵涉疼痛部位	局部慢性紧张导致的问题	局部紧张的原因	扳机点的位置	涉及相关功能障碍的关节
膝关节的外侧面（续）	梨状肌综合征 跟腱炎 髋内收肌拉伤 腘绳肌拉伤 下腰背痛 脚踝扭伤（崴脚）	对于腰方肌功能受限的适应 对于腰大肌过紧的一种适应性变化 长时间久坐 骨盆侧倾 前足不稳		第一跖趾关节 距下关节 距腓关节

腰方肌

牵涉疼痛部位	局部慢性紧张导致的问题	局部紧张的原因	扳机点的位置	涉及相关功能障碍的关节
外侧肌束（髂嵴和髋关节外侧缘） 内侧肌束（骶髂关节和深层臀肌）	下腰背痛 骶髂关节 额状面异常的步态	骶髂关节功能障碍 腰椎功能障碍 第12肋骨功能障碍 代偿臀中肌的无力 特定动作模式的过度刺激	竖脊肌的下方 腰椎横突外侧	骶髂关节 腰椎

竖脊肌

牵涉疼痛部位	局部慢性紧张导致的问题	局部紧张的原因	扳机点的位置	涉及相关功能障碍的关节
骶髂关节 下腰背 臀部	下腰背痛 骶髂关节功能障碍 腘绳肌拉伤 腰椎 – 骨盆 – 髋关节深层稳定肌受限	代偿臀大肌的无力 代偿腘绳肌的无力 代偿腹直肌的无力 代偿多裂肌的无力 对腰大肌过紧的适应性变化 姿势障碍 特定动作模式的过度负荷	肌腹 脊柱的棘突 脊柱的横突	骶髂关节 腰椎

斜方肌上束

牵涉疼痛部位	局部慢性紧张导致的问题	局部紧张的原因	扳机点的位置	涉及相关功能障碍的关节
胸突，沿着颈部的后外侧、枕骨到前额	头痛 颈痛 肩胛和盂肱的动员顺序改变（肩峰撞击综合征）	职业习惯的压力 代偿斜方肌下束的无力 不良的身体姿态 长期携带过重的包 代偿解剖/功能上的长短腿 情绪紧张	肌腹中间、前侧、侧面	颈椎关节面和颈胸结合处

肩胛提肌

牵涉疼痛部位	局部慢性紧张导致的问题	局部紧张的原因	扳机点的位置	涉及相关功能障碍的关节
肩胛骨的脊椎侧缘颈椎的中段	同侧旋转时感到疼痛 肩胛和盂肱的动员顺序改变（肩关节病）	不良身体姿态 职业习惯的压力 代偿斜方肌下束和菱形肌的无力	肩胛骨的上内侧边缘	C1~C2，C2~C3 颈-胸功能障碍

胸锁乳突肌

牵涉疼痛部位	局部慢性紧张导致的问题	局部紧张的原因	扳机点的位置	涉及相关功能障碍的关节
眼睛上方、正面和乳突位置	头痛 耳痛 颈部旋转受限 颈部深层屈肌受限	过度的力学机制负荷 1.粉刷屋顶 2.在前排看电影 3.骑自行车 4.用两个枕头睡觉 不良的身体姿态 职业习惯的压力 较弱的视力 代偿颈部深层屈肌的无力 对于枕骨下端过紧的一种适应性变化	肌肉全长的任意位置	颈椎关节面 胸锁关节

斜角肌

牵涉疼痛部位	局部慢性紧张导致的问题	局部紧张的原因	扳机点的位置	涉及相关功能障碍的关节
胸肌 上臂 手 菱形肌	颈-臂丛神经损伤	不良身体姿态（头部前伸） 压力 情绪紧张 不良的呼吸习惯	可能存在于肌腹的前侧中间和后面的任何位置 要小心地触诊斜角肌，因为周围有敏感的神经血管结构	第1肋骨 颈椎屈的功能障碍

头直肌（枕骨下）

牵涉疼痛部位	局部慢性紧张导致的问题	局部紧张的原因	扳机点的位置	涉及相关功能障碍的关节
枕骨下部 前额 肩关节的上部	头痛 颈椎关节突综合征 颈、肩、手臂痛	不良的身体姿态 创伤 颈深屈肌无力	枕骨底部	第一颈椎（C1）到颈椎中部

胸小肌

牵涉疼痛部位	局部慢性紧张导致的问题	局部紧张的原因	扳机点的位置	涉及相关功能障碍的关节
胸部前侧 前臂	导致肱骨头前移 菱形肌的相互影响受限	不良的身体姿态 肩胛骨稳定肌无力 特定动作模式下的过度刺激	可能存在于肌腹上的任何位置	肋骨上部 盂肱关节 胸锁关节 肩锁关节

肩胛下肌

牵涉疼痛部位	局部慢性紧张导致的问题	局部紧张的原因	扳机点的位置	涉及相关功能障碍的关节
三角肌后束 后臂	功能活动范围减少 肩袖后侧受限 促使肱骨头前移，导致盂肱关节撞击综合征和肩关节不稳	动作模式的过度负荷（投掷类项目运动员） 不良的身体姿态 肌力的失衡	腹侧肩胛骨	盂肱关节

冈下肌/小圆肌

牵涉疼痛部位	局部慢性紧张导致的问题	局部紧张的原因	扳机点的位置	涉及相关功能障碍的关节
三角肌前束	难以完成肩关节的功能性动作 过顶活动时出现疼痛	肩胛和肱骨的动员节律改变 过度负荷的模式	冈下窝	盂肱关节

专业术语表

A

A-Band A带：肌小节的一部分，主要是肌球蛋白与少量的肌动蛋白微丝形成的重叠交错。

Abduction 外展：在额状面上进行的远离身体中线的运动。

Acceleration 加速：快速增加跑动或动作速度的能力。

Achilles Tendonitis 跟腱炎：跟腱的激惹和炎症反应。

Acidosis 酸中毒：氢离子过度积累导致的血液内和肌肉内酸性增加。

Actin 肌动蛋白丝：两种主要的肌丝之一，肌动蛋白丝是"细"丝，与肌球蛋白丝并行组成横桥连接并产生肌肉收缩。

Action Potential 动作电位：允许神经元传递信息的神经冲动。

Activation Techniques 激活技术：对不够活跃的组织进行再训练或增加激活的纠正性训练技术。

Active Flexibility 主动柔韧性：根据神经生理学中交互抑制原理设计、用于提高软组织在多个运动平面内的延展性的方法。主动柔韧性训练中，原动肌和协同肌主动收缩带动肢体，在一定关节活动范围内运动，此时功能性拮抗肌被拉长。主动柔韧性技术包含神经肌肉拉伸（NMS）和主动分离式拉伸（AIS）技术。

Active Range of Motion 主动关节活动度：客户通过自主动作能够独立获得的关节活动范围。

Acute Variables 参考变量：决定某一干预方案如何执行的重要元素。

Adaptive 适应：针对某一特定用途发生改变的能力。

Adduction 内收：在额状面上向身体中线靠拢的运动。

Adenosine Triphospate（ATP）三磷酸腺苷：身体细胞内的能量贮存和运输单元。

Advanced Stage 高级阶段：动态系统理论（dynamic pattern perspective theory）的第二阶段，即学习者获得了更高效地改变和控制运动以适应环境变化的能力。

Afferent Neurons 传入神经元：也称为感觉神经元，它们从环境中收集感觉信息，再将这些信息传入中枢神经系统。

Agility 灵敏性：根据内部或外部信息，快速准确且在不显著降低速度的情况下改变身体运动方向的能力。

Agonist 原动肌：担当主要动力来源的肌肉。

Alarm Reaction Stage 警觉反应期：一般适应综合征的第一阶段，是对压力的初始反应。

Altered Reciprocal Inhibition 交互抑制改变：肌肉紧张（短、过度活跃、筋膜粘连），导致其功能拮抗肌神经冲动减少，从而神经募集减少的过程。

Amortization Phase 缓冲期：肌肉从离心收缩（力减小、储存能量）转化为向心收缩（产生力）时出现的机电延迟现象。

Anatomical Locations 解剖定位：参考描述身体部位的术语。

Ankle Sprain 踝关节扭伤（崴脚）：一种踝关节韧带损伤，韧带中出现了小的撕裂。

Annulus Fibrosus纤维环：椎间盘外层，环状的纤维组织。

Antagonist拮抗肌：担当直接对抗主要动力来源的肌肉。

Anterior前侧：位于身体前侧或靠近身体前侧。

Appendicular Skeleton四肢骨：骨骼系统中的上肢骨和下肢骨部分。

Arthritis关节炎：关节的慢性炎症。

Arthrokinematics关节运动：身体中各关节的运动。

Arthrokinetic Dysfunction关节运动功能障碍：关节组成部分的生物力学功能障碍导致的不正常关节运动和本体感觉。

Arthrokinetic Inhibition关节运动抑制：由于关节功能障碍出现而导致其周围肌肉受抑制的一种神经肌肉问题。

Articulation关节：骨、肌肉和结缔组织连接的地方，通常也是运动产生的地方，被称为joint（关节）。

Association Stage关联阶段：费茨（Fitts，1964）提出的动作技能学习的第二阶段，即动作学习者由于练习开始让其动作更加协调的阶段。

Atrophy萎缩：肌肉纤维体积缩小。

Augmented Feedback增强式反馈：诸如健康与健身专业人员、录像带、心率监测等外部资源提供的信息。

Autogenic Inhibition自体抑制：神经系统感知到张力大小高出神经冲动导致的肌肉收缩力量的过程，对肌梭产生抑制效果。由于高尔基腱器（腱梭）被刺激导致肌梭出现抑制。

Autonomous Stage自动化阶段：费茨（Fitts，1964）提出的动作技能学习的第三阶段，此时动作学习者所掌握的技能已经十分熟练，达到自动化水平。

Axial Skeleton中轴骨：包括头骨、胸廓和脊柱的骨骼系统。

Axon轴突：从神经细胞上突出的圆柱状结构，主要负责将神经冲动传递给其他神经细胞或效应器。

B

Balance平衡：保持身体重心位置或使超出了支撑面的重心/重力线重新回复的能力。

Balance Threshold平衡阈值：在保证支撑腿的膝关节在正中位（与第二、三脚趾对齐）的同时，受试者能单腿下蹲的距离。

Ball-and-Socket Joint球窝关节：最灵活的关节，能够完成三个平面上的动作，如肩关节和髋关节。

Basal Ganglia基底神经节：大脑下部区域，它对引发和控制重复性随意运动例如走路和跑步起辅助作用。

Biomechanics生物力学：运用物理学原理定量研究力如何与生命体发生交互作用。

Bipenniform Muscle Fibers双羽状肌纤维：肌纤维从一条长形的肌腱两侧延伸出来，较短且斜行排列，如股直肌。

Brain Stem脑干：将感觉神经与运动神经在大脑与身体之间相连的结构。

Break Test平衡打破测试：在活动度末端或在肌肉发力最具挑战的位置，要求客户维持该姿势，不要让测试者用徒手阻力打破平衡。

C

Cartesian Coordinate System笛卡儿坐标系统：用于在3D空间中进行评估的系统。

Central Nervous System中枢神经系统：神经系统的一部分，包括大脑和脊髓。

Cerebellum小脑：脑下部区域的一部分，其主要作用是将来自身体和外部环境的感觉信息与来自大脑皮层的运动信息进行比对，确保动作的顺畅和协调。

Cerebral Cortex 大脑皮层：中枢神经系统的一部分，包括额叶、顶叶、枕叶和颞叶。

Cervical Spine 颈椎：组成颈部的 7 节椎体。

Chemoreceptors 化学感受器：接受化学信号（嗅觉和味觉）的感受器。

Chronic Ankle Instability 慢性踝关节不稳：踝关节重复性失控，伴随不稳定感。

Circuit Training System 循环训练系统：由若干不同的练习组成，一项练习结束后紧接着进行下一项练习，其间很少间歇。

Circumduction 环转：肢体的圆周运动。

Co-contraction 协同收缩：同一个力偶关系中的多块肌肉共同收缩。

Cognitive Stage 认知阶段：费茨（Fitts，1964）提出的动作技能学习的第一阶段，即学习者会花大量的时间思考他们接下来要执行的动作。

Collagen 胶原蛋白：在结缔组织中发现的一种蛋白，可提供抗拉强度。但胶原蛋白并不像弹性蛋白，弹性并不是非常好。

Compound-Sets 混合组：两组训练分别训练一组互相拮抗的肌肉。例如一组卧推紧接着进行一组绳索划船（胸/背）。

Concentric 向心：肌肉发力大于施加于其上的阻力时，肌肉在收缩的情况下缩短，也被称为加速或发力。

Condyles 髁：骨骼上的突起，使得肌肉、肌腱和韧带可附着于其上，通常也称为骨突、上髁、结节、转子等。

Condyloid Joint 髁状关节（椭球关节）：一块骨骼的突起（髁）恰好对应另一块骨头的椭圆形关节面的关节，比如膝关节。

Contralateral 对侧：相对于某位置而言身体的另外一侧。

Controlled Instability 可控的不稳定：一种训练环境，受训个体处于可控但安全的不稳定条件下。

Coordination 协调：动力链中的肌肉募集率和收缩时效。

Core 核心：身体的重心，运动的起始点。通常来说核心被认为是腰椎-骨盆-髋关节复合体的总称，它们被看作一个功能性的整体，在体育活动中能够提供各节段之间的稳定性、减速和发力的要求。

Core Stability 核心稳定性：腰椎-骨盆-髋关节复合体的神经肌肉效率。

Core Strength 核心力量：腰椎-骨盆-髋关节复合体的肌肉结构控制个体不断改变的身体重心的能力。

Coronal Plane 冠状面：想象出的将身体分割为前后两部分的平面。

Corrective Exercise 纠正性训练：用来描述可识别神经肌肉功能障碍、开发一个运动计划和执行某种整合纠正策略的系统过程。

Corrective Exercise Continuum 纠正性训练连续体：通过抑制技术、拉长技术、激活技术和整合技术来处理神经肌肉功能障碍的系统过程。

Corrective Flexibility 纠正柔韧性：设计用于纠正常见的体姿不良、肌肉失衡和关节功能障碍的方法，包括自我筋膜松解、静态拉伸和神经肌肉拉伸。

Cumulative Injury Cycle 累积损伤循环：损伤引起炎症、肌肉痉挛、粘连、改变神经肌肉控制和肌肉失衡的一个循环。

D

Davis' Law 戴维斯定律：软组织会根据应力

作用线排列成形塑形。

DeQuervain's Syndrome桡骨茎突狭窄性腱鞘炎：控制拇指运动的两条肌腱的腱膜或鞘管的炎症或肌腱变性。

Deafferentation传入神经阻滞：由于感觉神经纤维被毁坏或受伤导致感觉神经脉冲消失或中断。

Decelerate减速：肌肉发力比施加在其上的力量小时，肌肉在收缩时被拉长。也是通常所说的肌肉离心收缩。

Deconditioned亚健康：个体所处的肌肉失衡、柔韧性降低和/或缺乏核心、关节稳定性的一种状态。

Dendrites树突：神经细胞的一个部分，主要负责从其他结构收集信息。

Depression窝（解剖词汇）：一块骨的扁平或锯齿状的部位，通常为肌肉附着点处。也称为fossa。

Distal远端：远离身体中心或既定参考点的位置。

Dorsal背侧：在身体后侧，或者靠近身体后侧。

Dorsiflexion背屈：踝关节曲屈，勾脚尖动作。

Drawing-in Maneuver"吸入"技术：腹横肌、多裂解、盆底肌和膈肌激活提供核心稳定。

Dynamic Functional Flexibility动态功能性柔韧性：在全部关节活动范围内最佳神经肌肉效率下、多平面的软组织延展性。

Dynamic Joint Stabilization动态关节稳定性：在功能性、多平面的动作中能够通过关节周围稳定肌肉的收缩提供恰当的关节稳定的能力。

Dynamic Movement Assessments动态动作评估：针对改变支撑面动作的评估。

Dynamic Pattern Perspective（DPP）动态系统理论：该理论提出动作模式的产生是多种系统交互作用的结果（神经、肌肉、骨骼、应力、环境、前期经历等）。

Dynamic Posture动态姿势：个体在进行功能性任务时维持姿势的表现。

Dynamic Range of Motion动态关节活动度：柔韧性和神经肌肉效率的结合。

Dynamic Stabilization动态稳定：肌肉发力与外界阻力相等时的状态，也称为等长收缩。

Dynamic Stretching动态拉伸：运用肌肉产生的力量和身体的动量在允许的全部关节活动范围内进行拉伸的方法。

Dynamometry动力测定法：使用可评估肌肉收缩力量的手持设备（测力计）进行力量评估的方法。

Dyskinesis运动障碍：盂肱关节运动中肩胛骨位置或活动出现的异常变化。

E

Eccentric离心：肌肉发力小于施加于其上的阻力时，其在收缩的情况下被拉长。也常被称为减速。

Effectors效应器：受神经系统支配的任何结构，包括内脏器官、内分泌腺、肌肉组织、结缔组织、血管、骨髓等。

Efferent Neurons传出神经元：将神经冲动从脑和/或脊髓传递到效应器，如肌肉或腺体的神经。即通常所说的运动神经。

Elasticity弹性：结缔组织表现出的弹簧样特性，当外力消失后，弹性可使结缔组织重新回到原有形状或尺寸。

Elastin弹性蛋白：结缔组织内发现的一种具有弹性的蛋白。

Endomysium肌内膜：包裹单个肌肉纤维的最深层结缔组织。

Endurance Strength耐力性力量：产生和长时间保持力量的能力。

Energy 能量：做功的能力。

Energy-Utilizing 能量利用：通过某种能量储存单元（ATP），能量从能量产生源聚集，然后转运到其他部位进行能量使用的过程。

Epicondyle 上髁：骨上的凸起，便于肌肉、肌腱和韧带的附着。通常也被称为髁、骨突结节和转子等。

Epidemiology 流行病学：对人群中疾病的原因和分布开展研究的学科。

Epimysium 肌外膜：位于肌筋膜之下。包裹肌肉的一层结缔组织。

Equilibrium 平衡：一种在相反的力、影响因素或动作之间存在的平衡状态。

Eversion 外翻：跟骨下方向外侧运动的动作。

Excess Post-Exercise Oxygen Consumption（EPOC）运动后过量氧耗：运动后身体新陈代谢升高的一种状态。

Excitation-Contraction Coupling 兴奋收缩偶联：神经刺激产生肌肉收缩的过程。

Exhaustion stage 衰竭阶段：一般适应综合征（GAS）的第三阶段，此时长期持续的压力或客户所不能忍受的压力将导致损害或疾病。

Expert Stage 熟练阶段：动态系统理论的第三阶段，此时动作学习者已经能够用最高效的方式将注意力集中于鉴别和协调关节运动。

Explosive Strength 爆发性力量：当某个动作模式启动，快速使力量增加的能力。

Extensibility 延展性：延长或被拉长的能力。

Extension 伸展：相邻节段夹角增大的运动。

External (or Augmented) Feedback 外部（或增强式）反馈：诸如健康与健身专业人员、录像带、心率监测等外部资源提供的信息。

F

Fan-Shaped Muscle 扇形肌：此类肌肉的肌纤维从较窄一端附着点上呈扇形辐射至较宽的另一端附着点，比如胸大肌。

Fascia 筋膜：包裹肌肉，将其分成不同肌群的结缔组织。

Fascicle 肌束：包裹在肌筋膜中的一组肌原纤维。

Fast Twitch Fibers 快缩肌纤维：主要是 ⅡA 和 ⅡB 型肌纤维，这些纤维包含较少的毛细血管、线粒体和肌红蛋白。比 Ⅰ 型肌纤维会更快疲劳。

Feedback 反馈：利用感官信息和感觉运动系统整合，帮助人体动作系统在动作模式上发展永久性的神经表征，从而提高运动效率。

Firing Rate 激活频率：运动单位被激活的频率。

Flat Bones 扁平骨：骨骼的一种，主要是提供保护作用或提供肌肉附着点，例如胸骨和肩胛骨。

Flexibility 柔韧性：人体动作系统在拥有恰当关节活动范围的同时，还在整个关节活动范围内具有恰当的神经肌肉控制能力，能够预防损伤和提高功能性动作效率。

Flexibility Training 柔韧性训练：在三个运动平面内进行的多种方式的拉伸，以获得更高组织延展性的身体训练。

Flexion 屈曲：相邻节段夹角减小的运动。

Force 力：两个物体间的交互作用，使其中一个物体发生加速或减速。

Force-Couples 力偶：肌肉在关节周围产生运动的协同机制。

Force Velocity Curve 加速度曲线：不同收缩速度与肌肉产生张力的能力之间的关系。

Formed Elements 有形成分：血液中的细胞成分，包括红细胞、白细胞和血小板。

Fossa 窝（解剖）：骨骼上的窝或锯齿状部分，

能够为肌肉提供附着点，也称为depression。

Frontal Lobe额叶：大脑皮质的一部分，是计划和控制随意运动的必要结构。

Frontal Plane额状面：将身体从前后分成两个部分，额状面的运动围绕矢状轴进行。

Functional Efficiency功能效率：是神经肌肉系统的一种能力，即在正确的时间募集正确的肌肉来协同作用，用适当的力量完成功能任务，同时对人体动作系统带来最少的能耗与压力。

Functional Flexibility功能柔韧性：用于提高多平面的软组织延展性，在全关节范围内提供最佳神经肌肉控制，并且完成运用全身肌肉控制拉伸的速度、方向和强度的功能性运动。

Functional Strength功能性力量：神经肌肉系统在三个平面内完成离心、等长、向心收缩的能力。

Fusiform梭形肌：肌纤维排列中间最粗，向两边逐渐变细，如肱二头肌。

G

Gamma Loop伽马环路：由前角神经细胞和其能够激发梭内肌收缩的小纤维共同形成的反射弧，它们的共同作用能够激发传入冲动，从后角到前角神经细胞，依次出现整个肌肉的反射性收缩。

General Adaptation Syndrome（GAS）一般适应综合征：人体动作系统适应施加在其上的压力的能力。

General Warm-up常规热身：由常规动作组成，并无特定的针对性的其他动作。

Genu Valgum膝外翻：膝盖向内弯曲，也称膝内扣。

Generalized Motor Program（GMP）常规动作程序：一个针对具体某类动作模式，例如过顶投掷、踢或跑步的动作程序。

Glenohumeral Joint盂肱关节：由肱骨头和肩胛骨外侧的关节盂共同组成的关节。

Gliding Joint滑动关节：非轴向关节，以前后或向两侧滑动的方式产生关节运动，包括腕骨和椎间小关节。

Global Muscular Systems整体肌肉系统：主要负责运动，由起于骨盆，止于肋骨或下肢，或两者都有的更表浅的肌肉组成。

Golgi Afferents高尔基传入神经：高阈值、适应速度慢的感受器，位于韧带和半月板中。这些感受器对于机械应力中的张力非常敏感，同时在关节活动范围的最末端也非常敏感。

Golgi Tendon Organs高尔基腱器：位于肌肉肌腱连接处，对于肌肉中张力的变化和张力的变化速率非常敏感。

Goniometric Assessment角度测量：使用量角器评估关节活动范围的技术。

Gravity重力：地球对地球上物体的吸引力。

Ground Reaction Force（GRF）地面反作用力：每踏出一步，地面给予人体相等的单方向相反的力。

H

Hierarchical Theories分级理论：该理论提出所有动作的计划和实施来自于一个或更高级的大脑中心区域。

High Ankle Sprain踝关节高位扭伤：下胫腓联合扭伤，涉及的损伤部位包括胫腓骨远端关节，即踝关节近端部位。

High-load Speed Strength高负荷速度力量：在大负荷下肌肉进行快速收缩的能力，通常按功率输出进行量化测试。

Hinge Joint铰链式关节：单一轴关节，只允许在一个运动面中运动，例如肘关节和踝关节。

Homeostasis 内环境稳态：生物体或细胞通过调节自身生理过程，保持内部环境平衡的能力。

Human Movement Science 人体动作科学：研究功能解剖、功能生物力学、运动学习与运动控制的科学。

Hypertrophy 肌肉肥大：骨骼肌纤维的增大，这是克服大量的张力刺激后的适应性变化。

Hypertrophy Training 肌肉肥大（增肌）训练：OPT模型的第三阶段。

Hypomobility 活动度不足：活动受限。

I

I-Band I带：肌小节中仅有肌动蛋白细丝存在的区域。

Inferior 下部：在参考点下方的部位。

Inhibitory Techniques 抑制技术：对身体中过度活跃神经筋膜组织进行张力松解或活性降低的纠正性训练技术。

Inner Unit 内部单元：提供腰椎-骨盆-髋关节复合体的内部节段间稳定性，通常由腹斜肌、多裂肌、腹内斜肌和盆底肌组成。

Insertion 嵌入点（止点）：肌肉中附着在被移动端的部分，与起点相对。

Integrated Flexibility Training 整合性柔韧性训练：整合多种柔韧性训练技术，使软组织在多个平面内获得恰当延展性的训练。

Integrated Functional Unit 整合功能性单元：肌肉协同作用。

Integrated Performance Paradigm 整合运动表现范例：该范例展现了进行精确运动的必要条件：首先提示减少力量（离心收缩），保持稳定（等长收缩），然后再能产生力量（向心收缩）。

Integrated Training 整合性训练：一种试图提高运动员完成高水平竞技所需的必备素质，同时预防损伤的综合性技术。

Integration Techniques 整合技术：通过功能性进阶动作，对所有肌肉的共同协作功能进行再训练的纠正性训练技术。

Integrative (Function of Nervous System) 一体化（神经系统的功能）：神经系统分析和解释感觉信息，据此进行正确的决策，以产生恰当反馈的能力。

Intensity 强度：一项特定运动施加在身体上的需求。通过功率输出进行量化的肌肉激活程度。

Inter-Muscular Coordination 肌肉间协调性：神经肌肉系统所具备的让所有参与工作的肌肉按恰当的时序被恰当地激活的能力。

Internal (or Sensory) Feedback 内部（或感觉）反馈：机体通过长度-张力关系、力偶关系和关节运动等利用感觉信息来监测动作和环境的过程。

Internal Rotation 内旋：关节向身体中线方向进行旋转。

Interneurons 中间神经元：从一个神经元到另一个神经元传递神经冲动。

Intervertebral Foramen 椎间孔：脊神经根从椎体两侧穿出的位置，由每一椎间关节处的骨骼和软组织形成。

Intramuscular Coordination 肌肉的协调能力：指神经肌肉系统实现某块肌肉内的最佳运动单位募集和同步的能力。

Intrapulmonary Pressure 肺内压：胸腔内的压力。

Inversion 内翻：跟骨下面朝向内侧运动。

Ipsilateral 同侧：与参考点共同位于身体的同一侧。

Irregular Bones 不规则骨：骨骼的一种分类，该类骨骼有其独特的形状和功能，并不适合骨骼的其他分类，例如椎骨和骨盆骨。

Isokinetic Testing 等速肌力测试：用专业的可变阻力设备测试肌肉力量，所以无论用多大力量，活动均以等速进行。通常使用该种测试进行肌力评估和训练，尤其是在伤后康复训练中。

Isometric 等长收缩：肌肉发力与施加在其上的阻力相等，通常也被称为动态稳定性。

IT-Band Syndrome 髂胫束综合征：髂胫束和股骨外上髁反复摩擦造成该处出现炎症。

J

Joint 关节：骨、肌肉和结缔组织的连接处，运动发生的部位。

Joint Mechanoreceptors 关节机械感受器：分布于关节囊和韧带中的感受器。这些感受器感知关节位置、运动和压力变化。

Joint Mobility 关节灵活性：关节在其自然的、有效的活动度内活动的能力。该能力的特征可进一步描述为平衡力量和柔韧性，以调节关节的反向运动（如屈曲和伸展）。

Joint Motion 关节运动：在某个平面上围绕垂直于该平面的轴发生的运动。

Joint Stiffness 关节僵硬：抵抗多余关节活动的能力。

K

Kinesthesia 动觉：对关节运动和关节位置的意识和感觉，来自于本体感受器对中枢神经系统的传入输入。

Kinetic 运动：力。

Kinetic Chain 动力链："运动的"（kinetic）是指从神经系统到骨骼肌肉系统、从关节到关节的力的传递；"链"（chain）指身体各个关节相互连接在一起。

Knee Valgus 膝关节外翻：股骨内旋和胫骨外旋导致的膝内扣状态。

Knowledge of Performance 表现反馈：能够对动作的质量提供反馈。

Knowledge of Results 结果反馈：在动作结束后使个体知道他们表现的结果。

Kyphosis 胸椎后凸：胸椎部位的过度后凸弯曲，导致驼背。

L

Lateral 外侧：相对远离身体中线或者靠近身体外侧。

Lateral Ankle Sprain 外侧踝关节扭伤：落在不稳定或不平整的地面时，由于过大的跖屈加内翻的力量使得踝关节外侧韧带，包括距腓前韧带（ATFL）、跟腓韧带（CFL）和距腓后韧带（PTFL）损伤。

Lateral Flexion 侧屈：脊柱（颈椎、胸椎和/或腰椎）向侧方弯曲。

Law of Acceleration 加速度定律：物体的加速度大小与加在其上的力的大小成正相关，且加速度的方向与力的方向一致，与物体的质量成负相关。

Law of Action-Reaction 反作用力定律：每一个施加在物体上的力都会得到一个方向相反但大小相等的反作用力。

Law of Gravitation 引力定律：两个物体之间存在吸引力，大小与它们的质量呈正相关，与它们之间的距离呈负相关。

Length-Tension Relationship 长度–张力关系：肌肉在静息状态下的长度和肌肉在静息长度下可以产生的张力。

Lengthening Techniques 拉长技术：增加身体神经筋膜组织延展性、长度和关节活动度的纠正性训练技术。

Ligament 韧带：连接骨与骨之间提供稳定性、本体感觉反馈、引导和限制关节运动的最主要的结缔组织。

Limit Strength 极限力量：在单次收缩时一块肌肉能够产生的最大力量。

Linear Speed 线性速度：在单一方向上尽可能快地移动身体的能力。

Load 负荷：对某一训练使用的重量。

Local Musculature System 局部肌肉系统：主要参与关节支持或稳定的肌肉。

Long Bones 长骨：骨的分类之一，有一个较长的圆柱状骨体，同时在骨的两端为不规则或较宽，如锁骨和肱骨。

Longitudinal Muscle Fiber 长肌纤维：这一类型的肌纤维沿着拉力的方向平行排列，比如缝匠肌纤维。

Lordosis 脊柱前凸增大：腰椎的前凸增大。

Low-load Speed Strength 低负荷速度力量：肌肉在低负荷下进行快速收缩并产生爆发力的能力，通常用功率输出进行量化评估。

Lower Crossed Syndrome 下交叉综合征：一种姿势变形综合征，特征为骨盆前倾，以及下肢肌肉失衡。

Lower Extremity Movement Impairment Syndrome 下肢运动损伤综合征：患者通常表现为功能性运动时足过度内旋（扁平足），膝外翻增加（胫骨内旋、股骨内旋、内收或X型腿），以及腰椎－骨盆－髋关节复合体的动作（伸或屈）增加。

Lower-Brain 下脑：脑的一部分，包括脑干、基底神经节、小脑。

Lumbar Spine 腰椎：脊柱的一部分，英语俗称"小背"（the small of the back）。腰椎是脊柱中胸椎和骨盆的中间部位。

Lumbo-Pelvic-Hip Complex 腰椎－骨盆－髋关节复合体：涉及的解剖结构包括腰椎、胸椎、颈椎、骨盆带和髋关节。

Lumbo-Pelvic-Hip Postural Distortion 腰椎－骨盆－髋关节姿态不良：由于腰椎伸展增加、髋关节伸展减少而出现的各关节力学结构改变。

M

M-Line M线：肌小节的一部分，此处肌球蛋白与一个非常细的肌丝（肌联蛋白）连接，形成的肌小节的锚点的位置。

Maximal Speed 最大速度：个体能够获得的最大跑动速度。

Maximal Strength 最大力量：肌肉单次主动收缩能够产生的最大力量，不考虑力的产生速率。

Mechanical Specificity 机械特异性：使用不同负重、不同动作的特定肌肉训练来提高身体某部位的力量和耐力。与施加在身体上的重量和动作模式相关。

Mechanoreceptors 机械感受器：对机械应力有反应的感受器。这是在结缔组织处的特殊的神经感受器，能够将组织中发生的机械性形变转译为神经编码并传递到中枢神经系统。

Medial 内侧：相对更接近身体中线。

Medial Ankle Sprain 内侧踝关节扭伤：包括三角韧带拉伤在内的踝关节扭伤，以及可能包括胫骨撕脱性骨折或其他足骨的损伤。

Medial Tibial Stress Syndrome 胫骨内侧应力综合征：胫骨和相关肌肉过度负荷导致的胫骨前侧的疼痛。

Metabolic Specificity 代谢特异性：使用不同供能系统的肌肉活动以增强耐力、力量或爆发力。与具体活动的能量需求有关。

Metatarsal Stress Fracture 跖骨应力性骨折：发生在跖骨上的骨折；跖骨是足部的长骨，位于趾骨和跗骨之间。

Mitochondria 线粒体：线粒体是细胞内的最重要的能量储存地。线粒体能够将营养转化为能量，以及完成其他的诸多特殊任务。

Momentum 动量：物体的大小（质量）与其运动速度的乘积。

Mortise 榫状关节：距小腿关节（踝关节）的别名，因其形状和木工使用的榫头非常接近。

Motor (Function of Nervous System) 运动（神经系统功能）：神经肌肉系统对感觉信息的反应。

Motor Behavior 动作行为：人体动作系统对内外界环境刺激的反应。

Motor Control 动作控制：是对姿势和动作的研究，以及对中枢神经系统结合先前的经验来同化和整合感觉信息时所运用的结构和机制的研究。

Motor Development 动作发展：指一个人一生中动作行为的变化。

Motor Learning 动作学习：指结合实践和经验来产生熟练动作的过程，但对于同一个人来说，这个变化的过程是相对永久的。

Motor Neurons 运动神经元：从大脑和/或脊髓传送神经冲动到效应器，如肌肉或腺体的神经元，也称为传出神经。

Motor Unit 运动单位：运动神经元和受其支配的肌纤维。

Motor Unit Activation 运动单位激活：这是一种连续募集收缩单位（运动单位）来逐渐增大收缩力量的递进式的激活过程。

Movement Impairment Syndromes 运动障碍综合征：人体动作系统的结构完整性因组件排列错乱而受累及的状态。

Multidirectional Speed 多方向速度：能够从身体的多个方向上形成速度的能力（前、后、侧向、对角线等）。

Multipenniform 多羽状肌：有多个肌腱，并且肌纤维斜行排列的肌肉。

Multisensory Condition 多感觉情境：提供

对本体感受器和机械感受器高强度刺激的训练环境。

Muscle Action Spectrum 肌肉收缩形式：肌肉的收缩形式包括向心收缩、离心收缩和等长收缩。

Muscle Balance 肌肉平衡：建立正常的肌肉长度－张力关系，保证关节周围的每一块肌肉都能有合适的长度和力量。

Muscle Fiber Arrangement 肌纤维排列：指的是肌纤维和肌腱之间的相对位置关系。

Muscle Fiber Recruitment 肌纤维募集：指的是肌纤维/运动单位的募集形式，以产生力而形成特定的动作。

Muscle Hypertrophy 肌肉肥大：特征是单个肌纤维横截面积的增大，被认为是肌原纤维蛋白质增加的结果。

Muscle Imbalance 肌肉失衡：肌肉之间或肌群之间功能关系的不利改变。

Muscle Spindles 肌梭：微观的梭内纤维，对于肌肉长度变化和长度变化的速率非常敏感。

Muscle Synergies 肌肉协同收缩：肌肉能够作为一个整体的功能单元工作的能力。

Muscular Endurance 肌肉耐力：身体产生低强度力并保持一段时间的能力。

Myofascial 筋膜或肌筋膜：在肌肉和肌腱之间及环绕其周围的结缔组织。

Myofibrils 肌原纤维：肌肉的组成部分，由肌丝构成。

Myofilaments 肌丝：肌肉中的收缩成分，包括肌动蛋白丝和肌球蛋白丝。

Myosin 肌球蛋白丝：肌丝中的两种重要类别之一，即常说的"粗"肌丝，与肌动蛋白丝一起产生肌肉收缩。

Myotatic Stretch Reflex 肌牵张反射：肌肉被快速牵拉时，肌梭收缩，由此而刺激了传入神经纤维导致梭外肌纤维激活，肌肉张力增加。

N

Nervous System 神经系统： 上亿个细胞特定性地聚合在一起，在人体内部构建出的一个交流网络。

Neural Adaptation 神经性适应： 肌肉在神经系统直接控制下的力量训练中产生的适应。

Neuromuscular Efficiency 神经肌肉效率： 神经肌肉系统控制原动肌、拮抗肌、协同肌、固定肌协同工作，在三个平面内使人体动作系统产生、减少或者维持动态稳定的能力。

Neuromuscular Junction 神经肌肉连接： 神经肌肉相连的部位，允许动作电位继续发放冲动信号。

Neuromuscular Specificity 神经肌肉特异性： 使用不同速度和方式的特定肌肉训练能够提高神经肌肉效率。与收缩速度和练习选择有关。

Neuron 神经元： 神经系统的功能单元。

Neurotransmitters 神经递质： 神经肌肉连接的化学性信号物质，能够触发特定的受体位点。

Neutral Spine 脊柱中立位： 脊柱自然的位置，当颈椎、胸椎、腰椎三个部位的生理弯曲都存在，并且有良好的排列时的状态。这对于完成日常活动来说是最为安全的姿势。

Nocioceptors 伤害感受器： 响应机械形变和疼痛的感受器。

Novice Stage 初学阶段： 动态系统理论的第一阶段，此时的动作学习者通过减少关节运动的特定的时间使动作简化，这会使得动作看起来僵硬和呆笨。

Nucleus Pulposus 髓核： 椎间盘的中间部分，是白色弹性纤维状的半液体组织。

O

Objective Information 客观信息： 对客户身体情况进行的评估数据，比如身体成分、动作能力和心血管能力等。

Occipital Lobe 枕叶： 大脑皮质中处理视觉的区域。

Optimal Strength 最佳力量： 个人需要执行功能性活动时最理想的力量水平。

Origin 起点： 与止点相比更加稳定、中心化，或附着点较大。

Osteoarthritis 骨性关节炎： 关节炎的一种，表现为软骨结构变弱、磨损、变薄，通常由创伤或其他疾病导致。

Osteopenia 骨量减少： 骨钙含量或骨密度下降，同时伴随骨骼质量减少。

Osteoporosis 骨质疏松： 骨密度下降，骨量下降，同时骨组织间空间增大的疾病状态，导致组织多孔性和骨骼组织脆弱。

Overtraining 过度训练： 过高的频率、过大的训练量或训练强度，最终导致疲劳（通常由于缺乏足够恰当的休息和恢复）。

P

Paciniform Afferents 帕西尼小体： 大、圆柱形、瘦长的囊状多细胞结构。这些感受器广泛分布于关节囊和关节周围组织中，它们对于局部压力、张力的变化非常敏感，特别是在关节活动范围的末端。这些感受器能够感知加速、减速或机械感受器的形变。

Parietal Lobe 顶叶： 大脑皮质中处理感觉的区域。

Passive Range of Motion 被动关节活动度： 测量者在没有任何客户主体协助的情况下测量所获得的值。

Patellofemoral Pain 髌股关节疼痛： 膝关节区域疼痛，由于髌股关节运动和/或髌骨对股骨髁压力过大而被激惹或恶化。

Patellofemoral Syndrome 髌股疼痛综合征：膝关节内侧区域不明原因的不适，可能由股骨滑车内不正常的髌骨运动轨迹导致。

Pattern Overload 模式过载：重复性体力活动，持续一段时间内以相同的动作模式和相同的应力施加在身体上。

Perception 知觉：结合过去的经验或记忆对感觉信息进行整合。

Perimysium 肌束膜：包裹在肌束周围的结缔组织。

Periosteum 骨膜：包裹在骨骼表面的一层膜。

Pes Cavus 高弓足：在负重过程中，足内侧纵弓较高。

Pes Plantus 扁平足：指在负重过程中，足内侧纵弓塌陷变平。

Physical Activity Readiness Questionnaire（PAR-Q）体力活动准备问卷（PAR-Q）：用以评估进行低–中–高水平体力活动的人是否具备恰当身体素质的问卷。

Pivot Joint 车轴关节：以水平面上的运动为主，比如寰枢关节和尺桡关节。

Plane of Motion 运动平面：动作执行的平面，有矢状面、额状面（也叫冠状面）和水平面（也叫横截面）。

Plantar Fasciitis 足底筋膜炎：足底厚筋膜组织出现的炎症和肿胀表现。最常见的足底近足跟处疼痛。

Plantarflexion 跖屈：踝关节伸展，绷脚尖。

Plasticity 塑性：软组织不可恢复的、永久性的拉长状态。

Plyometric Training 快速伸缩复合训练（也叫超等长训练）：运用快速、爆发的动作，包括肌肉离心拉长以后爆发性快速向心收缩的训练方法。

Posterior 后侧：位于身体的后方或者靠近身体后方。

Posterior Pelvic Tilt 骨盆后倾：骨盆向后旋转的运动。

Postural Distortion Patterns 姿势变形模式：可预测的肌肉不平衡模式。

Postural Equilibrium 姿势平衡：高效保持身体节段间平衡的能力。

Posture 姿势：人体动作系统在既定时间内所有组件的独立和相互依赖的排列（静态姿势）及功能（过渡和动态姿势），它们都受中枢神经系统控制。

Power 爆发力：在最短时间内发挥最大力量的能力。

Power Endurance 爆发性耐力：重复完成爆发性动作的能力。

Pre-Programmed 前馈（预编程）：健康人群中在动作出现前肌肉自动和独立的激活。

Principle of Individualism 个性化原则：指的是设计的训练项目必须针对客户自己的独特性。

Principle of Overload 超量负荷原则：提供的训练刺激必须超过当前动力链的能力，以激发出最佳的物理、生理和运动表现的适应。

Principle of Progression 渐进性原则：指的是根据动力链能够承受的生理负荷和客户的目标，设计可进阶的训练计划。

Principle of Specificity 特异性原则：动力链将根据施加在其上的需求类型发生特定性的适应，也称为SAID原则。

Processes 骨突：骨骼上的突起，方便肌肉、肌腱韧带附着，也被称为髁、转子、结节等。

Program Design 训练计划设计：帮助个体达到特定目标的、有目的性的体系或计划。

Pronation 旋前：发生在肌肉离心收缩阶段的一种多平面同步的关节运动。

Pronation Distortion Syndrome 旋前变形综合征：一种姿势变形综合征，特征为足部外翻和下肢肌肉失衡。

Proprioception 本体感觉：从感觉传入信息到中枢神经系统的累积性神经信号输入。

Proprioceptively Enriched Environment 本体感觉丰富的环境：一个挑战身体内部平衡和稳定机制的训练环境。

Proximal 近端：距离身体中心或者参照点更近的位置。

Q

Q-angle Q角：股四头肌拉力线和髌腱中心轴之间的夹角。

Quadrilateral Muscle Fiber 四边形肌纤维：此类型的肌纤维排列通常呈扁平的四边形，如菱形肌。

Quickness 快速启动：功能性活动中做出反应，并在所有运动平面、从所有身体姿势以最大速率改变身体位置的能力。通常也被定义为在相对较短的时间内执行动作技能的能力。

R

Range of Motion 关节活动度：特定关节所能活动的范围。

Rate Coding 频率编码：当所有预期的运动单位都被激活，肌肉力量会由于来自运动神经元的传入冲动增加而被放大。

Rate of Force Development 力量发展速率：生成某一特定大小的力所需的时间。

Rate of Force Production 力量生成速率：肌肉在最短时间内发出最大力量的能力。

Reaction Time 反应时间：运动员察觉到需要执行动作到实际开始执行正确动作之间的时间。

Reactive Strength 反应性力量：神经肌肉系统从离心收缩快速有效地转变为向心收缩的能力。

Reactive Training 反应性训练：利用快速、有爆发力的动作进行训练，涉及原动肌离心收缩，然后立即出现爆发性向心收缩。

Reciprocal Inhibition 交互抑制：关节一侧肌肉放松以满足关节另一侧功能拮抗肌的收缩要求。

Recruitment 募集：一种同时传递的神经冲动，通过增加神经纤维数量，使得支配参与任务的肌纤维数量提升。这个过程对牵拉强度和被募集的纤维数量敏感。

Recurrent Inhibition 回返性抑制：一种反馈回路，能够通过一种叫作闰绍细胞的中间神经元降低运动神经元的兴奋性。

Relative Flexibility 相对柔韧性：人体动作系统在功能运动模式（或动作代偿）下寻求最少阻力路径的现象。

Relative Strength 相对力量：个体每单位体重能够发出的最大力量，不考虑力量发展时间。

Repetition Tempo 每次的节奏：每一次重复时的速度。

Resistance Development Stage 抵御阶段：一般适应综合征的第二阶段，机体会增加其功能能力以适应压力源的刺激。

Rest Interval 间歇：进行训练时，各组之间恢复的时间。

Roll 滚动：关节运动中一个关节面在另一个关节面上滚动，例如深蹲时股骨髁在胫骨髁上滚动。

Rotary Motion 旋转运动：骨骼围绕关节的运动。

Ruffini Afferents 鲁菲尼小体：位于关节囊内的胶原纤维网状结构中的大、有囊包括的本体感受器。这些感受器对关节伸展运动末端和旋转运动末端激发的组织应力非常敏感。

S

Sacroiliac Joint骶髂关节：连接骶骨和髂骨的关节。

Sacroiliac Joint Dysfunction骶髂关节功能障碍：由于创伤或退行性变导致的骶髂关节功能障碍。

Saddle Joint鞍状关节：一块骨头形状如鞍，另一块形状如骑手，比如拇指上的第一腕掌关节。

Sagittal Plane矢状面：一个想象的平面，将身体分为左右两半，矢状面运动围绕冠状轴进行。

Sarcolemma肌纤维膜：围绕肌纤维的原生质膜。

Sarcomere肌小节：肌肉实现功能的最小单元，包含肌动蛋白丝和肌球蛋白丝，一个一个连续排列。

Sarcopenia肌少症：肌肉纤维数量的减少。

Sarcoplasm肌质：在肌纤维膜中发现的细胞成分，内含糖原、脂肪、矿物质和氧气。

Self-Myofascial Release自我筋膜松解：一种柔韧性技术，用于抑制过度活跃的肌肉纤维。

Self-Organization自组织理论：这一理论基于动态系统理论，认为身体有能力克服施加于其上的改变。

Sensations感觉：是指感受器接收感觉信息，然后将其传导至脊髓，产生一些反射性的动作行为或传导至更高级的小脑区域继而进一步发展的过程，或者二者皆有。

Sensorimotor Integration感觉运动系统的整合：是中枢神经系统收集和解读感觉信息来输出适宜运动反应的能力。

Sensors传感器：从效应器到中枢控制和心血管控制系统提供反馈信息。它们包括压力感受器、化学感受器和肌肉传入感受器。

Sensory Feedback感觉反馈：机体通过长度-张力关系、力偶关系和关节运动等利用感觉信息来监测动作和环境的过程。

Sensory Information感觉信息：中枢神经系统从感受器接收到的数据，据此决定诸如身体的空间位置、肢体方向，以及环境、温度和质地等信息。

Sensory Neurons感觉神经元：从环境中收集感觉信息传递至中枢的神经元，通常也称为传入神经。

Short Bones短骨：骨骼的一种，形状基本是立方体，如腕骨和跗骨。

Slide滑动：关节运动时一个关节在另一个关节表面滑动。例如膝关节伸展时胫骨髁在股骨髁上的滑动。

Sliding Filament Theory肌丝滑行学说：在肌肉收缩过程中发生在肌小节内的假想的肌丝收缩过程。

Slow Twitch Fibers慢缩肌纤维：对I型肌纤维的又一称谓，主要特点为毛细血管数量多，线粒体和肌红蛋白多。这些肌纤维与快肌纤维相比拥有较好的耐力。

Specific Adaptations to Imposed Demands（SAID Principle）对于强加需求产生专门适应（SAID原则）：机体会对施加其上的特定需求产生相应适应的原则。

Specific Warm-Up特殊热身：由各种动作组成的热身活动，这些动作尽可能地接近实际的训练需求。

Speed Strength速度力量：神经肌肉系统在尽可能短的时间内尽可能产生最大力量的能力。

Spin转动：一个关节在另一个关节面上旋转。

例如当前臂旋前旋后时，桡骨头在肱骨关节面上旋转。

Sprain扭伤：韧带部分或完全撕裂。

Stability稳定性：进行运动时，身体维持姿势平衡并支撑关节的能力。

Stabilization Endurance稳定性耐力：动力链的稳定机制维持恰当水平的稳定性，以保持长期神经肌肉效率的能力。

Stabilization Strength稳定性力量：功能性动作过程中，稳定肌群提供关节动态稳定性和姿态平衡的能力。

Stabilizers固定肌：在主要动力来源和协同肌完成动作模式时，支持或稳定身体的肌肉。

Starting Strength起始力量：动作刚开始之初产生高水平力量的能力。

Static Posture静态姿势：个体身体在静态状态的呈现，是身体力线排列的表现。

Static Stretching静态拉伸：较低的力量结合长时间的保持，利用神经生理原则中的身体抑制来提高软组织的延展性，使肌肉放松并被拉长。静态拉伸时应在第一个张力点或阻力点保持30秒。

Strength力量：神经肌肉系统产生内部张力，以克服外部力量的能力。

Strength Endurance力量耐力：身体在较长时间内重复产生较高水平力量的能力。

Stretch Reflex牵张反射：肌肉被牵拉以后出现的反馈性收缩。

Stretch-Shortening Cycle拉长－缩短循环：肌肉被主动拉长（离心收缩）后进入快速向心收缩的收缩模式。通常被定义为肌肉有力、快速拉长紧接着缩短并释放能量的过程。

Structural Efficiency结构效率：人体动作系统每一部分的排列，能够相对人体重心

维持身体姿势的平衡。

Subacromial Impingement Syndrome（SAIS）肩峰下撞击综合征：一个常见的诊断问题，总体上是指喙肩弓下运行结构的，最常见的原因是肩峰下间隙减小。

Subjective Information主观信息：由患者提供的与本人历史相关的信息，例如职业、生活方式和疾病史。

Sulcus沟：骨骼上的一个沟槽，允许软组织从中穿过。

Superior上方：位置在参考点以上。

Superset System超级组系统：多组并且快速衔接的训练方式。

Supination旋后：多个平面同步的关节运动，发生在肌肉的向心收缩阶段。

Supine仰卧：面朝上躺着。

Synarthrosis Joint不动关节：没有关节窝和纤维结缔组织的关节，例如颅骨缝和耻骨联合。

Synchronization同步性：多个运动单位同步激活。

Syndesmosis韧带联合：关节两块骨之间被韧带或滑膜连接的关节，如远端胫腓关节。

Synergistic Dominance协同主导：即协同肌弥补原动肌以维持力量产生的过程。

Synergists协同肌：在功能动作模式下辅助主要动力来源的肌肉。

Synovial Joints滑膜关节：关节的种类之一，主要特点在于没有纤维或软骨组织连接骨骼，例如球窝关节、铰链关节和鞍状关节。

T

Temporal Lobe颞叶：大脑皮层负责听力的部分。

Tendinopathy肌腱炎：多发生在跟腱处，症状和体征包括疼痛、肿胀和功能障碍。

Tendinosis肌腱病变：肌腱在细胞层面上发生的损伤，但并不会出现炎症。

Tendon肌腱：将肌肉附着于骨骼，为肌肉发力提供一个锚点的结缔组织。

Thoracic Spine胸椎：躯干中间部位，附着肋骨的12节椎体。

Torque力矩：力使物体绕着转动轴或支点转动的趋向。常用的力矩单位为牛·米（N·m）。

Total Response Time总反应时间：执行一个反应性动作的总时间。

Transfer-of-Training Effect训练迁移效应：训练与实际的功能活动越相似，训练的结果越发能延续到真实的生活情境中。

Transitional Movement Assessments过渡动作评估：针对不改变支撑面动作的评估。

Transverse Plane水平面：一个想象中的平面，把身体分为上下两个部分。水平面上的运动围绕着纵轴或垂直轴进行。

Trochanter转子：骨骼上的凸起部位，便于肌肉、肌腱和韧带附着，也称为结节、髁、骨突、上髁。

Trochlea滑车：在股骨前侧的一个凹槽，膝关节屈伸时髌骨在此凹槽内滑动。

Tubercle结节：骨骼上的凸起，为肌肉、肌腱和韧带的附着处。也称为髁、骨突、上髁、转子等。

U

Unipenniform Muscle Fiber单羽状肌：肌纤维排列短、斜行，从一个较长的肌腱的一侧开始延伸，如胫骨后肌。

Universal Athletic Position运动准备体位：1/4蹲，足平，手放体前，髋关节向后，膝关节、肩关节超过膝关节和躯干中部。

Upper Crossed Syndrome上交叉综合征：一种姿势变形综合征，特征为头部前伸、圆肩和上肢肌肉失衡。

Upper Extremity Movement Impairment Syndrome上肢运动损伤综合征：通常可表现为功能性运动期间圆肩和头部前伸姿势或不正确的肩胛、胸椎或盂肱关节运动。

V

Ventral腹侧：参考位置位于身体前部。

Vertical Loading垂直负荷：循环训练的一种变化形式，相邻两组训练不同的部位，先练上肢，然后练下肢。

Viscoelasticity粘弹性：结缔组织的液态特性，由于此特性，形变作用力移除后，如果恢复不恰当，结缔组织会发生缓慢的变形。

Volume（训练）量：在一次训练课或者一周内所举起的负荷的总量，通常用重复次数乘以重量来计算。

W

Wolff's Law Wolff沃尔夫定律：骨骼外形和功能发生的每一个变化，或者仅仅是骨骼功能发生的每一个变化，都将导致骨内部结构和外部形态的改变。

Work Capacity做功能力：使用多个不同的能量系统完成多重强度及不同时长的高负荷量训练，并且能够及时恢复以执行接下来几组训练的能力。

译者介绍

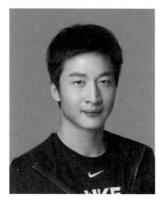

王雄，清华大学运动人体科学专业硕士，体育教育训练学博士；国家体育总局训练局体能训练中心创建人、负责人；国家体育总局备战2012伦敦奥运会身体功能训练团队召集人，备战2016里约奥运会身体功能训练团队体能训练组组长；为游泳、排球、乒乓球、羽毛球、跳水和帆板等十余支国家队提供过体能测评和训练指导服务；《身体功能训练动作手册》主编；译有《精准拉伸：疼痛消除和损伤预防的针对性练习》《整体拉伸：3步提升全身柔韧性、灵活性和力量（全彩图解第2版）》《拉伸致胜：基于柔韧性评估和运动表现提升的筋膜拉伸系统》《功能性训练：提升运动表现的动作练习和方案设计》《体育运动中的功能性训练（第2版）》《50岁之后的健身管理》《儿童身体素质提升指导与实践（第2版）》《青少年运动员力量训练（第2版）》《女性健身全书》《自由风格训练：4个基本动作优化运动和生活表现》等，在《体育科学》、*Journal of Sports Sciences* 等中外期刊发表文章十余篇；研究方向包括身体训练（专业体能和大众健身）、健康促进工程和青少年体育等。

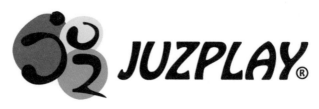

JUZPLAY® 运动表现训练是一家以运动表现训练为主的教育培训机构和大型训练中心，是运动表现领域专业的综合性领导机构。它将趣味元素与运动训练相结合，采用与世界顶尖运动员相同的训练方法，根据个人不同需求，制订出各有侧重、行之有效的特色化训练方案，协助训练者提升运动表现。

此外，JUZPLAY® 运动表现训练是美国国家运动医学学会（NASM）官方授权的教育培训机构，2014年首度将NASM认证课程引进中国，目前开展了NASM-CPT认证私人教练课程、NASM-CES纠正训练专项认证课程和NASM-PES运动表现提升专项认证课程。

审校者介绍

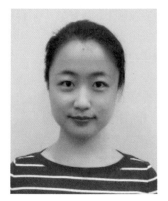

　　肖月，英国曼彻斯特大学高翻院笔译与口译研究硕士。2017年加入JUZPLAY®运动表现训练，现任专业翻译兼运营执行。2017年在JUZPLAY®同学会上担任前中国国家女子排球队运动表现训练首席专家雷特·拉尔森（Rett Larson）的课堂翻译。2018年担任CHINAFIT春季大会现场翻译。参与2018年"《周期：运动训练理论与方法》论坛"课件资料审校，以及国内专家与图德·邦帕（Tudor Bompa）教授"巅峰对话"和邦帕教授签书会的现场翻译工作。累计担任数十场NASM-CPT认证私人教练课程、NASM-CES纠正训练专项认证课程和NASM-PES运动表现提升专项认证课程以及Precision Nutrition精准营养教育认证课程、MJP-CNDS青少年运动表现训练专家课程、PPSC无痛运动表现训练专家认证课程等课程的现场翻译，并参与上述课程的教学资料翻译及/或审校工作。

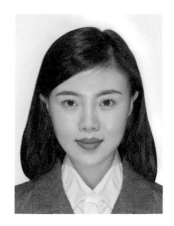

　　朱筱漪，英国曼彻斯特大学高翻院会议同声传译以及笔译与口译研究双硕士。2018年加入JUZPLAY®运动表现训练，现任专业翻译兼市场执行。参与2018年"《周期：运动训练理论与方法》论坛"课件资料审校，以及国内专家与图德·邦帕（Tudor Bompa）教授"巅峰对话"和邦帕教授签书会的现场翻译工作。担任多场NASM-CPT认证私人教练课程、NASM-CES纠正训练专项认证课程以及Precision Nutrition精准营养教育认证课程、MJP-CNDS青少年运动表现训练专家课程等课程的现场翻译，并参与上述课程的教学资料翻译及/或审校工作。